Romuald Brunner / Franz Resch (Hg.)

Borderline-Störungen und selbstverletzendes Verhalten bei Jugendlichen

Ätiologie, Diagnostik und Therapie

Mit 5 Abbildungen und 13 Tabellen

2., durchgesehene Auflage

Vandenhoeck & Ruprecht

Bibliografische Information der Deutschen Nationalbibliothek

Die Deutsche Nationalbibliothek verzeichnet diese Publikation in der
Deutschen Nationalbibliografie; detaillierte bibliografische Daten sind
im Internet über <http://dnb.d-nb.de> abrufbar.

ISBN 978-3-525-49115-7

Inhalt

▨ Diagnostik

▨ Therapie

Vorwort

Selbstverletzendes Verhalten und Suizidalität stellen die häufigsten Leitsymptome für akute Behandlungsnotwendigkeiten bei Jugendlichen dar. Nicht selten sind diese Phänomene Ausdruck einer umfassend gestörten Persönlichkeitsentwicklung – der Borderline-Störung. Neben den charakteristischen selbstschädigenden Verhaltensweisen zeigen die betroffenen Jugendlichen eine ausgeprägte affektive Instabilität, Impulsivität, mangelnde Wutkontrolle sowie Identitätsprobleme und instabile zwischenmenschliche Beziehungen. Innerhalb der klinisch-psychotherapeutischen Versorgung stellen Jugendliche mit dieser Störung einen bedeutenden Anteil dar. Die Komplexität und die hohe Fluktuation der Symptomatik sind für die Behandler eine besondere Herausforderung. Unzureichende Forschungsergebnisse zur Ätiologie der Borderline-Erkrankung erschweren die Entwicklung spezifizierter Therapiekonzepte, was wiederum die therapeutische Handlungsfähigkeit beeinträchtigt.

Formen selbstschädigender Verhaltensweisen finden sich wie Identitätsunsicherheiten sowie Störungen der Impuls- und Emotionskontrolle häufig in der Adoleszenz. Ob diese Verhaltensweisen als ein typisches Problem der Adoleszenzphase verstanden werden müssen oder sich nur im Rahmen einer Adoleszenzkrise äußern oder sogar Ausdruck einer Borderline-Persönlichkeitsstörung sind, gilt als eine schwer zu beantwortende Fragestellung.

Die Beschäftigung mit der Borderline-Erkrankung berührt auch grundlegende Fragen: Ist die Diagnosestellung einer Persönlichkeitsstörung im Jugendlichenalter sinnvoll und möglich? Sind die

Diagnosekriterien einer Borderline-Störung vom Erwachsenenalter auf das Jugendalter übertragbar oder sind entwicklungstypi-
sche Besonderheiten zu beachten? Was können die aktuellen neu-
robiologisch ausgerichteten Forschungsergebnisse zum ätiologischen Verständnis dieser Erkrankung beitragen?

Dieses Buch versammelt Beiträge von Wissenschaftlern und Kli-
nikern, die zum Verständnis der Borderline-Erkrankung sowie
selbstschädigender Verhaltensweisen im Jugendalter besonders bei-
getragen haben. Die Beiträge spannen den Bogen von neuen Er-
kenntnissen aus der neurobiologischen Grundlagenforschung über
epidemiologische Untersuchungen zur Häufigkeit des Selbstverletzungsverhaltens und nehmen Stellung zur Diagnostik und Therapie dieser komplexen, schwerwiegenden Erkrankung im Jugendalter. Wir hoffen, mit diesem Band vielfältige Anregungen und
einen umfassenderen Einblick in die Genese der Borderline-Störung zu geben, um so auch die therapeutische Handlungsfähigkeit
erweitern zu können.

Romuald Brunner und Franz Resch

■ Ätiologie

Gabriele Valerius und Christian Schmahl

Neurobiologie der Borderline-Persönlichkeitsstörung

Die Borderline-Persönlichkeitsstörung (BPS; nach ICD-10 emotional instabile Persönlichkeitsstörung, Borderline-Typus, F60.31; Diagnosekriterien s. Tab. 1) ist durch vier Symptomdimensionen charakterisiert:

Als Leitsymptom der Erkrankung wird eine *Störung der Affektregulation* betrachtet, die durch ein erhöhtes Erregungsniveau, eine verzögerte Rückbildung der emotionalen Erregung sowie eine niedrige Reizschwelle für emotionsauslösende Ereignisse gekennzeichnet ist (Linehan, 1993). Borderline-Patienten sind oft nicht zu einer differenzierten Wahrnehmung ihrer Emotionen fähig, sondern erleben sie als aversive Anspannungszustände.

Im Zusammenhang mit emotionaler Erregung und Anspannung kommt es häufig zu *dissoziativen Zuständen* in Form von Depersonalisations- und Derealisationserleben, verbunden mit einer Reduktion der Schmerzwahrnehmung.

Selbstverletzendes Verhalten zum Beispiel in Form von Schneiden, Brennen oder Blutabnehmen wird in erster Linie zur Spannungsreduktion eingesetzt (Kleindienst et al., 2007), dient mitunter aber auch der Selbstbestrafung, der Reduktion unangenehmer Gefühle oder der Überwindung eines dissoziativen Zustandes. Bei manchen Patienten mit BPS wird Selbstverletzung auch zur Induktion angenehmer oder euphorischer Zustände eingesetzt.

Das bei Borderline-Patienten häufig vorhandene Muster *instabiler zwischenmenschlicher Beziehungen* ist charakterisiert durch Schwierigkeiten in der Regulation von Distanz und Nähe, deren Ursache teilweise im instabilen Selbstbild der Patienten zu finden ist.

Tabelle 1: Diagnostische Kriterien der emotional instabilen Persönlichkeitsstörung vom Borderline-Typus (F60.31; ICD-10-Forschungskriterien)

Mindestens drei der vorliegenden Eigenschaften oder Verhaltensweisen müssen vorliegen:
• Deutliche Tendenz, unerwartet und ohne Berücksichtigung der Konsequenzen zu handeln
• Deutliche Tendenz zu Streitereien und Konflikten mit anderen, vor allem dann, wenn impulsive Handlungen unterbunden oder getadelt werden
• Neigung zu Ausbrüchen von Wut und Gewalt mit Unfähigkeit zur Kontrolle explosiven Verhaltens
• Schwierigkeiten in der Beibehaltung von Handlungen, die nicht unmittelbar belohnt werden
• Unbeständige und unberechenbare Stimmung
Zusätzlich müssen mindestens zwei der folgenden Eigenschaften und Verhaltensweisen vorliegen:
• Störungen und Unsicherheit bezüglich Selbstbild, Zielen und „inneren Präferenzen" (einschließlich sexueller)
• Neigung, sich in intensive, aber instabile Beziehungen einzulassen, oft mit der Folge von emotionalen Krisen
• Übertriebene Bemühungen, das Verlassenwerden zu vermeiden
• Wiederholt Drohungen oder Handlungen mit Selbstbeschädigung
• Anhaltende Gefühle von Leere

Im Zusammenhang mit der Neurobiologie der BPS ist eine dimensionale Betrachtung der Erkrankung sinnvoll, da sich die meisten Befunde zum neurobiologischen Korrelat auf operationalisierbare Symptomebenen der BPS konzentrieren. Ausgehend von den verschiedenen methodischen Ansätzen soll im Folgenden ein Überblick über die neurobiologischen Befunde bei BPS gegeben werden.

Genetik

Familien-, Zwillings- und Adoptionsstudien liefern widersprüchliche Ergebnisse zur genetischen Grundlage der BPS. Einige Autoren berichten von einer familiären Häufung (Loranger, Oldham u. Tulis, 1985; Zanarini, Gunderson, Marino, Schwartz u. Frankenburg, 1998; Reich, 1989), andere finden einen derartigen Zusammenhang nur bei Patienten mit BPS und komorbider Depression (Pope, 1983). Die methodischen Schwächen von Familienstudien, die vor allen Dingen in den primär retrospektiven Erhebungen, dem häufigen Mangel an geeigneten Kontrollgruppen und der un-

zureichenden Berücksichtigung psychischer Komorbiditäten liegen, schränken die Aussagekraft dieser Untersuchungen erheblich
ein. Trotz dieser Einschränkungen schließen Nigg und Goldsmith
in ihrer Übersichtsarbeit auf ein Erkrankungsrisiko von 11,5 Prozent bei Angehörigen ersten Grades (Nigg u. Goldsmith, 1994).
Ein weiterer Nachteil von Familienstudien liegt darin, dass sich
die Einflüsse von Genetik und Umwelt nicht trennen lassen. Als
alternativer Ansatz bieten sich Zwillingsstudien an, allerdings weisen die meisten Untersuchungen zu dieser Fragestellung so deutliche methodische Mängel auf, dass ihre Ergebnisse keine gezielten
Schlussfolgerungen zulassen. Erwähnenswert ist jedoch eine Arbeit
von Torgersen und Kollegen, in der 221 Zwillingspaare, 92 mono-
zygotisch (MZ), 129 dizygotisch (DZ), untersucht wurden (Torgersen et al., 2000). Die Konkordanzraten für eine BPS-Diagnose
nach DSM-IV-Kriterien lagen bei 35 Prozent für MZ-Paare und
bei sieben Prozent für DZ-Paare, ein Befund, der die BPS den genetisch komplexen Erkrankungen zuordnet, die vermutlich einem
polygenen Erbgang folgen.

Angesichts der Heterogenität von Persönlichkeitsstörungen
und der Diskussion über die dimensionale oder kategoriale Betrachtung dieser Erkrankungen stellt sich die Frage, inwiefern von
einer genetischen Prädisposition für BPS per se ausgegangen werden kann oder nicht eher einzelne Symptomdimensionen eine genetische Basis besitzen. Untersuchungen der Arbeitsgruppe um
Livesley identifizierten 18 Persönlichkeitszüge, die vier Persönlichkeitsfaktoren zuzuordnen waren: emotionaler Dysregulation, dissozialem Verhalten, Hemmung und Zwanghaftigkeit (Livesley,
1986, 1987; Livesley, Jackson u. Schroeder, 1989). Für emotionale
Dysregulation, einen Persönlichkeitsfaktor, der große Überschnei-
dungen mit der Phänomenologie der BPS zeigt, konnte in multi-
variaten genetischen Analysen eine Heredität von 47 Prozent
nachgewiesen werden (Livesley, Jang u. Vernon, 1998).

Insgesamt gesehen legen aktuelle Befunde die Vermutung nahe,
dass genetische Einflüsse bei der Entstehung einer BPS eine gewis-
se Rolle spielen. Wesentlich bedeutsamer scheinen sie jedoch für
einzelne Symptomdimensionen zu sein, insbesondere affektive
Dysregulation.

Physiologie

Klinische Elektrophysiologie

Elektrophysiologische Untersuchungen bedienen sich nicht-invasiver Verfahren, die eine Ableitung der elektrisch-chemischen Reizübertragung an der Kopfoberfläche ermöglichen und dadurch Hinweise auf die zugrunde liegende neuronale Informationsübertragung liefern. Die Anzahl elektrophysiologischer Untersuchungen bei BPS ist eher begrenzt und die häufig ungenauen Fragestellungen und unzureichenden Operationalisierungen lassen kaum eindeutige Ergebnisinterpretationen zu.

In Studien mit Standard-EEG-Ableitungen finden sich insbesondere zwei Formen von Anomalien, zum einen epileptiforme Entladungen, die möglicherweise eine verringerte Schwelle für Anfallsaktivität oder eine erhöhte zerebrale Erregbarkeit anzeigen, und zum anderen eine diffuse EEG-Verlangsamung (für eine Zusammenfassung s. Boutros, Torello u. McGlashan, 2003).

Untersuchungen mit ereigniskorrelierten Potenzialen (EKP) finden wie bei vielen anderen psychischen Erkrankungen eine verzögerte Latenz sowie eine verringerte Amplitude der P300 sowie anderer später ereigniskorrelierter Potenziale (für eine Zusammenfassung s. Boutros et al., 2003). Eine klare Zuordnung der Bedeutung dieser Befunde hinsichtlich Ätiologie, Pathogenese oder Nosologie ist bisher noch nicht gelungen. In neueren Studien liegt der Schwerpunkt daher eher auf spezifischen und gut operationalisierbaren Fragestellungen mit direktem Bezug zur Symptomatik. Sowohl die Arbeitsgruppe um Ruchsow als auch de Bruijn und Kollegen untersuchten ereigniskorrelierte Potenziale als Korrelate des Handlungsmonitorings, insbesondere mit Hinblick auf eine gestörte Impulskontrolle bei BPS (Ruchsow et al., 2006; de Bruijn et al., 2006). Beide Gruppen fanden bei Patienten mit BPS verringerte Amplituden der »error-related negativity«, einem negativen Potenzial, das im anterioren Cingulum (ACC) gebildet wird und fehlerhaften Reaktionen folgt. In beiden Studien zeigten sich außerdem Zusammenhänge zwischen dieser EKP-Veränderung und Indikatoren impulsiven Verhaltens oder eines impulsiven Reaktionsstils. Diese Befunde belegen Veränderungen in der Handlungskontrolle von Borderline-Patienten aufgrund einer möglichen Dysfunktion im anterioren Cingulum, die nachfolgend zu mangelnder Verhaltensanpassung und damit zur Aufrechterhaltung von Impulsivität führen können.

Neben den genannten elektrophysiologischen Studien mit EEG und ereigniskorrelierten Potenzialen werden elektrophysiologische Maße auch zur Untersuchung der Schlafstruktur eingesetzt. Die meisten Schlafstudien finden Anomalien im Schlafmuster von Patienten mit BPS. Hauptbefund ist hierbei eine verkürzte REM-Schlaflatenz, mitunter parallel zu einer Zunahme der REM-Schlafdichte. Da in der Mehrzahl dieser Studien jedoch Borderline-Patienten untersucht wurden, die als komorbide Achse-I-Erkrankung eine affektive Störung aufwiesen, lassen sich keine eindeutigen Schlussfolgerungen ziehen. Möglicherweise sind die beobachteten Veränderungen kein Ausdruck der BPS, sondern der assoziierten Depression (für eine Zusammenfassung s. Boutros et al., 2003).

Die meisten der bisher durchgeführten elektrophysiologischen Untersuchungen bei BPS lassen keine gezielten Rückschlüsse in Bezug auf die Entstehung und Symptomatik dieser Erkrankung zu. Lediglich neuere Untersuchungen mit ereigniskorrelierten Potenzialen deuten auf eine Dysfunktion des anterioren Cingulums als mögliches Korrelat einer Störung der Impulskontrolle hin.

Periphere Physiologie

Peripher physiologische Untersuchungen verwenden Indikatoren wie Hautleitfähigkeit (elektrodermale Aktivität), Herzrate oder den Startle-Reflex, um die Reaktivität des physiologischen Systems zu untersuchen, insbesondere für emotionale und aufmerksamkeitsbezogene Prozesse. In der Borderline-Forschung konzentrieren sich die bisherigen psychophysiologischen Studien in erster Linie auf die Verarbeitung emotionaler Reize im Zusammenhang mit affektiver Dysregulation. Dabei kennzeichnen die verschiedenen physiologischen Maße unterschiedliche Merkmale des aktuellen emotionalen Zustandes. So werden Veränderungen in der

Hautleitfähigkeit als Maß für Veränderungen im Allgemeinen Erregungsniveau (Arousal) angesehen, während die Herzrate ein sensibler Indikator für Veränderungen sowohl des affektiven Zustandes als auch der Anforderungen ist, die durch eine Aufgabe gestellt werden (Herpertz et al., 2002). Der Startle-Reflex wird als Maß für die emotionale Valenz angesehen, da er in einem negativen Zustand leichter auszulösen ist (Herpertz et al., 2002). Die Amygdala scheint ursächlich an seiner Auslösung beteiligt zu sein (Davis, Walker u. Lee, 1999). Die Arbeitsgruppe um Herpertz hat in zwei Studien peripher-physiologische Reaktionen von Patienten mit BPS auf emotionale Reize untersucht. Dabei fanden sich bei den BPS-Patientinnen keine Hinweise auf ein Hyperarousal und eine erhöhte affektive Reagibilität, sondern entweder ein mit dem der gesunden Kontrollprobanden vergleichbares Reaktionsmuster oder eine verringerte autonome Reaktionen auf alle affektiven Kategorien (Herpertz et al., 2000; 2001b). Dabei wurden von den Borderline-Patienten auch angenehme Bilder vermindert positiv wahrgenommen, gekennzeichnet durch eine Abnahme der Herzrate sowie einen verzögerten Startle-Reflex. Durch ambulantes Monitoring über einen Zeitraum von 24 Stunden konnte die Arbeitsgruppe um Ebner-Priemer Veränderungen im emotionalen Erleben von BPS-Patientinnen nicht nur in den Selbstangaben, sondern auch in physiologischen Emotionsindikatoren finden (Ebner-Priemer et al., 2006). Patienten mit BPS zeigten eine höhere Frequenz und Intensität negativer Emotionen parallel zu einer verstärkten physiologischen Herzrate. Auch in einer weiteren Studie fanden die Autoren in Übereinstimmung mit der Annahme einer affektiven Dysregulation eine stärkere Startle-Reaktion der Borderline-Patientinnen (Ebner-Priemer et al., 2005). Diese Reaktion wurde jedoch durch einen dissoziativen Zustand deutlich beeinflusst, sodass Patientinnen mit keiner oder nur geringer Dissoziation eine stärkere Startle-Reaktion zeigten, während diese bei den stark dissoziierten Patientinnen deutlich gemindert war. Im Gegensatz hierzu fanden Herpertz und Kötting in einer reinen Startle-Reaktions-Studie ohne emotionale Stimuli wie auch in ihren oben genannten Studien (Herpertz et al., 2000; 2001b) keine verstärkte Startle-Reaktion der Borderline-Patienten (Herpertz u. Koetting,

2005). Die naheliegendste Erklärung für die Widersprüchlichkeit dieser Befunde ist der von Ebner-Priemer et al. (2005) beobachtete Einfluss von Dissoziation, der möglicherweise eine verstärkte Startle-Reaktion in Patienten mit BPS blockiert. Allerdings müssen auch Unterschiede im Stimulusmaterial berücksichtigt werden. Während die Arbeitsgruppe um Ebner-Priemer 1000-Hz-Töne zur Auslösung der Startle-Reaktion verwendet hat (Ebner-Priemer et al., 2005), setzten Herpertz et al. vorwiegend emotionale Bilder ein oder verwendeten in ihrer Studie von 2005 deutlich kürzere Töne (Herpertz et al., 2000; 2001b; Herpertz u. Kötting, 2005).

Die bisherigen psychophysiologischen Untersuchungen lassen keine eindeutigen Rückschlüsse auf eine erhöhte affektive Reagibilität bei BPS zu. Allerdings scheinen verschiedene konfundierende Variablen, insbesondere Dissoziation, einen wesentlichen Einfluss auf die Ausprägung physiologischer Parameter zu haben.

Schmerz

Aufgrund der hohen Prävalenz selbstverletzenden Verhaltens bei BPS wurde wiederholt die Schmerzwahrnehmung dieser Patienten untersucht. Dabei wird in Verbindung mit selbstverletzendem Verhalten von zwei Hypothesen ausgegangen (Jochims, Ludäscher, Bohus, Treede u. Schmahl, 2005).

– Die Schmerzhypothese besagt, dass Selbstverletzung aufgrund der exzessiven Aktivität endogener Opioide zumeist keinen Schmerz induziert, sondern dazu dient, vorherrschende aversive analgetische Zustände zu beenden.
– Nach der Abhängigkeitshypothese stimuliert selbstverletzendes Verhalten die Produktion und Ausschüttung endogener Opioide, was als positiver Verstärkermechanismus betrachtet werden kann.

Es liegt daher nahe, die Schmerzverarbeitung bei Patienten mit BPS zu untersuchen.

Die erste Untersuchung zur Schmerzwahrnehmung wurde von Russ et al. durchgeführt, die zwei Gruppen von Borderline-Patienten (mit und ohne Schmerzempfindung während der Selbstverletzung) und gesunde Probanden verglichen (Russ et al., 1992). In der Gruppe der Patienten ohne Schmerzempfinden während selbstverletzenden Verhaltens fand sich eine signifikant erhöhte Schmerzschwelle, ein Befund, der auch durch Studien unserer Arbeitsgruppe bestätigt wurde (Bohus et al., 2000; Ludaescher et al., 2007). Diese beiden Studien konnten weiterhin zeigen, dass sich dieser Effekt bei Borderline-Patienten signifikant unter subjektiven Stressbedingungen wie Dissoziation oder innerer Anspannung verstärkt.

Bei der Schmerzverarbeitung wird von der Existenz zweier Komponenten ausgegangen:
– der sensorisch-diskriminativen Komponente, die für die Lokalisation von schmerzhaften Stimuli sowie die Intensitäts- und Qualitätsdiskrimination verantwortlich ist und
– der affektiv-motivationalen Komponente, die bei der Evaluation von Schmerzempfindungen und emotionalen Reaktionen auf Schmerzreize eine entscheidende Rolle spielt (Melzack u. Casey, 1968).

Zur Überprüfung der Funktion der sensorisch-diskriminativen Komponente untersuchten Schmahl und Mitarbeiter laserevozierte EEG-Potenziale (Schmahl et al., 2004a). Die Befunde deuten auf eine normale Funktion der sensorisch-diskriminativen Komponente hin. Bei Borderline-Patienten scheint demnach eher eine Störung der affektiv-motivationalen Komponente der Schmerzwahrnehmung vorzuliegen. Diese Annahme konnte mittels funktioneller Bildgebung bestätigt werden. In Reaktion auf nozizeptive Reize fand sich eine Deaktivierung des anterioren cingulären Cortex (ACC) und der Amygdala parallel zu einer Aktivierung im dorsolateralen Präfrontalcortex (DLPFC) (Schmahl et al., 2006). Dies deutet auf eine Reduktion der affektiven Schmerzbewertung bei gleichzeitig erhöhter kognitiver Schmerzkontrolle hin.

Insgesamt gesehen belegen Studien zur Schmerzwahrnehmung von Borderline-Patienten eine erhöhte Schmerzschwelle, die unter subjektiven Stressbedingungen nochmals ansteigt. Dabei finden sich Hinweise auf eine Dysfunktion der affektiv-motivationalen Komponente der Schmerzwahrnehmung bei intakter Sensorik und Diskrimination.

Bildgebung

Neurotransmission

Eine verringerte zerebrale Serotoninkonzentration wird als mögliche Ursache für erhöhte Impulsivität diskutiert. Soloff, Meltzer, Greer, Constantine und Kelly führten mittels Positronenemissionstomographie (PET) eine Fenfluramin-Challenge-Studie durch, um diese Hypothese bei der BPS zu prüfen (Soloff et al., 2000). In Reaktion auf Fenfluramin, einen Serotonin-Agonisten, zeigten Borderline-Patienten in erster Linie eine verringerte Glukoseaufnahme in Bereichen des rechten medialen und orbitalen Präfrontalcortex, Regionen, die bei der Regulation impulsiven Verhaltens eine wichtige Rolle spielen. Oquendo und Mitarbeiter verwendeten die gleiche Methodik, um depressive Patienten mit BPS und depressive Patienten ohne komorbide Cluster B-Persönlichkeitsstörung zu untersuchen (Oquendo et al., 2005). In Reaktion auf Fenfluramin fanden die Autoren bei den Patienten mit Depression und BPS eine erhöhte Glukoseaufnahme in parietotemporalen Regionen und eine verringerte Glukoseaufnahme im anterioren Cingulum. Außerdem zeigte sich eine positive Korrelation zwischen der Glukoseaufnahme im superioren und mittleren frontalen Cortex und dem psychometrisch erhobenen Impulsivitätsmaß. Die Unterschiede in den Ergebnissen zwischen den Studien von Soloff et al. (2000) und Oquendo et al. (2005) betonen den Einfluss von Komorbidität und die Notwendigkeit, komorbide Achse-I- und II-Störungen in der BPS-Forschung als potenzielle Störvariablen zu berücksichtigen. Außerdem wird in der Studie von Oquendo und Mitarbeitern deutlich, wie wichtig die Berücksichtigung psychometrischer Merkmale für die Interpretation neurophysiologischer Befunde ist. Nur durch eine Kombination beider Ansätze lassen sich direkte Zusammenhänge zwischen Neurobiologie und Symptomatik finden.

Die genannten Untersuchungen belegen Anomalien in der Serotoninsynthese von Borderline-Patienten insbesondere in frontalen Hirnregionen wie dem Orbitofrontalcortex und dem anterioren Cingulum. Veränderungen in der frontalen Serotoninkonzentration könnten mit impulsivem Verhalten bei der BPS assoziiert sein.

Strukturelle Bildgebung

Verringerte Volumina in Amygdala und Hippocampus gehören zu den am häufigsten replizierten Befunden struktureller Bildgebung in der Borderline-Forschung (Schmahl und Bremner, 2006) und wurden sowohl mit manuell volumetrischen Methoden (Schmahl, Vermetten, Elzinga u. Douglas, 2003; Tebartz van Elst et al., 2003) als auch mittels voxelbasierter Morphometrie nachgewiesen (Rusch et al., 2003). Auch in Regionen des orbitofrontalen und anterioren cingulären Cortex wurden Volumenreduktionen beobachtet (Tebartz van Elst et al., 2003; Hazlett et al., 2005). Eine magnetresonanzspektroskopische Studie fand bei Patienten mit BPS eine 19-prozentige Reduktion in der absoluten N-Acetylaspartat-Konzentration im dorsolateralen Präfrontalcortex und damit einen ersten Hinweis auf eine verringerte Zelldichte in dieser Region (Tebartz van Elst et al., 2001).

Eine Interpretation der aufgeführten volumetrischen und spektroskopischen Ergebnisse ist jedoch schwierig, da in den genannten Untersuchungen keine psychopathologischen Ausprägungen erfasst wurden und dadurch eine mögliche Assoziation mit der spezifischen BPS-Symptomatik nicht untersucht werden konnte. Darüber hinaus scheinen die Volumina der untersuchten Strukturen durch verschiedene Faktoren deutlich beeinflusst zu werden, sodass eine kausale Zuordnung der Befunde zur Borderline-Erkrankung zusätzlich erschwert wird. Insbesondere vorangegangene traumatische Erfahrungen und komorbid vorliegende affektive Erkrankungen scheinen sich deutlich auf die Volumina verschiedener Hirnstrukturen auszuwirken. So fanden Driessen und Mitarbeiter Hinweise auf einen negativen Zusammenhang zwischen Hippocampusvolumen und Ausmaß sowie Dauer früherer Traumatisierung (Driessen et al., 2000). Diese Ergebnisse werden auch durch eine kürzlich erschienene Meta-Analyse aus der Arbeitsgruppe um Karl gestützt, die sowohl bei Personen mit posttraumatischer Belastungsstörung (PTBS) als auch bei traumatisierten Personen ohne PTBS deutlich verringerte Hippocampusvolumina gefunden haben (Karl et al., 2006). Allerdings finden sich bei PTBS-Patienten darüber hinaus auch verkleinerte Amygdalae und ein signifikant kleineres anteriores Cingulum. Die beobachteten Ähnlichkeiten in den neuroanatomischen Anomalien zwischen BPS und posttraumatischer Belastungsstörung lassen vermuten, dass nicht die Störung selbst, sondern eher ein beiden Erkrankungen gemeinsamer Faktor, wie zum Beispiel eine vorangegangene Traumatisierung, mit den strukturellen Veränderungen in Zusammenhang steht.

Eine häufige Komorbidität bei BPS sind affektive Erkrankungen, vor allem depressive Episoden. Bei Patienten mit einer unipolaren Depression finden sich ebenso wie bei Patienten mit BPS kleinere Hippocampusvolumina, die Befundlage zu strukturellen Veränderungen in den Amygdalae oder frontalen Hirnarealen ist jedoch widersprüchlich (Campbell u. MacQueen, 2006). Bisher existiert erst eine strukturelle MRT-Untersuchung bei Borderline-Patienten mit komorbid vorliegender Depression (Zetzsche et al., 2006). Hier finden die Autoren interessanterweise eine Amygdalavergrößerung bei den Patienten mit BPS. Unklar bleibt, inwiefern eine Volumenzunahme in der Amygdala einen Risikofaktor für eine komorbid auftretende Depression darstellt oder in ursächlichem Zusammenhang mit der affektiven Erkrankung steht.

Bei der Betrachtung dieser Befunde müssen die deutlichen methodischen Unterschiede zwischen den Studien berücksichtigt werden. Neben den verschiedenen Feldstärken finden sich auch große Differenzen zwischen den spezifischen Messprotokollen, insbesondere in Bezug auf die Voxelgröße. Weiterhin stellt psychotrope Medikation in vielen Untersuchungen kein Ausschlusskriterium dar, obwohl vermutet wird, dass einige Substanzen einen deutlichen Einfluss auf strukturelle Veränderungen haben (Bremner u. Vermetten, 2004).

Eine recht neue, mittlerweile aber immer häufiger verwendete Methode zur Analyse der strukturellen neuronalen Konnektivität ist Diffusion Tensor Imaging (DTI). Bisher existiert erst eine Arbeit, die diese Methode bei Patienten mit BPS angewendet hat. Rüsch und Mitarbeiter untersuchten mittels DTI-ROI-Analyse den Zusammenhang zwischen der Integrität der weißen Substanz im inferioren Frontalcortex und verschiedenen Kernsymptomen der BPS sowie neuropsychologischen Leistungen bei Borderline-Patienten mit komorbider Aufmerksamkeitsdefizit-Hyperaktivi-

tätsstörung (ADHS) (Rusch et al., 2007). Sie fanden eine positive
Korrelation zwischen der mittleren Diffusion im inferioren Frontalcortex und affektiver Dysregulation, Ärger-Feindseligkeit sowie
Dissoziation und damit einen ersten Hinweis für einen möglichen
Einfluss struktureller Veränderungen in der weißen Substanz des
inferioren Frontalcortex auf Kernsymptome der BPS. Allerdings
zeigten sich in den DTI-Maßen keine Gruppenunterschiede zwischen gesunden Kontrollprobanden und Borderline-Patientinnen.
Es muss daher davon ausgegangen werden, dass nicht Veränderungen in der strukturellen Konnektivität an sich, sondern vielmehr eine Interaktion zwischen den Anomalien in frontolimbi-
schen Hirnregionen und den sie verbindenden Faserzügen zu
einem Zusammenbruch relevanter Netzwerke und damit zu den
störungsbildspezifischen Symptomen führt.

Zusammenfassend betrachtet scheint die BPS mit einer Volu-
menreduktion in fronto-limbischen Arealen wie Hippocampus,
Amygdala und anteriorem cingulärem Cortex einherzugehen. Eine
zufriedenstellende Interpretation dieser Befunde ist bisher noch
nicht gelungen, da Zusammenhänge mit psychopathologischen
Merkmalen der BPS oder der Einfluss komorbider Erkrankungen
nur unzureichend erfasst wurden.

Funktionelle Bildgebung

Mittlerweile existiert eine Vielzahl funktioneller Bildgebungsstudi-
en, die mittels PET oder funktioneller Magnetresonanztomogra-
phie (fMRT) verschiedene Charakteristika der BPS untersucht haben. Dabei liegen die Untersuchungsschwerpunkte sowohl auf der
zerebralen Verarbeitung emotionaler Reize als auch auf dem Einfluss traumatischer Lebensereignisse.

Die erste funktionelle Bildgebungsstudie, die zerebrale Mechanismen der Emotionsverarbeitung bei Borderline-Patienten untersucht hat, wurde 2001 von Herpertz und Mitarbeitern durchgeführt (Herpertz et al., 2001a). Dabei verglichen die Autoren die
Reaktion auf emotional aversive und neutrale Bilder und fanden
bei Patienten mit BPS eine bilaterale Zunahme der Aktivierung in

der Amygdala beim Betrachten aversiver Bilder. Dieser Befund
konnte auch in einer vergleichbaren Untersuchung von Donegan
und Mitarbeitern bestätigt werden, die bei Patienten mit BPS in
Reaktion auf emotionale Gesichter eine stärkere linkshemisphäri-
sche Amygdala-Aktivierung fanden als bei gesunden Probanden
(Donegan et al., 2003). Beide Studien deuten auf eine Hyperakti-
vität der Amygdala bei BPS als mögliches zerebrales Korrelat von
intensiven und nur langsam abflachenden Emotionen von Borderline-Patienten. Hinweise auf Dysfunktionen anderer Hirnareale
lieferten vor allem funktionelle Bildgebungsstudien, die mittels
Cue- oder Skript-induzierter Vorstellung (cue- bzw. script-driven
imagery) störungsspezifische Charakteristika der BPS untersucht
haben. So führte die Skript-induzierte Erinnerung an eine persönliche Situation des Verlassenwerdens bei traumatisierten Patientinnen mit BPS im Vergleich zu traumatisierten Frauen ohne BPS
zu einer verstärkten Aktivierung im dorsolateralen Präfrontalcortex mit einer gleichzeitigen Aktivierungsabnahme im rechten dor-
salen anterioren Cingulum und des rechten Amygdala-/Hippo-
campuskomplexes (Schmahl et al., 2003). Erinnerungen an ein
früheres Trauma führten bei Frauen ohne BPS zu einer Aktivie-
rungszunahme im rechten anterioren Cingulum, im linken Orbitofrontalcortex (OFC) und im rechten dorsolateralen Präfrontalcortex, während Patientinnen mit BPS keine Veränderungen
im anterioren Cingulum oder dorsolateralen Präfrontalcortex
zeigten, jedoch eine Deaktivierung im linken Orbitofrontalcortex
(Schmahl, Vermetten, Elzinga u. Bremner, 2004b). Weitere Hinweise für funktionale Anomalien in frontalen Hirnarealen, insbesondere im dorsolateralen Präfrontalcortex und im Orbitofrontalcortex, fanden Vollm und Mitarbeiter bei der Untersuchung
der funktionellen Korrelate von Reaktionsinhibition (Vollm et al.,
2004). Während in der Kontrollgruppe der Aktivierungsschwer-
punkt während der Reaktionsinhibition in Regionen des dorsolateralen Präfrontalcortex und des Orbitofrontalcortex lag, zeigten
die Borderline-Patienten ein wesentlich breiteres Aktivierungsmuster, das sich über die inferioren, medialen und superioren
frontalen Gyri bis zum anterioren Cingulum erstreckte. Mittels
Cue-Induktion verglich die Arbeitsgruppe um Driessen die funk-

tionelle Aktivierung bei Borderline-Patientinnen mit und ohne posttraumatischer Belastungsstörung in Reaktion auf traumatische und negative, aber nicht traumatische Lebensereignisse (Driessen et al., 2004). Bei Cue-Induktion werden Erinnerungen an persönliche Lebensereignisse hervorgerufen, indem spezifische, vorher mit der Versuchsperson festgelegte Schlüsselwörter präsentiert werden. In Abhängigkeit von der Komorbidität fanden die Autoren deutliche Aktivierungsunterschiede. Während die Patientinnen ohne posttraumatische Belastungsstörung auf das Trauma mit einer primären Aktivierung im Orbitofrontalcortex und Broca-Areal reagierten, fand sich bei den Patientinnen mit posttraumatischer Belastungsstörung ein eher weitläufiges Netzwerk temporaler und occipitaler Hirnregionen. Diese Untersuchung verdeutlicht den Einfluss von komorbider posttraumatischer Belastungsstörung auf zerebrale Aktivierungsmuster. In einer nachfolgenden Studie derselben Arbeitsgruppe untersuchte dieselbe Arbeitsgruppe die zerebrale Reaktion von Borderline-Patientinnen auf die Cue-induzierte Vorstellung ungelöster Lebensereignisse im Vergleich zu Erlebnissen, die als gelöst betrachtet wurden (Beblo et al., 2006). Die Autoren fanden signifikante Aktivierungen in Insel, Amygdala, Orbitofrontalcortex, rechten occipitalen Cortex und Cerebellum, einem neuronalen Netzwerk, das anscheinend an der Kontrolle intensiver Emotionen beteiligt ist, die durch ungelöste Lebensereignisse ausgelöst werden.

Eine aktuelle Studie verwendete Bilder des Thematischen Apperzeptions-Tests (TAT) als Schlüsselreize für aversive autobiographische Erinnerungen (Schnell, Dietrich, Schnitker, Daumann u. Herpertz, 2007). Während der Verarbeitung der TAT-Bilder im Vergleich zu neutralen Bildern fanden die Autoren bei Borderline-Patienten Aktivierungszunahmen in orbitofrontalen, insulären, anterioren cingulären und medial präfrontalen Regionen. Dieses Aktivierungsmuster ähnelt den Befunden o.g. Studien während des Abrufs traumatischer Erinnerungen und der Erinnerung an Situationen des Verlassen Werdens (Schmahl et al., 2004b; Schmahl et al., 2003; Driessen et al., 2004).

Zusammenfassend betrachtet finden sich in den meisten funktionellen Bildgebungsstudien bei Patienten mit BPS-Veränderun-

gen in frontalen und limbischen Hirnregionen. Dabei scheinen
vor allen Dingen die Amygdala, aber auch Regionen des dorsolateralen Präfrontalcortex und des anterioren Cingulums bei der für
die BPS charakteristischen affektiven Dysregulation eine wesentliche Rolle zu spielen.

Abschließende Bemerkungen

Die letzten Jahre haben zu einem rasanten Fortschritt im Verständnis der neurobiologischen Grundlagen der BPS geführt. Dabei erscheint der Ansatz einer dimensionalen Betrachtung dieser
Störung sinnvoll, da die Komplexität der BPS-Symptomatik am
besten durch Kombinationen von Veränderungen in verschiedenen neurobiologischen Systemen verstanden werden kann. So
liegen der *gestörten Affektregulation* wahrscheinlich neuroanato-
mische Dysfunktionen in limbischen und frontalen Strukturen zugrunde, assoziierte psychophysiologische Veränderungen finden
sich jedoch nicht durchgängig und scheinen durch das Ausmaß
dissoziativer Zustände beeinflusst zu werden. Die *Störung der Impulskontrolle* wird in erster Linie mit einer verminderten Serotoninsynthese und Veränderungen im anterioren cingulären Cortex
und im orbitofrontalen Cortex in Verbindung gebracht. In Zusammenhang mit *selbstverletzendem Verhalten* finden sich außerdem erhöhte Schmerzschwellen, die vermutlich auf eine Dysfunktion der affektiv-motivationalen Komponente der Schmerzwahrnehmung zurückzuführen sind. Ausgehend von dieser Befundlage
liegt die Vermutung nahe, dass das Ausmaß der Veränderungen
in den verschiedenen neurobiologischen Systemen die individuelle
Symptomatik bei BPS maßgeblich beeinflusst.

Literatur

Beblo, T., Driessen, M., Mertens, M., Wingenfeld, K., Piefke, M., Rullkoetter, N., Silva-Saavedra, A., Mensebach, C., Reddemann, L., Rau,
H., Markowitsch, H. J., Wulff, H., Lange, W., Berea, C., Ollech, I.,

Woermann, F. G. (2006). Functional MRI correlates of the recall of un-resolved life events in borderline personality disorder. Psychological Medicine, 36, 845–856.

Bohus, M., Limberger, M., Ebner, U., Glocker, F. X., Schwarz, B., Wernz, M., Lieb, K. (2000). Pain perception during self-reported distress and calmness in patients with borderline personality disorder and self-mutilating behavior. Psychiatry Research, 95, 251–260.

Boutros, N. N., Torello, M., McGlashan, T. H. (2003). Electrophysiological aberrations in borderline personality disorder: State of the evidence. The Journal of Neuropsychiatry and Clinical Neurosciences, 15, 145–154.

Bremner, J. D., Vermetten, E. (2004). Neuroanatomical changes associated with pharmacotherapy in posttraumatic stress disorder. Annals of the New York Academy of Sciences, 1032, 154–157.

Campbell, S., MacQueen, G. (2006). An update on regional brain volume differences associated with mood disorders. Current Opinion in Psychiatry, 19, 25–33.

Davis, M., Walker, D. L., Lee, Y. (1999). Neurophysiology and neuropharmacology of startle and its affective modulation. In M. E. Dawson, A. M. Schell, A. H. Boehmelt (Eds.), Startle modification: implications for neuroscience, cognitive science, and clinical science (pp. 95–114). Cambridge University Press.

de Bruijn, E. R., Grootens, K. P., Verkes, R. J., Buchholz, V., Hummelen, J. W., Hulstijn, W. (2006). Neural correlates of impulsive responding in borderline personality disorder: ERP evidence for reduced action monitoring. Journal of Psychiatric Research, 40, 428–437.

Donegan, N. H., Sanislow, C. A., Blumberg, H. P., Fulbright, R. K., Lacadie, C., Skudlarski, P., Gore, J. C., Olson, I. R., McGlashan, T. H., Wexler, B. E. (2003). Amygdala hyperreactivity in borderline personality disorder: implications for emotional dysregulation. Biological Psychiatry, 54, 1284–1293.

Driessen, M., Beblo, T., Mertens, M., Piefke, M., Rullkoetter, N., Silva-Saavedra, A. Reddemann, L., Rau, H., Markowitsch, H. J., Wulff, H., Lange, W., Woermann, F. G. (2004). Posttraumatic stress disorder and fMRI activation patterns of traumatic memory in patients with borderline personality disorder. Biological Psychiatry, 55, 603–611.

Driessen, M., Herrmann, J., Stahl, K., Zwaan, M., Meier, S., Hill, A., Osterheider, M., Petersen, D. (2000). Magnetic resonance imaging volumes of the hippocampus and the amygdala in women with borderline personality disorder and early traumatization. Archives of General Psychiatry, 57, 1115–1122.

Ebner-Priemer, U. W., Badeck, S., Beckmann, C., Wagner, A., Feige, B., Weiss, I., Lieb, K., Bohus, M. (2005). Affective dysregulation and dissociative experience in female patients with borderline personality disorder: a startle response study. Journal of Psychiatric Research 39, 85–92.

Ebner-Priemer, U. W., Welch, S. S., Grossman, P., Reisch, T., Linehan, M. M., Bohus, M. (2006). Psychophysiological Ambulatory Assessment of Affective Dysregulation in Borderline Personality Disorder. Psychiatry Research.

Hazlett, E. A., New, A. S., Newmark, R., Haznedar, M. M., Lo, J. N., Speiser, L. J., Chen, A. D., Mitropoulou, V., Minzenberg, M., Siever, L. J., Buchsbaum, M. S. (2005). Reduced anterior and posterior cingulate gray matter in borderline personality disorder. Biological Psychiatry, 58, 614–623.

Herpertz, S. C., Dietrich, T. M., Wenning, B., Krings, T., Erberich, S. G., Willmes, K., Thron, A., Sass, H. (2001). Evidence of abnormal amygdala functioning in borderline personality disorder: a functional MRI study. Biological Psychiatry, 50, 292–298.

Herpertz, S. C., Dietrich, T., Werth, U., Qunaibi, M., Lukas, G., Schuerkens, A., Kunert, H. J., Freese, R., Flesch, M., Mueller-Isberner, R., Osterheider, M., Sass, H. (2002). Affect regulation in borderline personality disorder: experimental findings from psychophysiology and functional neuroimaging. Acta Neuropsychiatrica, 14, 71–75.

Herpertz, S. C., Koetting, K. (2005). Startle response in inpatients with borderline personality disorder vs. healthy controls. Journal of Neural Transmission, 112, 1097–1106.

Herpertz, S. C., Schwenger, U. B., Kunert, H. J., Lukas, G., Gretzer, U., Nutzmann, J., Schuerkens, A., Sass, H. (2000). Emotional responses in patients with borderline as compared with avoidant personality disorder. Journal of Personality Disorders, 14, 339–351.

Herpertz, S. C., Werth, U., Lukas, G., Qunaibi, M., Schuerkens, A., Kunert, H. J., Freese, R., Flesch, M., Mueller-Isberner, R., Osterheider, M., Sass, H. (2001). Emotion in criminal offenders with psychopathy and borderline personality disorder. Archives of General Psychiatry, 58, 737–745.

Jochims, A., Ludäscher, P., Bohus, M., Treede, R. D., Schmahl, C. G. (2005). Schmerzverarbeitung bei Borderline-Persönlichkeitsstörung, Fibromyalgie und Posttraumatischer Belastungsstörung. Der Schmerz, first online issue.

Karl, A., Schaefer, M., Malta, L. S., Dorfel, D., Rohleder, N., Werner, A. (2006). A meta-analysis of structural brain abnormalities in PTSD. Neuroscience and Biobehavioral Reviews, 30, 1004–1031.

Kleindienst, N., Bohus, M., Ludäscher, P., Limberger, M. F., Kuenkele, K., Chapman, A. L., Reicherzer, M., Stieglitz, R. D., Schmahl, C. (submitted). Cutting is the perfect drug – motives for self-injurious behavior in Borderline Personality Disorders.

Linehan, M. M., Kehrer, C. A. (1993). Borderline personality disorder. In D. H. Barlow (Ed.), Clinical handbook of psychological disorders: A step-by-step treatment manual (2nd ed.) (pp. 396–441). New York, NY, USA: Guilford Press.

Livesley, W. J. (1986). Trait and behavioral prototypes of personality disorder. American Journal of Psychiatry, 143, 728–732.

Livesley, W. J. (1987). A systematic approach to the delineation of personality disorders. American Journal of Psychiatry, 144, 772–777.

Livesley, W. J., Jackson, D. N., Schroeder, M. L. (1989). A study of the factorial structure of personality pathology. Journal of Personality Disorders, 3, 292–306.

Livesley, W. J., Jang, K. L., Vernon, P. A. (1998). Phenotypic and genetic structure of traits delineating personality disorder. Archives of General Psychiatry, 55, 941–948.

Loranger, A. W., Oldham, J. M.,Tulis, E. H. (1982). Familial transmission of DSM-III borderline personality disorder. Archives of General Psychiatry, 39, 795–799.

Ludaescher, P., Bohus, M., Lieb, K., Philipsen, A., Jochims, A., Schmahl, C. (2007). Elevated pain tresholds correlate with dissociation and aversive arousal in patients with borderline personality disorder. Psychiatry Research, 149, 291–296.

Melzack, R., Casey, K. L. (1968). Sensory, motivational, and central control determinants of pain. A new conceptual model. In D. R. Kenshalo (Ed.), The Skin Senses (pp. 423–443). Springfield, IL: Charles C. Thomas.

Nigg, J. T., Goldsmith, H. H. (1994). Genetics of personality disorders: perspectives from personality and psychopathology research. Psychological Bulletin, 115, 346–380.

Oquendo, M. A., Krunic, A., Parsey, R. V., Milak, M., Malone, K. M., Anderson, A., van Heertum, R. L., John, M. J. (2005). Positron emission tomography of regional brain metabolic responses to a serotonergic challenge in major depressive disorder with and without borderline personality disorder. Neuropsychopharmacology, 30, 1163–1172.

Pope, H. G. Jr. (1983). The validity of DSM-III borderline personality disorder: A phenomenologic, family history, treatment response, and long-term follow-up study. Archives of General Psychiatry, 40, 23–30.

Reich, J. H. (1989). Familiality of DSM-III dramatic and anxious personality clusters. The Journal of Nervous and Mental Disease, 177, 96–100.

Ruchsow, M., Walter, H., Buchheim, A., Martius, P., Spitzer, M., Kachele, H. et al. (2006). Electrophysiological correlates of error processing in borderline personality disorder. Biological Psychology, 72, 133–140.

Rusch, N., van Elst, L. T., Ludaescher, P., Wilke, M., Huppertz, H. J., Thiel, T., Schmahl, C., Bohus, M., Lieb, K., Hesslinger, B., Hennig, J., Ebert, D. (2003). A voxel-based morphometric MRI study in female patients with borderline personality disorder. Neuroimage, 20, 385–392.

Rusch, N., Weber, M., Il'yasov, K. A., Lieb, K., Ebert, D., Hennig, J., van Elst, L. T. (2007). Inferior frontal white matter microstructure and patterns of psychopathology in women with borderline personality disorder and comorbid attention-deficit hyperactivity disorder. Neuroimage.

Russ, M. J., Roth, S. D., Lerman, A., Kakuma, T., Harrison, K., Shindledecker, R. D., Hull, J., Mattis, S. (1992). Pain perception in self-injurious patients with borderline personality disorder. Biological Psychiatry, 32, 501–511.

Schmahl, C. G., Elzinga, B. M., Vermetten, E., Sanislow, C., McGlashan, T. H., Bremner, J. D. (2003). Neural correlates of memories of abandonment in women with and without borderline personality disorder. Biological Psychiatry, 54, 142–151.

Schmahl, C. G., Vermetten, E., Elzinga, B. M., Bremner, J. D. (2004b). A positron emission tomography study of memories of childhood abuse in borderline personality disorder. Biological Psychiatry, 55, 759–765.

Schmahl, C. G., Vermetten, E., Elzinga, B. M., Douglas, B. J. (2003). Magnetic resonance imaging of hippocampal and amygdala volume in women with childhood abuse and borderline personality disorder. Psychiatry Research, 122, 193–198.

Schmahl, C., Bohus, M., Esposito, F., Treede, R. D., Di Salle, F., Greffrath, W., Ludaescher, P., Jochims, A., Lieb, K., Scheffler, K., Hennig, J., Seifritz, E. (2006). Neural correlates of antinociception in borderline personality disorder. Archives of General Psychiatry, 63, 659–667.

Schmahl, C., Greffrath, W., Baumgartner, U., Schlereth, T., Magerl, W., Philipsen, A., Lieb, K., Bohus, M., Treede, R. D. (2004a). Differential nociceptive deficits in patients with borderline personality disorder and self-injurious behavior: laser-evoked potentials, spatial discrimination of noxious stimuli, and pain ratings. Pain, 110, 470–479.

Schnell, K., Dietrich, T., Schnitker, R., Daumann, J., Herpertz, S. C. (2007). Processing of autobiographical memory retrieval cues in borderline personality disorder. Journal of Affective Disorders, 97, 253–259.

Soloff, P. H., Meltzer, C. C., Greer, P. J., Constantine, D., Kelly, T. M. (2000). A fenfluramine-activated FDG PET study of borderline personality disorder. Biological Psychiatry, 47, 540–547.

Tebartz van Elst, L., Hesslinger, B., Thiel, T., Geiger, E., Haegele, K., Lemieux, L., Lieb, K., Bohus, M., Hennig, J., Ebert, D. (2003). Frontolim-

bic brain abnormalities in patients with borderline personality disorder: a volumetric magnetic resonance imaging study. Biological
Psychiatry, 54, 163–171.

Tebartz van Elst, L., Thiel, T., Hesslinger, B., Lieb, K., Bohus, M., Hennig,
J., Ebert, D. (2001). Evidence of Subtle Prefrontal Neuropathology in
Patients with Borderline Personality Disorder as assessed by Short
Echo 1H – Magnetic Resonance Spectroscopy Study. The Journal of
Neuropsychiatry and Clinical Neurosciences, 13 (4), 511–514.

Torgersen, S., Lygren, S., Per, A., Skre, I., Onstad, S., Edvardsen, J.,
Tambs, K., Kringlen, E. (2000). A twin study of personality disorders.
Comprehensive Psychiatry, 41, 416–425.

Vollm, B., Richardson, P., Stirling, J., Elliott, R., Dolan, M., Chaudhry, I.,
Del Ben, C., McKie, S., Anderson, I., Deakin, B. (2004). Neurobiologi-
cal substrates of antisocial and borderline personality disorder: preliminary results of a functional fMRI study. Criminal Behaviour and
Mental Health, 14, 39–54.

Zanarini, M. C., Gunderson, J. G., Marino, M. F., Schwartz, E. D.,Fran-
kenburg, F. R. (1998). DSM-III disorders in the families of borderline
outpatients. Journal of Personality Disorders, 2, 292–302.

Zetzsche, T., Frodl, T., Preuss, U. W., Schmitt, G., Seifert, D., Leinsinger,
G., Born, C., Reiser, M., Moller, H. J., Meisenzahl, E. M. (2006). Amygdala volume and depressive symptoms in patients with borderline personality disorder. Biological Psychiatry, 60, 302–310.

Ina-Alexandra von Ceumern-Lindenstjerna

Neuropsychologie der Borderline-Persönlichkeitsstörung: Aufmerksamkeitsprozesse und ihre Bedeutung für die Borderline-Persönlichkeitsstörung

Vorbemerkungen

Während Jugendliche mit Borderline-Persönlichkeitsstörung (BPS) in ihrer Symptomatik eher Erwachsenen mit BPS ähneln (Guzder, Paris, Zelkowitz u. Feldman, 1996), ist die Diagnose einer Borderline-Persönlichkeitsstörung im Kindesalter jedoch sehr umstritten. Die Komplexität dieser Problematik im Kindesalter verweist auf eine sehr heterogene Symptomatik (Bürgin u. Meng, 2000; Petti u. Vela, 1990), die durch ihre Ähnlichkeit zur Borderline-Symptomatik bei Erwachsenen oft als »Borderline-Pathologie« bezeichnet wurde (Bemporad, Smith u. Hanson, 1987; Kernberg, 1991; Robson, 1983; Zelkowitz, Parzer, Guzder u. Feldman, 2001). Die Symptome können am ehesten als ein Syndrom aus vielfältigen externalisierenden und internalisierenden Störungen sowie kognitiven Beeinträchtigungen umschrieben werden (Guzder et al., 1999; Kernberg, 1991; Streeck-Fischer, 2000). Nach Cohen, Shaywitz, Young und Shaywitz (1983) zeigen »Borderline-Kinder« in den Bereichen Kognition, soziale Beziehungen, Angstregulation, Hirnreifung sowie in der Aktivitäts- und Aufmerksamkeitsregulation ein persistentes und stabiles Muster von Entwicklungsabweichungen und ähneln am ehesten Kindern mit pervasiven Entwicklungsstörungen. Es stellt sich die Frage, inwieweit neuropsychologische Defizite bei diesem Störungsbild eine Rolle spielen (zur Neuropsychologie bei Persönlichkeits- und Impulskontrollstörungen siehe auch Renneberg u. Friemel, 2006).

Neuropsychologische Befunde bei Patienten mit einer Borderline-Störung

Bislang sind nur wenige Studien zu neuropsychologischen Auffälligkeiten bei Kindern und Jugendlichen mit Borderline-Symptomatik durchgeführt worden. Studien, bei denen gesicherte Diagnosen vorlagen, fanden Hinweise auf neuropsychologische Auffälligkeiten bei Kindern und Jugendlichen mit Borderline-Symptomatik. Paris, Zelkowitz, Guzder, Joseph und Feldman (1999) zeigten bei 7- bis 12-jährigen Kindern mit einer Borderline-Pathologie, im Vergleich zu einer klinischen Vergleichsgruppe Defizite im Bereich der exekutiven Funktionen (»höhere« mentale bzw. kognitive Prozesse, die der Selbstregulation und der zielgerichteten Handlungssteuerung des Menschen dienen) aufweisen. Lincoln, Bloom, Katz und Boksenbaum (1998) wiesen nach, dass 9- bis 13-jährige Kinder mit einer Borderline-Pathologie – operationalisiert über die Diagnose »multiple complex developmental disorder« MCDD (Cohen, Paul u. Volkmar, 1987) – Defizite bei der Verarbeitung akustischer Reize zeigen. Studien im Jugendalter sind nicht bekannt.

Betrachtet man die klinische Literatur zu Borderline-Persönlichkeitsstörungen bei Erwachsenen, findet man wiederholt Hinweise auf Defizite in den Bereichen Aufmerksamkeit/Konzentration (Murray, 1979), Gedächtnis (Adler u. Buie, 1979), Lernen (Murray, 1979) sowie auf Wahrnehmungsverzerrungen (Murray, 1979). Diese Auffälligkeiten, die an der Pathogenese der Störung beteiligt sein könnten, haben zu einem wachsenden Interesse an der Erforschung neuropsychologischer Aspekte dieses Krankheitsbildes geführt (Swirsky-Sacchetti et al., 1993). Nach O'Leary und Cowdry (1994) zeigt das klinische Bild der Borderline-Störung eine Reihe von Aufmerksamkeitsdefiziten. Hierzu zählt, dass Patienten mit BPS mitunter Details und Fakten übersehen oder ausblenden, oder aber ihren Fokus ausschließlich auf einen spezifischen Aspekt der Situation legen (O'Leary u. Cowdry, 1994), sich beispielsweise verstärkt negativen Aspekten eines Erlebnisses zuwenden. Unter den Patienten finden sich zudem zumindest Subgruppen mit einer Aufmerksamkeitsdefizit-Störung (Androlunis, Glueck, Stroebel u. Vogel, 1982).

Die berichteten kognitiven Defizite könnten neurologische Störungen der Informationsverarbeitung widerspiegeln (Muller, 1992). Vereinzelt finden sich bei den Patienten Hinweise auf minimale zerebrale Dysfunktionen (Androlunis et al., 1982) und neurologische Soft-Signs (Gardner, Lucas u. Cowdry, 1987). Bei neuropsychologischen Untersuchungen zeigten Patienten mit BPS mitunter Verlangsamungen der Antwortgeschwindigkeit (O'Leary u. Cowdry, 1994) und Beeinträchtigungen der visuellen Aufmerksamkeit (Judd u. Ruff, 1993). Weitere Beeinträchtigungen umfassen die visuelle Diskriminationsleistung und visuelle Filterprozesse (O'Leary, Brouwers, Gardner u. Cowdry, 1991). Auch die motorische Regulation/Planung, die Enkodierung und der Abruf von Informationen aus dem Gedächtnis sowie die Hemmung von automatischen Reaktionen sind mitunter beeinträchtigt (Swirsky-Sacchetti et al., 1993). Des Weiteren zeigten sich in der Studie von Dinn et al. (2004) neuropsychologische Beeinträchtigungen nonverbaler exekutiver Funktionen und visuomotorischer Fähigkeiten, währenddessen verbale Fähigkeiten unbeeinträchtigt waren. Einige Autoren ordnen die Auffälligkeiten vor allem Beeinträchtigungen frontaler und fronto-temporaler Bereiche des Cortex zu (Swirsky-Sacchetti et al., 1993; Van Rekum, Conway, Gansler, White u. Bachman, 1993). Andere Autoren betonen Auffälligkeiten in rechtshemisphärischen fronto-temporalen Bereichen (Dinn et al., 2004). O'Leary u. Cowdry (1994) sprechen zusammenfassend vor allem von moderaten Störungen der visuell-räumlichen Funktionen und Störungen einzelner Gedächtnisfunktionen. Die Befunde sind allerdings nicht einheitlich. Unbeeinträchtigte Gedächtnis- und exekutive Kontrollfunktionen fanden sich hingegen in einer Studie von Sprock, Rader, Kendall und Yoder (2000). Diese Befunde können darauf hindeuten, dass bei den Patienten eine beträchtliche Heterogenität hinsichtlich kognitiver Funktionen besteht und Patienten mit BPS mit kognitiven Defiziten nur eine Subgruppe darstellen (Sprock et al., 2000). Bezogen auf neuropsychologische Auffälligkeiten bei Patienten mit BPS besteht somit ein weiterer Klärungsbedarf, insbesondere auch hinsichtlich neuropsychologischer Auffälligkeiten bei einer Borderline-Symptomatik im Kindes- und Jugendalter.

Die Rolle von Aufmerksamkeitsprozessen
für die Emotionsregulation

Nicht nur von neuropsychologischer Seite scheint eine Beschäftigung mit Aufmerksamkeitsprozessen bei Jugendlichen mit BPS
sinnvoll. Auch bei Betrachtung der Voraussetzungen für eine
funktionierende Emotionsregulation wird die Bedeutsamkeit von
Aufmerksamkeitsprozessen ersichtlich.

Versuche, Emotionsregulation zu definieren, legen den Fokus
häufig auf die Bahnung und Hemmung von emotionaler Reaktivität. Demnach werden häufig alle extrinsischen und intrinsischen
Prozesse, die verantwortlich für die Überwachung, Evaluation
und Veränderung von positiven oder negativen Gefühlen sind,
unter dem Begriff Emotionsregulation zusammengefasst (Kopp,
1989; Thompson, 1994).

Die Bedeutsamkeit der Emotionsregulation liegt somit auf der
Hand. Scheitern Individuen zum Beispiel an der Regulation von
bestimmten negativen Emotionen wie Trauer oder Angst, kann es
zu ausgeprägten negativen Affekten im Sinne von depressiven
Stimmungseinbrüchen, Angstanfällen oder Wutausbrüchen kommen, die die Lebensqualität stark beeinträchtigen und starken Einfluss auf die sozialen Beziehungen der Betroffenen nehmen können. Dementsprechend sieht Bradley (2000) das Scheitern an der
Regulation von Emotionen als wesentlichen Faktor in der Entwicklung, Aufrechterhaltung und dem Wiederauftreten psycho-
pathologischer Syndrome wie beispielsweise Angststörungen, affektive Störungen und externalisierende Störungen. Insbesondere
bei Patienten mit Borderline-Störung, bei denen die Emotionsdysregulation zur Kernsymptomatik gehört (Linehan, 1996), zeigt
sich die Bedeutsamkeit der Emotionsregulation für die psychische
Gesundheit.

Um Emotionen regulieren zu können, benötigt das Individuum
verschiedene Strategien. Das Individuum muss beispielsweise in
der Lage sein, die Aktivierung stimmungskongruenter Bilder, Gedanken, Interpretationen, Bewertungen und Aktionen zu hemmen
oder umzulenken (Linehan, 1993). Dies betrifft beispielsweise die
Hemmung des Abrufs negativer Erfahrungen aus dem Gedächtnis,

wenn ein Mensch traurig oder wütend ist. Besonders die Aufmerksamkeitskontrolle wird für die Regulation von Affekten von mehreren Autoren hervorgehoben (Derryberry u. Rothbart, 1984; Derryberry u. Rothbart, 1988). Belsky, Friedman und Hsieh (2001) verstehen unter attentionaler Kontrolle zum einen die Fähigkeit, den Fokus der Aufmerksamkeit willentlich zu wechseln bzw. zu verschieben und zum anderen die Fähigkeit, den Fokus der Aufmerksamkeit beizubehalten. Sie sehen hierin eine wesentliche Größe bei der Modulation negativer Affekte, da durch ein Weglenken der Aufmerksamkeit von negativen Reizen eine negative Stimmung vermindert oder abgewehrt werden kann. Ebenso kann durch die Hinlenkung der Aufmerksamkeit auf positive Reize eine positive Stimmung verstärkt oder aufrechterhalten werden. Es liegt nahe, dass Individuen, die in der Lage sind, die Fokussierung und Lenkung der Aufmerksamkeit zu beeinflussen, ihre Emotionen besser regulieren können und weniger negative Affekte erleben als Personen, bei denen diese Fähigkeit defizitär ausgeprägt ist (Fabes et al., 1999).

Nach Rothbart und Derryberry (1981) finden sich schon sehr früh interindividuelle Unterschiede in der Fähigkeit, die eigene Aufmerksamkeit zu lenken. Studien konnten bereits bei vier Monate alten Kindern einen Zusammenhang zwischen der Fähigkeit zur Aufmerksamkeitslenkung und der Empfänglichkeit für negative Affekte sowie der Beruhigbarkeit der Kinder feststellen (Johnson, Posner u. Rothbart, 1991). Diese Fähigkeit bleibt im weiteren Verlauf im Erwachsenenalter als stabile Eigenschaft bestehen (Derryberry, 1987). Compton (2000) konnte zeigen, dass bei Erwachsenen eine verlangsamte Fähigkeit zur Loslösung (disengagement) der Aufmerksamkeit von neutralen Reizen mit einer negativeren Affektivität verbunden ist. Erste Hinweise auf eine möglicherweise kausale Verbindung zwischen Aufmerksamkeitslenkung und emotionaler Vulnerabilität lieferte eine Studie von MacLeod, Rutherford, Campbell, Ebsworthy und Holker (2002). Probanden, die gelernt hatten, die Aufmerksamkeit auf einen negativ emotionalen Reiz zu lenken, zeigten eine stärkere emotionale Reaktion auf einen späteren Stressreiz als Probanden, die gelernt hatten, die Aufmerksamkeit von dem negativ emotionalen Reiz wegzulenken.

Nach MacLeod et al. (2002) lassen diese Ergebnisse vermuten, dass individuelle Unterschiede in der Aufmerksamkeitssteuerung bei Konfrontation mit emotionalen Reizen die emotionale Vulnerabilität beeinflussen.

Zusammenfassend kann davon ausgegangen werden, dass die genannten Fähigkeiten zur Steuerung und Lenkung der Aufmerksamkeit eine unabdingbare Voraussetzung zur Modulation und Regulation von Affekten sind und somit bedeutend zur emotionalen Vulnerabilität beitragen. Dementsprechend liegt es nahe, dass diese Fertigkeiten vor allem bei Patienten mit BPS mit ihren auch im Vergleich zu Patienten mit anderen psychiatrischen Störungen ausgeprägten Stimmungsschwankungen Defizite aufweisen. Nach Linehan (1993) »scheint es plausibel anzunehmen, dass die Unfähigkeit, sich von negativen, stark gefühlsbetonten Reizen abzulenken, in erheblichem Maße zu der emotionalen Fehlsteuerung von Borderline-Personen beitragen kann« (S. 36). Auch Yen, Zlotnick und Costello (2002) gehen davon aus, dass inadäquate regulatorische Bemühungen im Entstehungsprozess von Emotionen sich als Borderline-Symptomatik manifestieren können. Patienten mit Borderline-Störung sollte es demnach schwerer fallen als gesunden Personen und Patienten mit anderen psychiatrischen Störungen, die Aufmerksamkeit von negativen emotionsrelevanten Reizen wegzulenken (disengagement) und damit negative Affekte abzuschwächen und positive Affekte aufzubauen.

Aufmerksamkeit und umschriebene psychiatrische Erkrankungen

Schon an der aufgezeigten Verbindung zwischen Aufmerksamkeitsprozessen, Emotionsregulation und psychischer Gesundheit wird ersichtlich, dass Aufmerksamkeitsprozesse eine wesentliche Rolle im Rahmen psychischer Störungen spielen.

Die Aufmerksamkeitsausrichtung auf stimmungskongruentes Material ist seit Jahren Inhalt vieler Forschungsbemühungen und gilt als ein zentraler Aspekt von vielen kognitiven Theorien der

Psychopathologie (Beck u. Freeman 1995; Bower, 1981; Power u. Dalgleish, 1997; Williams, Watts, MacLeod u. Mathews, 1997). Demnach zeigen Patienten mit psychischen Störungen eine Aufmerksamkeitseinengung auf störungsrelevante Reize. Das heißt, die Patienten können die Aufmerksamkeit nur schwer von störungsbezogenen Reizen weglenken und sich anderen, positiven Reizen zuwenden. Diese Aufmerksamkeitseinengung führt dann im Rahmen einer Verschlechterung der Symptomatik zu weiterer Aufmerksamkeitseinengung und mündet in einen Teufelskreis ein (Power u. Dalgleish, 1997).

Aufmerksamkeitsverzerrungen sind unter anderem ein zentrales Merkmal von Modellen zur Entstehung und Aufrechterhaltung von Angststörungen (Beck, Emery u. Greenberg, 1985). Man geht davon aus, dass die Angst mit einer selektiven Aufmerksamkeit für gefahrenrelevante Hinweisreize assoziiert ist (z. B. besondere Beschäftigung mit Krankheitssymptomen bei Hypochondrie). Diese Annahme wird durch eine Reihe von Forschungsbefunden unterstützt (Williams et al., 1997). Studien wiesen unter Zuhilfenahme des emotionalen Stroop-Tests (Williams, Mathews u. Mac Leod, 1996) Aufmerksamkeitsverzerrungen bei Patienten mit Generalisierter Angststörung (Mathews, Mogg, Kentish u. Eysenck, 1995), Panikstörung (McNally et al., 1994), Sozialphobie (Mattia, Heimberg u. Hope, 1993), Spezifischer Phobie (Martin, Horder u. Jones, 1992), Zwangsstörung (Lavy, van Oppen u. van den Hout, 1994) und Posttraumatischer Belastungsstörung (Moradi, Taghavi, Neshat-Doost, Yule u. Dalgleish, 1999) nach.

Die Ergebnisse der Untersuchungen zu Aufmerksamkeitsverzerrungen bei depressiven Störungen sind hingegen uneinheitlich. Manche Studien fanden Aufmerksamkeitsverzerrungen bei depressionsrelevanten Reizen (Kinderman, 1994), häufig fanden sich aber auch gegenteilige Befunde (Hill u. Knowles, 1991; Mogg, Bradley, Williams u. Mathews, 1993; Neshat-Doost, Taghavi, Moradi, Yule u. Dalgleish, 1997). Diese legen nahe, dass die Depression im Gegensatz zu den Angststörungen mit Verzerrungen in späteren Stadien der Informationsverarbeitung wie beispielsweise dem Gedächtnis verbunden zu sein scheint (Dalgleish u. Watts, 1990; MacLeod, 1990; Williams et al., 1997).

Festzuhalten ist, dass die Fähigkeit zur Kontrolle und Steuerung der Aufmerksamkeit und somit die ausreichende Regulation von Gefühlen bei umschriebenen psychiatrischen Störungsbildern wie den Angststörungen zumindest temporär fehlschlägt. Inwieweit die Fähigkeit zur Aufmerksamkeitslenkung einen ätiologischen Faktor bei Angststörungen oder depressiven Störungen darstellt, muss erst noch geklärt werden.

Aufmerksamkeitsprozesse und ihre Relevanz für die Borderline-Störung

Zu den emotionalen Störungen, bei denen sich eine Neigung findet, für die Symptomatik relevante Informationen bevorzugt zu verarbeiten, lässt sich auch die BPS zählen. Die BPS zeichnet sich entsprechend DSM-IV (American Psychiatric Association, 1994) durch ein tiefgreifendes und überdauerndes Muster von Instabilität in den Affekten, im Selbstbild und in den zwischenmenschlichen Beziehungen sowie deutlicher Impulsivität aus. Oftmals ist die BPS zudem mit affektiven Störungen vergesellschaftet. Studien legen eine Verbindung von BPS und affektiven Störungen nahe (McGlashan, 2000). Zanarini et al. (1998) fanden in einer Stichprobe von 379 Patienten mit BPS eine Lebenszeitkomorbidität affektiver Störungen, speziell mit der Major Depression, von über 90 Prozent. Des Weiteren fand sich in dieser Untersuchung eine fast ebenso hohe Komorbidität mit Angststörungen (fast 90 %), wobei vor allem Posttraumatische Belastungsstörungen, Panikstörungen und Soziale Phobien eine dominierende Rolle spielen. Auch Hoffmann (2000) sieht Ängste wie chronische, diffuse, frei flottierende Ängste und verschiedenste phobische Ängste als zentrales Leitphänomen der Borderline-Symptomatik an. Allein die hohen Komorbiditätsraten mit affektiven Störungen und Angststörungen legen – unabhängig von borderlinespezifischen Aspekten, die später erörtert werden sollen – eine Beschäftigung mit dem Thema der Aufmerksamkeitsverzerrungen nahe.

Bislang existieren zu selektiven Aufmerksamkeitsprozessen bei Borderline-Symptomatik kaum Forschungsarbeiten (theoretische

Übersicht siehe v. Ceumern-Lindenstjerna, Brunner, Parzer, Fiedler u. Resch, 2002). Dabei sind Aufmerksamkeitsverzerrungen an der Entwicklung weiterer kognitiver Verzerrungen, an der emotionalen Regulation und Dysregulation und an der Entwicklung maladaptiven Verhaltens beteiligt (Daleiden u. Vasey, 1997). Die Erforschung der Zusammenhänge zwischen BPS und kognitiven Prozessen können Hinweise zur Ätiologie und Aufrechterhaltung der Störung liefern und somit auch eine therapeutische Relevanz besitzen. Ließen sich Aufmerksamkeitsverzerrungen nachweisen, könnte die Behandlung der BPS von Interventionen profitieren, die auf diese kognitiven Prozesse abzielen. Eine Möglichkeit wären Methoden zur Modifikation der Wahrnehmungsverzerrungen oder Interventionen, die diese Verzerrungen unter willentliche Kontrolle bringen (Mathews u. MacLeod, 1986). Williams et al. (1997) schlagen beispielsweise ein »Aufmerksamkeits-Retraining« vor, in dem Angst-Patienten beispielsweise lernen sollen, der Vigilanz entgegenzuarbeiten und sich einen vermeidenden Aufmerksamkeitsstil (avoidant attentional style) anzueignen. Wenn allerdings der Bias automatisch auftritt, weil einem Reiz subjektiv ein unverhältnismäßig hoher Gefahrenwert zugeschrieben wird, sollten nach Mogg und Bradley (1998) eher Interventionen zum Einsatz kommen, die auf die Evaluation der Wertigkeit von Reizen abzielen (Re-Bewertung von Gefahrenreizen und deren Kontext durch Konfrontation oder kognitives Umstrukturieren, Foa u. McNally, 1986).

Experimentelle Befunde zu Aufmerksamkeitsverzerrungen

Der Forschungsstand auf dem Gebiet der Aufmerksamkeitsverzerrungen bei Patienten mit BPS ist als marginal zu bezeichnen. So fanden sich zwei Studien, die sich im Rahmen von neuropsychologischen Untersuchungen auch mit der Rolle von Emotionen auf Kognition und Gedächtnis bei erwachsenen Patienten mit BPS beschäftigten (Sprock et al., 2000; Swirsky-Sacchetti et al., 1993) und zwei Studien, die speziell Gedächtnis- und Aufmerksamkeitsver-

zerrungen bei erwachsenen Patienten mit BPS untersuchten
(Arntz, Appels u. Sieswerda, 2000; Korfine u. Hooley, 2000). Studien, die diese Fragestellung bei Jugendlichen behandeln, fehlen
bislang.

Swirsky-Sacchetti et al. (1993) berichten, dass Patienten mit
BPS tendenziell mehr durch emotionale Reize bei einer Gedächt-
nisaufgabe beeinträchtigt waren als gesunde Testpersonen. Die Patienten konnten sich tendenziell weniger von acht dargebotenen
Wörtern merken, wenn zwischen Speicherung und Abruf eine
dramatische Geschichte zu einem bedrohlichen Bild aus dem Thematischen Apperzeptionstest (Murray, 1943) erzählt werden sollte, als wenn sie von 40 in Dreierschritten rückwärts zählen sollten.

Eine weitere neuropsychologische Untersuchung konnte dagegen keinen Effekt auf Aufmerksamkeit, exekutive Kontrolle und
Gedächtnis von Patienten mit BPS nachgewiesen werden, wenn
statt neutralen Wörtern emotionale Wörter als Testmaterial dienten (Sprock et al., 2000).

In einer Untersuchung von Korfine u. Hooley (2000) zeigten
Patienten mit BPS im Vergleich zu gesunden Kontrollprobanden
keine bessere Gedächtnisleistung bei Wörtern, die relevante
Thematiken der Patienten enthielten (wie z. B. »einsam«, »leer«,
»zurückgewiesen«). Allerdings gaben die Patienten vermehrt borderline-relevante Wörter wieder, die sie entsprechend der Aufgabe
vergessen sollten. Daraus schlussfolgern die Autoren, dass bei den
Patienten eventuell keine allgemeine Verzerrung der Informationsverarbeitung, sondern möglicherweise eine Störung bei der In-
hibierung von Elaboration und Enkodierung borderline-relevan-
ter Informationen vorliegt.

Arntz et al. (2000) führten eine Studie speziell zu Aufmerksamkeitsverzerrungen durch, um die von Beck et al. (1995) postulierte
übermäßige Wachsamkeit der Patienten mit BPS auf borderline-
relevante Reize zu untersuchen. Sie verglichen die Reaktionszeiten
der Patienten auf borderline-relevante negative Wörter (wie »Ab-
lehnung«, »Missbrauch« und »verletzlich«), unspezifische negative
Wörter (wie »Krankheit« und »Mörder«) und neutrale Wörter
(wie »kreativ« und »Meinung«) mit den Reaktionszeiten zweier
Kontrollgruppen. Dies waren zum einen Patienten mit Persön-

lichkeitsstörungen des Clusters C (dependente Persönlichkeitsstörung, selbstunsichere Persönlichkeitsstörung, zwanghafte Persönlichkeitsstörung) und zum anderen Personen ohne Diagnose einer
psychischen Störung.

Die Ergebnisse zeigen, dass sowohl Patienten mit BPS als auch
die Patienten mit den Cluster-C-Persönlichkeitsstörungen bei allen negativ emotionalen Wörtern verlangsamte Reaktionszeiten
und somit Interferenzen aufweisen. Dementsprechend konnte
zwar der Nachweis einer Hypervigilanz bei Patienten mit BPS er-
bracht werden, es zeigte sich aber keine themenspezifische Hypervigilanz (besondere Vigilanz auf borderline-spezifische Wörter).
Zudem betraf der Befund nicht nur Patienten mit BPS, auch Patienten mit Cluster C Persönlichkeitsstörungen wiesen eine Hypervigilanz auf negative Wörter auf. Die Ergebnisse der Untersuchung werden dahingehend interpretiert, dass Patienten mit
BPS eine allgemeine und eher »grobe« Hypervigilanz auf sämtliche
negativ emotionalen Stimuli zeigen. Diese Hypervigilanz scheint
nach Meinung der Autoren ihren Ursprung in Übereinstimmung
mit den Ausführungen von Linehan (1993) in einer Störung der
Affektregulation und einer damit verbundenen erhöhten Ansprechbarkeit auf emotionale Reize zu nehmen.

Eigene Forschungsbefunde

Ausgangspunkt der eigenen experimentellen Untersuchung bei Jugendlichen mit BPS war der Zusammenhang zwischen Aufmerksamkeitssteuerung und Emotionsregulation.

Die Messung der Aufmerksamkeitsverzerrungen wurde mithilfe
der »visual dot probe« (MacLeod et al., 1986) vorgenommen. Bei
diesem häufig eingesetzten Verfahren lassen sich durch schnellere
und langsamere Reaktionszeiten sowohl eine Hinwendung auf bestimmte Reize als auch eine Vermeidung von bestimmten Reizen
erfassen. Aus den Reaktionszeiten kann dann der Grad der Aufmerksamkeitsverzerrungen über einen Aufmerksamkeitsbias-Sco-
re (MacLeod u. Mathews, 1988; Mogg, Bradley u. Hallowell, 1994)
für das jeweilige Reizmaterial errechnet werden. Als Reizmaterial

verwendeten wir emotionale und neutrale Gesichtsausdrücke mit
einer hohen ökologischen Validität für zwischenmenschliche Interaktionen. Untersucht wurden 30 jugendliche Patientinnen mit
BPS (Durchschnittsalter 16,1 Jahre), 29 psychiatrische Patientinnen ohne Cluster-B-Persönlichkeitsstörung als klinische Kontrollprobandinnen (Durchschnittsalter 15,3 Jahre) sowie 30 gesunde
Kontrollprobandinnen (Durchschnittsalter 15,7 Jahre).

Die Ergebnisse der Studie zeigten, dass Patientinnen mit BPS
im Vergleich zu gesunden Kontrollprobandinnen eine ausgeprägtere Orientierung auf positiv und negativ emotionale Reize aufwiesen, währenddessen kein Unterschied zur klinischen Kontrollgruppe aufgezeigt werden konnte (v. Ceumern-Lindenstjerna,
2006). Betrachtet man die Aufrechterhaltung der Aufmerksamkeit
auf negativ emotionale Reize, zeigt sich ein ausgeprägter Einfluss
der aktuellen Stimmung auf die Aufmerksamkeitssteuerung (v.
Ceumern-Lindenstjerna, 2006). Patientinnen mit BPS zeigen bei
guter Stimmungslage eher eine Vermeidung negativ emotionaler
Reize, mit Verschlechterung der Stimmung aber eine immer stärkere Einengung der Aufmerksamkeit auf negativ emotionale Reize. Demgegenüber zeigen die beiden anderen Untersuchungsgrup-
pen das gegenteilige Muster. Sie wenden sich also bei Verschlechterung der aktuellen Befindlichkeitslage verstärkt von negativ
emotionalen Reizen ab, währenddessen sie sich ihnen bei guter
Stimmungslage eher zuwendeten. Bei Betrachtung der Aufrechterhaltung auf positiv emotionale Reize fanden sich keine Unterschiede zwischen den Gruppen.

Schlussfolgerungen und Ausblick

Die Ergebnisse weisen darauf hin, dass es eine besondere Wechsel-
wirkung von Aufmerksamkeitsaufrechterhaltung und aktueller
Stimmungslage bei Patientinnen mit BPS gibt. Die besondere Beachtung negativ emotionaler Reize bei Verschlechterung der Stimmung und die Vermeidung dieser Reize bei guter Stimmungslage
könnte als Fehlen funktionaler Strategien zur Emotionsregulation,
fehlender Nutzbarmachung der emotionalen Verfassung bei feh-

lender rechtzeitiger Reaktion auf negativ emotionale Reize interpretiert werden. Interventionen, die den funktionalen Umgang mit Emotionen mit der Veränderung des Aufmerksamkeitsfokus bei schlechter Stimmungslage koppeln, erscheinen für die Zukunft Erfolg versprechend.

Eine Verbesserung der Symptomatik bei diesem Störungsbild könnte dann durch den verstärkten Einsatz von Interventionen erreicht werden, die auf Aufmerksamkeitsprozesse und Aufmerksamkeitsverzerrungen bei den Patienten abzielen. Hierzu zählen nicht nur Methoden, die versuchen, die Verzerrungen unter willentliche Kontrolle zu bringen (Mathews u. MacLeod, 1986). Auch das Therapiemanual von Linehan (1993) beschäftigt sich bereits mit Aufmerksamkeitsprozessen. Module des Behandlungskonzepts enthalten Übungen, die die innere Achtsamkeit, das heißt die Bewusstheit von eigenen Emotionen, Gedanken und Handlungen sowie die Aufmerksamkeitsausrichtung auf das Hier und Jetzt fördern sollen. Des Weiteren sollen Übungen die Emotionsregulation durch eine verstärkte Aufmerksamkeitshinwendung zu positiven emotionalen Reizen oder Ereignissen, durch die Steigerung der Achtsamkeit für die gegenwärtigen Gefühle sowie durch das bewusste Aushalten schmerzhafter Gefühle stärken. Insgesamt liegen Theorien zu Aufmerksamkeitsverzerrungen bei Borderline-Symptomatik sowie vereinzelte Interventionsansätze mit Fokussierung auf Aufmerksamkeitsprozesse vor. Zur Verbesserung der intra- und interpersonellen Emotions- und Handlungsregulierung bei Patienten mit BPS erscheint die gezielte Integration aller möglichen Methoden zur Veränderung von Aufmerksamkeitsverzerrungen wie beispielsweise auch die bewusste Abwendung von negativen emotionalen Reizen in die multidimensionalen Therapiekonzepte wichtig.

Literatur

Adler, G., Buie, D. II. (1979). Aloneness and borderline psychopathology: the possible relevance of childhood development issues. International Journal of Psychoanalysis, 60, 83–96.

American Psychiatric Association (1994). Diagnostic and statistical manual of mental disorders, Washington, DC.

Androlunis, P. A., Glueck, B. C., Stroebel, C. F., Vogel, N. G. (1982). Borderline subcategories. The Journal of Nervous and Mental Disease, 170, 670–679.

Arntz, A., Appels, C., Sieswerda, S. (2000). Hypervigilance in borderline disorder: a test with the emotional Stroop paradigm. Journal of Personality Disorders, 14, 366–373.

Beck, A. T., Emery, G., Greenberg, R. L. (1985). Anxiety disorders and Phobias: A cognitive perspective. New York.

Beck, A. T., Freeman, A. (1995). Kognitive Therapie der Persönlichkeitsstörungen (3. Aufl.). Weinheim.

Belsky, J., Friedman, S. L., Hsieh, K.-H. (2001). Testing a core emotion-regulation prediction: Does early attentional persistence moderate the effect of infant negative emotionality on later development? Child Development, 72, 123–133.

Bemporad, J. R., Smith, H. F., Hanson, G. (1987). The borderline child. In J. Nopshitz (Ed.), Handbook of Child Psychiatry (pp. 305–311). New York.

Bower, G. H. (1981). Mood and Memory. The American Psychologist, 36, 129–148.

Bradley, S. J. (2000). Affect Regulation and the Development of Psychopathology. New York.

Bürgin, D., Meng, H. (2000). Gibt es Borderline-Störungen bei Kindern und Jugendlichen. In O. F. Kernberg, B. Dulz, U. Sachsse (Hrsg.), Handbuch der Borderline-Störungen (S. 755–770). Stuttgart.

Ceumern-Lindenstjerna, I.-A. v. (2006). Selektive Aufmerksamkeitsausrichtung auf emotionale Reize bei Patientinnen mit Borderline-Störung – eine Studie an weiblichen Jugendlichen mit Borderline-Symptomatik. Dissertationsschrift, Psychologisches Institut der Universität Heidelberg.

Ceumern-Lindenstjerna, I.-A. v., Brunner, R., Parzer, P., Fiedler, P., Resch, F. (2002). Borderline-Störung und Aufmerksamkeitsverzerrungen – theoretische Modelle und empirische Befunde. Fortschritte der Neurologie und Psychiatrie, 70, 321–330.

Cohen, D. J., Shaywitz, S. E., Young, J. G., Shaywitz, B. A. (1983). Borderline syndromes and attention deficit disorders of childhood: clinical and neuro-chemical perspectives. In K. S. Robson (Ed.), The Borderline Child (pp. 197–221). New York.

Cohen, D. J., Paul, R., Volkmar, F. (1987). Issues in classification of pervasive developmental disorders and associated conditions. In D. J. Cohen, A. M. Donnellan, R. Paul (Eds.), Handbook of Autism and Pervasive Developmental Disorders (pp. 5–40). New York.

Compton, R. J. (2000). Ability to disengage attention predicts negative affect. Cognition & Emotion, 14, 401–415.

Daleiden, E. L., Vasey, M. W. (1997). An information-processing perspective on childhood anxiety. Clinical Psychology Review, 17, 401–429.

Dalgleish, T., Watts, F. N. (1990). Biases of attention and memory in disorders of anxiety and depression. Clinical Psychology Review, 10, 589–604.

Derryberry, D. (1987). Incentive and feedback effects on target detection: a chronometric analysis of Gray's model of temperament. Personality and Individual Differences, 6, 855–866.

Derryberry, D., Rothbart, M. K. (1984). Emotion, attention, and temperament. In C. E. Izard, J. Kagan, R. B. Zajonc (Eds.), Emotions, Cognition and Behavior (pp. 132–166). Cambridge, England.

Derryberry, D., Rothbart, M. K. (1988). Arousal, affect, and attention as components of temperament. Journal of Personality and Social Psychology, 55, 958–966.

Dinn, W. M., Harris, C. L., Aycicegi, A., Greene, P. B., Kirkley, S. M., Reilly, C. (2004). Neurocognitive function in borderline personality disorder. Progress in Neuro-Psychopharmacology & Biological Psychiatry, 28, 329–341.

Fabes, R., Eisenberg, N., Jones, S., Smith, M., Guthrie, I., Poulin, R., Shepard, S., Friedman, J. (1999). Regulation, emotionality, and preschoolers' socially competent peer interactions. Child Development, 70, 432–442.

Foa, E. B., McNally, R. J. (1986). Sensitivity to feared stimuli in obsessive-compulsives: a dichotic listening analysis. Cognitive Therapy and Research, 10, 477–486.

Gardner, D. L., Lucas, P. N., Cowdry, R. W. (1987). Soft sign neurologic abnormalities in borderline personality disorder and normal control subjects. The Journal of Nervous and Mental Disease, 175, 177–180.

Guzder, J., Paris, J., Zelkowitz, P., Feldman, R. (1999). Psychological risk factors for borderline pathology in school-age children. Journal of the American Academy of Child und Adolescent Psychiatry, 38, 206–212.

Hill, A. B., Knowles, T. H. (1991). Depression and the emotional stroop effect. Personality and Individual Differences, 12, 481–485.

Hoffmann, S. O. (2000). Angst – ein zentrales Phänomen in der Psychodynamik und Symptomatologie der Borderline-Patienten. In O. F. Kernberg, B. Dulz, U. Sachsse (Hrsg.), Handbuch der Borderline-Störungen. Stuttgart.

Johnson, M. H., Posner, M. I., Rothbart, M. K. (1991). Components of visual orienting in early infancy: Contingency learning, anticipatory looking, and disengaging. Journal of Cognitive Neuroscience, 4, 335–344.

Judd, C. M., Ruff, R. M. (1993). Neuropsychological dysfunction in borderline personality disorder. Journal of Personality Disorders, 7, 275–284.

Kernberg, P. (1991). Personality Disorders. In J. Weiner (Ed.), American Academy of Child and Adolescent Psychiatry Textbook of Child and Adolescent Psychiatry (pp. 515–533). Washington DC.

Kinderman, P. (1994). Attentional bias, persecutory delusions and the self-concept. The British Journal of Medical Psychology, 67, 53–66.

Kopp, C. (1989). Regulation of distress and negative emotions: A developmental view. Developmental Psychology, 25, 343–354.

Korfine, L., Hooley, J. M. (2000). Directed forgetting of emotional stimuli in borderline personality disorder. Journal of Abnormal Psychology, 109, 214–221.

Lavy, E. H., van Oppen, P., van den Hout, M. (1994). Selective processing of emotional information in obsessive-compulsive disorder. Behaviour Research and Therapy, 32, 243–246.

Lincoln, A. J., Bloom, D., Katz, M., Boksenbaum, N. (1998). Neuropsychological and neurophysiological indices of auditory processing impairment in children with multiple complex developmental disorder. Journal of the American Academic Child und Adolescent Psychiatry, 37, 100–112.

Linehan, M. M. (1993). Cognitive-behavioral treatment of borderline personality disorder. New York.

Linehan, M. M. (1996). Dialektisch-Behaviorale Therapie der Borderline-Persönlichkeitsstörung. München.

MacLeod, C. (1990). Mood disorders and cognition. In M. Eysenck (Ed.), Cognitive Psychology: An international Review (pp. 9–55). New York.

MacLeod, C., Mathews, A. (1988). Anxiety and the allocation of attention to threat. Quarterly Journal of Experimental Psychology: Human Experimental Psychology, 38, 659–670.

MacLeod, C., Mathews, A., Tata, P. (1986). Attentional bias in emotional disorders. Journal of Abnormal Psychology, 95, 15–20.

MacLeod, C., Rutherford, E., Campbell, L., Ebsworthy, G., Holker, L. (2002). Selective attention and emotional vulnerability: Assessing the causal basis of their association through the experimental manipulation of attentional bias. Journal of Abnormal Psychology, 111, 107–123.

Martin, M., Horder, P., Jones, G. V. (1992). Integral bias in naming phobia-related words. Cognition & Emotion, 6, 479–491.

Mathews, A., MacLeod, C. (1986). Discrimination of threat cues without awareness in anxiety states. Journal of Abnormal Psychology, 95, 131–138.

Mathews, A., Mogg, K., Kentish, J., Eysenck, M. (1995). Effect of psychological treatment on cognitive bias in generalized anxiety disorder. Behaviour Research and Therapy, 33, 293–303.

Mattia, J. I., Heimberg, R. G., Hope, D. A. (1993). The revised Stroop coloring naming task in social phobics. Behaviour Research and Therapy, 31, 305–313.

McGlashan, T. H. (2000). Langzeitverlauf der Borderline Persönlichkeitsstörung: Verlauf, Prognose, Komorbidität und Grundlagen. In O. F. Kernberg, B. Dulz, U. Sachsse (Ed.), Handbuch der Borderline-Störungen (S. 673–686). Stuttgart.

McNally, R. J., Amir, N., Louro, C. E., Lukach, B. M., Riemann, B. C., Calamari, J. E. (1994). Cognitive processing of idiographic information in panic disorder. Behaviour Research and Therapy, 32, 119–122.

Mogg, K., Bradley, B. P. (1998). A cognitive-motivational analysis of anxiety. Behavior Research and Therapy, 36, 809–848.

Mogg, K., Bradley, B. P., Hallowell, N. (1994). Attentional bias to threat: roles of trait anxiety, stressful events and awareness. The Quarterly Journal of Experimental Psychology, 47, 841–864.

Mogg, K., Bradley, B. P., Williams, R., Mathews, A. (1993). Subliminal processing of emotional information in anxiety and depression. Journal of Abnormal Psychology, 102, 304–311.

Moradi, A. R., Taghavi, M. R., Neshat-Doost, H. T., Yule, W., Dalgleish, T. (1999). Performance of children and adolescents with PTSD on the Stroop colour-naming task. Psychological Medicine, 29, 415–419.

Muller, R. J. (1992). Is there a neural basis for borderline splitting? Comprehensive Psychiatry, 33, 92–104.

Murray, H. A. (1943). Thematic Apperzeption Test Manual. Cambridge, MA.

Murray, M. E. (1979). Minimal brain dysfunction and borderline personality adjustment. American Journal of Psychotherapy, 33, 391–403.

Neshat-Doost, H. T., Taghavi, M. R., Moradi, A. R., Yule, W., Dalgleish, T. (1997). The performance of clinically depressed children and adolescents on the modified Stroop paradigm. Personality and Individual Differences, 23, 753–759.

O'Leary, K. M., Brouwers, P., Gardner, D. L., Cowdry, R. W. (1991). Neuropsychological testing of patients with borderline personality disorder. The American Journal of Psychiatry, 148, 106–111.

O'Leary, K. M., Cowdry, R. W. (1994). Neurospychological Testing Results in Borderline Persona-lity Disorder. In K. R. Silk (Ed.), Biological and Neurobehavioral Studies of Borderline Personality Disorder (pp. 127–158). Washington DC.

Paris, J., Zelkowitz, P., Guzder, J., Joseph, S., Feldman, R. (1999). Neuropsychological factors associated with borderline pathology in children. Journal of the American Academy of Child und Adolescent Psychiatry, 38, 770–774.

Petti, T. A., Vela, R. M. (1990). Borderline psychotic behavior in hospitalised children: approaches to assessment and treatment. Journal of the American Academy of Child und Adolescent Psychiatry, 29, 197–202.

Power, M. J., Dalgleish, T. (1997). Cognition and Emotion: From Order to Disorder. Hove.

Renneberg, B., Friemel, K. (2006). Persönlichkeits- und Impulskontrollstörungen – Neuropsychologie. In H. Förstel, M. Hautzinger, G. Roth (Hrsg.), Neurobiologie psychischer Störungen (S. 635–648). Heidelberg.

Robson, K. R. (1983). The Borderline Child. New York.

Rothbart, M. K., Derryberry, D. (1981). Development of individual differences in temperament. In M. E. Lamb, A. L. Brown (Ed.), Advances in Developmental Psychology (pp. 37–86). Hillsdale, NJ.

Sprock, J., Rader, T. J., Kendall, J. P., Yoder, C. Y. (2000). Neuropsychological functioning in patients with borderline personality disorder. Journal of Clinical Psychology, 56, 1587–1600.

Streeck-Fischer, A. (2000). Borderline-Störung im Kindes- und Jugendalter – ein hilfreiches Konzept? Diagnostik und Therapie von neurotischen Entwicklungsstörungen. Psychotherapeut, 45, 356–365.

Swirsky-Sacchetti, T., Gorton, G., Samuel, S., Sobel, R., Genetta-Wadley, A., Burleigh, B. (1993). Neuropsychological function in borderline personality disorder. The Journal of Clinical Psychiatry, 49, 385–396.

Thompson, R. A. (1994). Emotion regulation: A theme in search of definition. In N. A. Fox (Ed.), The development of emotion regulation: Biological and behavioral considerations (pp. 25–52).

Van Rekum, R., Conway, C. A., Gansler, D., White, R., Bachman, D. L. (1993). Neurobehavioral study of borderline personality disorder. Journal of Psychiatry & Neuroscience, 18, 121–129.

Williams, J. M. G., Mathews, A., MacLeod, C. (1996). The emotional Stroop Task and Psychopathology. Psychological Bulletin, 120, 3–24.

Williams, J. M. G., Watts, F. N., MacLeod, C., Mathews, A. (1997). Cognitive Psychology and Emotional Disorders. 2. Aufl. Chichester.

Yen, S., Zlotnick, C., Costello, E. (2002). Affect regulationn in women with Borderline Personality Disorder Traits. The Journal of Nervous and Mental Disease, 190, 693–696.

Zanarini, M. C., Frankenburg, F. R., Dubo, E. D., Sickel, A. E., Trikha, A., Levin, A., Reynolds, V. (1998). Axis I comorbidity of borderline personality disorder. The American Journal of Psychiatry, 155, 1733–1739.

Zelkowitz, P., Parzer, P., Guzder, J., Feldman, R. (2001). Borderline Pathology. In Reply. Journal of the American Academy of Child und Adolescent Psychiatry, 1124–1125.

Mirja Frey und Ina-Alexandra von Ceumern-
Lindenstjerna

Selbstverletzendes Verhalten und Emotionswahrnehmung

Bei selbstverletzendem Verhalten handelt es sich um ein Parado-
xon, da eine aggressive Handlung gegen den eigenen Körper ausgeführt wird, jedoch dieses Verhalten für die Jugendlichen gleichzeitig auch einen Akt der Selbstfürsorge darstellt (Sachsse, 2002).
Selbstverletzendes Verhalten dient häufig dazu, unkontrollierbare
und überwältigende Affekte zu regulieren und dissoziative Zustände abrupt zu beenden. Die selbstverletzenden Jugendlichen
verfügen über unzureichend adäquate emotionsregulatorische
Strategien und setzen selbstverletzendes Verhalten als Mittel zur
Emotionsregulation ein. Kennzeichnend ist hierbei, dass häufig
zwischenmenschliche Konfliktsituationen Auslöser für selbstverletzende Handlungen darstellen. Ein zentraler Bestandteil im Umgang mit dem Interaktionspartner ist die Emotionswahrnehmung.
Deren Zusammenhang mit dem selbstverletzenden Verhalten soll
im Folgenden aufgezeigt werden. Im Anschluss daran werden die
Ergebnisse einer eigenen empirischen Studie skizziert.

Epidemiologie

Im klinischen Bereich bilden Jugendliche und junge Heranwachsende mit pathologischem selbstverletzendem Verhalten eine neue
Gruppe von Problempatienten, welche eine besondere Herausforderung für die therapeutische Arbeit darstellen. Der Beginn selbstverletzenden Verhaltens liegt häufig in der Adoleszenz, und es gibt
Hinweise, dass selbstverletzende Verhaltensweisen nicht selten be-

reits vor dem zwölften Lebensjahr beginnen (Resch, 1998). In der Studie von Frey (2004), in welcher die Wahrnehmung emotionaler Gesichtsausdrücke in einer Gruppe von weiblichen selbstverletzenden Jugendlichen untersucht wurde, lag das durchschnittliche Alter der Erstmanifestation des selbstverletzenden Verhaltens in der Untersuchungsstichprobe (N = 33, Durchschnittsalter 15,7 Jahre) bei zwölf Jahren mit einer Altersspanne von 8–17 Jahren. In der Pubertät und im jungen Erwachsenenalter ist ein typischer Häufigkeitsgipfel charakteristisch (Brunner u. Resch, 2001). Es liegt die Schlussfolgerung nahe, dass es sich nicht nur um einzelne Berichte zu handeln scheint, sondern um eine deutlich früher eintretende Symptomatik, welche im Folgenden anhand empirischer Ergebnisse näher beschrieben werden soll.

Typologie des selbstverletzenden Verhaltens

Während der Ausführung der Selbstverletzung kommt es zu einer Veränderung des Schmerzempfindens, und die Patienten berichten entweder von vollständiger Analgesie oder von einer deutlichen Reduzierung des Schmerzempfindens. Die subjektive Schmerzempfindung der selbstverletzenden Jugendlichen in der Studie von Frey (2004) war bei der Ausführung der Selbstverletzungen deutlich herabgesetzt. Betrachtet man die berichtete Schmerzempfindung während der Ausführung des selbstverletzenden Verhaltens, so zeigte sich, dass 74 Prozent der Jugendlichen keinen oder wenig Schmerz verspürten und bei insgesamt 26 Prozent der Jugendlichen ein deutliches Schmerzempfinden vorlag.

Bei der Mehrheit der Stichprobe bestand das selbstverletzende Verhalten bereits seit mehr als einem Jahr (61 %). Zwischen sechs Monaten und einem Jahr verletzten sich 24 Prozent der Stichprobe. Nur bei neun Prozent lag die erste Selbstverletzung zwischen einem und sechs Monaten zurück. Auch in einer weiteren Stichprobe von 161 jugendpsychiatrischen Patienten (Resch, 1998) zeigte sich die Repetition selbstverletzenden Verhaltens. Nur eine geringe Anzahl der selbstverletzenden Jugendlichen (4 %) in dieser Studie führten dieses Verhalten zum ersten Mal aus. Bereits 25 Prozent der Patienten haben sich zwei- bis dreimal verletzt, und die Mehrheit der Adoleszenten (71 %) hat sich bereits häufiger selbst verletzt.

Zudem wird deutlich, dass bei den Patientinnen multiple Selbstverletzungen vorlagen. In der vorliegenden Stichprobe verletzte sich die deutliche Mehrheit der Probandinnen (88 %) auf mehr als zwei Arten. Hinsichtlich der Art des selbstverletzenden Verhaltens zeigte sich ein deutliches Überwiegen des Schneidens (88 % der Stichprobe). An zweiter Stelle stand das Kratzen, bis es blutet (79 % der Stichprobe), und es folgte das Stoßen oder Schlagen (61 % der Stichprobe). Ein deutlich geringerer Anteil der Stichprobe (24 %) gab an, sich zu brennen, und zwölf Prozent der Stichprobe verletzten sich durch Ausreißen der Haare. Multiples selbstverletzendes Verhalten sowie die beschriebene Wiederholungsneigung weisen auf eine hohe Chronifizierungstendenz hin.

Teufelskreis des selbstverletzenden Verhaltens

Während der Selbstverletzung werden die Affekte häufig diffus wahrgenommen. Es entsteht ein als unerträglich empfundener, undifferenzierter Spannungszustand. Eine Bewältigung dieses negativen Affektzustandes ist den Patienten nicht möglich. Kognitive Wahrnehmungs- und Denkformen beginnen unter diesem affektiven Druck zu dissoziieren (Resch, 1998). In den Patienten wächst der Wunsch, sich zu schneiden, wobei das selbstverletzende Verhalten für die Patienten als einzige Möglichkeit erscheint, diesen dissoziativen Zustand zu beenden und eine rasche Spannungslösung herbeizuführen. Während das Blut fließt, wird die Selbstverletzung von einem Gefühl der Erleichterung bis hin zu euphorischen Zuständen begleitet (Brunner u. Resch, 2001). Ein kurzes personales Erwachen sowie ein Entlastungsgefühl, Klarheit und Eindeutigkeit sind die Folge der Selbstverletzung (Resch, 1998). Insgesamt 93 Prozent der sich selbst verletzenden hospitalisierten Adoleszenten in der Stichprobe von Nixon, Cloutier und Aggarwal (2002) berichteten ebenfalls von einem Gefühl der Erleichterung nach der Ausführung der Selbstverletzung. Jedoch ist dieser entspannte Zustand nicht von langer Dauer. Unmittelbar nach der Selbstverletzung treten negative Gefühle des Ekels und der Scham in den Vordergrund. Schuldgefühle, dem Impuls der Selbstverletzung erneut nachgegeben zu haben, sowie Angst vor den entstellenden Narben und der Reaktion der Umgebung führen zu einer negativen Selbstbewertung (Resch, 1998; Sachsse, 2002). Die positive Wirkung der Selbstverletzung ist nur von kurzer Dauer und durch die anschließenden negativen Gefühle, wird der Spannungsbogen aufs Neue aufgeladen und der Circulus vitiosus schließt sich (Resch, 1998; Sachsse, 2002). Die dysfunktionale Emotionsregulation steht hierbei im Zentrum des selbstverletzenden Verhaltens.

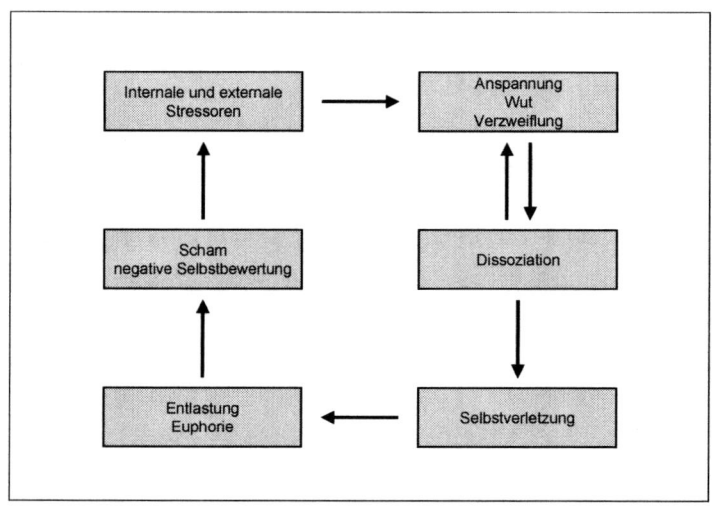

Abbildung 1: Spannungsbogen der Selbstverletzung (Brunner u. Resch, 2001, S. 105)

Emotionales Ausdrucksverhalten und soziale Interaktion

Bereits Darwin hat 1872 die Bedeutung des emotionalen Ausdruckes in seiner Evolutionstheorie hervorgehoben (Darwin, 1965). Nach Ekman (1984) entwickelten sich emotionsspezifische Ausdrucksmuster im Verlauf der Evolution, weil durch das Signalisieren von emotionsspezifischen Handlungsintentionen oder Bedürfnissen dem Sender Fitness-Vorteile verschafft wurden. Ärger oder Angst sind Emotionen, welche hauptsächlich dem physischen Überleben dienen, wobei andere Emotionen, wie beispielsweise Schuld oder Scham, eine Anpassung an die Erfordernisse der sozialen Lebensweisen unserer Vorfahren darstellen (Frijda, 1994).

Aus einer evolutionspsychologischen Perspektive ist das emotionale Ausdrucksverhalten des Menschen eng mit der sozialen Interaktion verbunden. Der emotionale Gesichtsausdruck dient in diesem Zusammenhang als nonverbales Kommunikationsmittel. Er wird von dem Interaktionspartner wahrgenommen, welcher schließlich angemessen darauf reagieren kann. Der Ausdruck einer Emotion ruft also bei dem sozialen Partner eine Reaktion hervor, wobei es unabdingbar erscheint, den emotionalen Ausdruck des Gegenübers wahrzunehmen und adäquat einzuschätzen. Das emotionale Verständnis beziehungsweise die Emotionswahrnehmung ist somit im Umgang mit dem Interaktionspartner ein zentraler Bestandteil.

Emotionswahrnehmung und Emotionsregulation

Bei der Emotionswahrnehmung handelt es sich um einen wichtigen Bestandteil in der menschlichen Entwicklung. Bereits in den frühen Entwicklungsphasen sind Kinder in der Lage, emotionale Gesichtsausdrücke wahrzunehmen. Einzelne Studien berichten von Säuglingen, bei welchen bereits ein Verständnis emotionaler Gesichtsausdrücke festgestellt werden konnte (Gross u. Ballif, 1991; Izard u. Harris, 1995), wobei noch fraglich scheint, inwieweit es sich hierbei um ein bewusstes Erkennen der Emotion des

Interaktionspartners handelt oder nur dessen Mimik nachgeahmt wird. Ungeachtet dessen zeigen diese Befunde, dass das Kind bereits in einer sehr frühen Entwicklungsstufe beginnt, auf emotionale Gesichtsausdrücke seiner Bezugsperson zu reagieren. Bereits im Alter von zwei Jahren sind Kinder in der Lage, emotionale Gesichtsausdrücke zu erkennen und diese mit emotionalen Bezeichnungen zu belegen (Bretherton, Fritz, Zahn-Waxler u. Ridgeway, 1986; Camras u. Allison, 1985; Gross u. Ballif, 1991). Die Entwicklung des emotionalen Verständnisses scheint in Beziehung mit der generellen kognitiven Entwicklung zu stehen (Cutting u. Dunn, 1999), da mit zunehmendem Alter die Fähigkeit zunimmt, zwischen verschiedenen emotionalen Gesichtsausdrücken zu differenzieren. Ist das emotionale Verständnis voll ausgebildet, umfasst es nach Southam-Gerow und Kendall (2002) die Wahrnehmung emotionaler Gesichtsausdrücke, Ursachen und Signale einer Emotion, Simultanität von Emotionen und die Emotionsregulation (siehe Abb. 2).

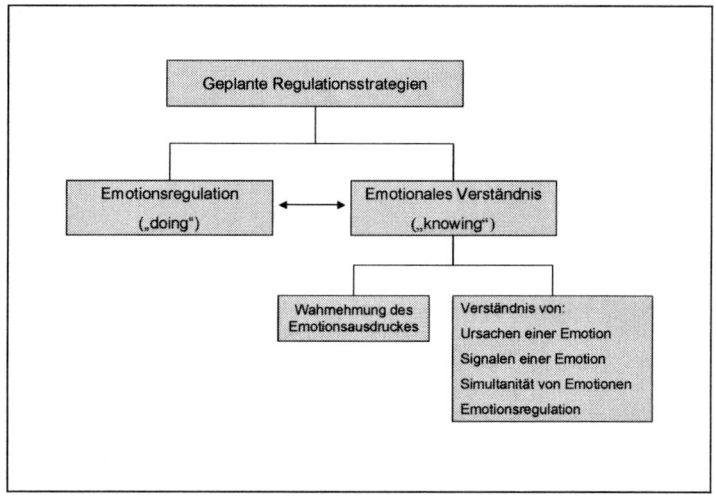

Abbildung 2: Beziehung der Emotionsregulation mit dem emotionalen Verständnis

Es wird deutlich, dass das Erkennen emotionaler Gesichtsausdrük-
ke sowie das Verständnis der Signale einer Emotion bei anderen
Personen zentrale Konzepte des Emotionsverständnisses darstellen.
Bei emotionalen Gesichtsausdrücken handelt es sich um wichtige
Informationen, welche an den Interaktionspartner weitergegeben
und in der Regel vom Menschen mühelos entschlüsselt werden
können. Während der Wahrnehmung von Gesichtsausdrücken
werden die Informationen, welche über die Gesichtszüge vermittelt
werden, entschlüsselt und es wird eine unmittelbare Einschätzung
des emotionalen Ausdruckes möglich. Personen sind infolgedessen
in der Lage, während der Wahrnehmung eines emotionalen Ge-
sichtsausdruckes die charakteristischen Merkmale des mimischen
Ausdruckes der Emotion zu erkennen und diese unabhängig von
den unterschiedlichen Gesichtsmerkmalen des Senders zu entschlüsseln. Somit spielt das emotionale Verständnis eine wichtige
Rolle bei der Emotionsregulation. Eine geplante Regulation stellt
eine Schnittstelle zwischen der Emotionsregulation und dem emotionalen Verständnis dar, wobei das emotionale Verständnis als
Mediator für bestimmte Formen der Emotionsregulation dient
(Southam-Gerow u. Kendall, 2002). Inwieweit es Kindern und Jugendlichen gelingt, ihre Emotionen mittels geeigneter Strategien zu
regulieren, ist somit nicht nur von der erreichten Altersstufe ab-
hängig, sondern stellt auch ein Zusammenspiel der Emotionsregulation (»doing«) und des Emotionsverständnisses (»knowing«) dar.
Falls bedeutende Aspekte des emotionalen Verständnisses, wie beispielsweise die Wahrnehmung emotionaler Gesichtsausdrücke, defizitär ausgeprägt sind, wird auch die Emotionsregulation dadurch
beeinflusst. Für Nixon et al. (2002) spiegelt das Modell der Emotionsregulation die grundlegende Funktion selbstverletzenden Verhaltens bei psychisch kranken Jugendlichen wider. Es existieren
zahlreiche Definitionen, die das komplexe Phänomen der Emotionsregulation beschreiben, wobei unterschiedliche Aspekte der
Emotionsregulation wie beispielsweise internale Prozesse oder
die soziale Kommunikation hervorgehoben werden (Gross, 1998;
Thompson, 1994). Die dargestellte Definition bezieht sich auf die
Rolle der Emotionsregulation im interpersonellen Bereich. In diesem Kontext handelt es sich bei der Emotionsregulation um einen

Prozess oder um Strategien, welche eingesetzt werden, um mit emotionaler Erregung umgehen zu können. Die folgende Definition von Cole, Michel und Teti (1994, S. 83; eigene Übersetzung) beinhaltet alle wichtigen Aspekte der Emotionsregulation und betont deren Bedeutung im Umgang mit anderen Menschen:

»Die Emotionsregulation dient nicht nur dazu, eine Notlage zu beenden. Sie beinhaltet viele Arten der Anpassung, welche das menschliche Funktionieren organisiert und die Anpassung des Individuums an seine Lebensumstände augenblicklich sowie anhaltend fördert. Emotionsregulation ist nicht ausschließlich die Herabsetzung der Intensität und der Häufigkeit von Gemütszuständen (z. B. die Häufigkeit von negativen Gedanken, Intensität von Angst). Sie beinhaltet die Eigenschaft Emotionen zu erzeugen sowie aufrechtzuerhalten, um eine Handlung auszuführen sowie mit anderen zu kommunizieren und sie zu beeinflussen, insbesondere in Abstimmung mit den Emotionen der anderen.«

Damit die hier beschriebene Koordination gelingt, ist das Vorhandensein eines intakten emotionalen Verständnisses und vor allem die damit in Beziehung stehende Wahrnehmung der Emotionen des Interaktionspartners eine wichtige Voraussetzung.

Emotionsdysregulation und ihre Bedeutung für selbstverletzendes Verhalten

Es ist wichtig hervorzuheben, dass bei einer bestehenden Dysregulation der Emotionen ein normaler regulatorischer Prozess in einer dysfunktionalen Weise arbeitet (Cole et al., 1994). Hierbei ist dysreguliert nicht mit unreguliert gleichzusetzen (Cole et al., 1994). Diese Feststellung trifft auch auf selbstverletzende Jugendliche zu, welche über keine adäquaten emotionsregulatorischen Strategien verfügen und schließlich selbstverletzendes Verhalten als Mittel zur Emotionsregulation einsetzen. Die Patienten sind nicht in der Lage, die emotionale Belastung auszuhalten, und sie können die überwältigenden, unkontrollierbaren Affekte nur durch selbstverletzendes Verhalten regulieren (Herpertz, 1995).

Selbstverletzendes Verhalten wird als dysfunktionale Problemlö-
sungsstrategie eingesetzt, um eine als unerträglich erlebte Dyspho-
rie zu beenden, und dient somit als Coping-Mechanismus, um die
unverstandenen und ungesteuerten Affekte zu bewältigen (Brunner u. Resch, 2001). Dieses ist vorwiegend bei Patienten mit der
Borderline-Persönlichkeitsstörung (BPS) zu beobachten, mit welcher selbstverletzendes Verhalten und das Vorliegen einer Emotionsdysregulation am häufigsten assoziiert wird (Linehan, 1993;
Westen, Muderrisoglu, Fowler, Shedler u. Koren, 1997). In der
dialektisch-behavioralen Psychotherapie (DBT) von Linehan steht
die Dysfunktion des emotionsregulatorischen Systems im Zentrum des pathogenetischen Erklärungsmodells der BPS (Linehan,
1994; Linehan, 1996). Als vorherrschende Komponente wird eine
hohe emotionale Vulnerabilität angenommen, welche sich im Einzelnen in einer erhöhten Sensitivität bezüglich emotionaler Reize,
in einer übersteigerten Intensität des emotionalen Erlebens sowie
in einer verzögerten Rückbildung der emotionalen Erregung zur
Ruhelage äußert (Bohus u. Berger, 1996). Zudem ist diese Persönlichkeitsstörung durch einen Mangel an adaptiven Regulations-
strategien gekennzeichnet. Aufgrund dessen ist bei dieser Patien-
tenpopulation besonders häufig selbstverletzendes Verhalten zu
beobachten, welches eingesetzt wird, um die negativen Spannungszustände zu beenden (Yen, Zlotnick u. Costello, 2002).

Nach Westen et al. (1997) liegt den meisten diagnostischen Kriterien der BPS die Emotionsdysregulation zugrunde. Das selbstverletzende Verhalten, die Impulsivität sowie die Unfähigkeit der
Patienten, das Alleinsein zu ertragen, werden auch von Marziali
und Munroe-Blum (1990) als maladaptive Reaktion auf unerträg-
liche Emotionen angesehen. Yen et al. (2002) untersuchten die
Beziehung zwischen spezifischen Dimensionen der Emotionsregulation und den Diagnosekriterien der BPS mittels einer hierarchi-
schen Regressionsanalyse. Es zeigte sich eine signifikante Korrelation zwischen den Dimensionen Emotionsintensität sowie Emotionskontrolle mit den Kriterien der BPS. Aufgrund ihrer Ergebnisse kommen die Autoren zu der Schlussfolgerung, dass Patienten
mit der Diagnose einer Borderline-Persönlichkeitsstörung die eigenen Emotionen intensiver erleben und Defizite aufweisen, ihre

emotionalen Reaktionen zu kontrollieren. Diese Befunde stehen in Übereinstimmung mit der biosozialen Theorie von Linehan (1993) und dem von ihr postulierten Vorliegen einer Emotionsdysregulation bei Patienten mit einer BPS und selbstverletzendem Verhalten. Kennzeichnend ist jedoch, dass häufig eine zwischenmenschliche Konfliktsituation den Auslöser für die Ausführung der Selbstverletzung darstellt. Die extreme Interpretation zwischenmenschlicher Situationen und die Tendenz selbstverletzender Patienten zum Gekränktsein sowie zur Entwicklung von Wut und Feindseligkeit, lässt auf Defizite in der Affektdifferenzierung schließen sowie auf eine mangelnde Fähigkeit, Affekte auszuhalten und sozial angemessen damit umzugehen (Herpertz, 1995; Herpertz et al., 1997). Folglich stellen sich Auseinandersetzungen mit anderen Personen für den Patienten als besonders belastend dar, und speziell im interpersonellen Bereich steht die Frage im Mittelpunkt, was der Patient im Umgang mit anderen Menschen erlebt (Herpertz, 1995). Falls bedeutende Aspekte des emotionalen Verständnisses – wie beispielsweise die Wahrnehmung emotionaler Gesichtsausdrücke – defizitär ausgeprägt sind, könnte auch die Emotionsregulation dadurch beeinflusst werden, denn es bestehen Unterschiede in der Fähigkeit von Personen, emotionale Gesichtsausdrücke wahrzunehmen sowie zu identifizieren. Ein Störungsbild, bei dem bereits empirische Ergebnisse hinsichtlich der Wahrnehmungsfähigkeit emotionaler Gesichtsausdrücke vorliegen, ist die Borderline-Persönlichkeitsstörung. Die Wahrnehmungsfähigkeit emotionaler Gesichtsausdrücke von Patientinnen mit BPS war bereits Gegenstand einzelner Studien. Bezüglich der Wahrnehmungsfähigkeit emotionaler Gesichtsausdrücke konnten Levine, Marziali und Hood (1997) Defizite bei Patientinnen mit der Diagnose einer BPS nachweisen. Des Weiteren untersuchten die Autoren die Fähigkeit der Probandinnen, zwischen verschiedenen Emotionen bei sich und bei anderen zu differenzieren. Im Vergleich mit einer gesunden Kontrollgruppe zeigten die Patientinnen mit einer BPS eine geringere Fähigkeit, die emotionalen Gesichtsausdrücke wahrzunehmen sowie zwischen den einzelnen Emotionen bei sich und bei anderen zu differenzieren. Zudem konnte bei den Patientinnen mit einer BPS eine größere Intensität

von negativen Emotionen festgestellt werden. Weitere interessante
Ergebnisse liefert die Studie von Wagner und Linehan (1999). Die
Autoren untersuchten die Fähigkeit von Patientinnen mit BPS,
emotionale und neutrale Gesichtsausdrücke wahrzunehmen. Im
Vergleich mit den beiden Kontrollgruppen zeigten die BPS-Patienten keine Defizite bei der Wahrnehmung emotionaler Gesichtsausdrücke. Allerdings konnte eine besondere Sensitivität bezüglich der Wahrnehmung der Emotion Angst festgestellt werden.
Bezüglich der Wahrnehmungsfähigkeit der emotionalen Gesichtsausdrücke stehen die Ergebnisse dieser Untersuchung im Widerspruch zu den Befunden von Levine et al. (1997). Doch die Fehl-
interpretation der neutralen Gesichtsausdrücke und die festgestell-
te Sensitivität bezüglich der Emotion Angst lässt auf mögliche
Verzerrungen bei der Wahrnehmung bestimmter Emotionen
schließen.

Auch über die Aussagekraft der von den Patientinnen gezeigten
emotionalen Gesichtsausdrücke liegen bereits empirische Ergebnisse vor. Renneberg, Heyn, Gebhard und Bachmann (2005) verglichen die Ausdruckskraft der emotionalen Gesichtsausdrücke
von Patientinnen mit BPS mit den Gesichtsausdrücken einer depressiven Patientengruppe und einer gesunden Kontrollgruppe.
Als Stimulusmaterial wurden zwei kurze Filmausschnitte eingesetzt, durch welche positive und negative Emotionen bei den Probandinnen hervorgerufen werden sollten. Es konnte bei den Patientinnen mit einer BPS in ähnlicher Weise wie bei den depressiven Patientinnen eine reduzierte Ausdruckskraft der emotionalen
Gesichtsausdrücke nachgewiesen werden.

Da selbstverletzendes Verhalten ein Diagnosekriterium der BPS
darstellt und besonders häufig im Zusammenhang mit dieser Persönlichkeitsstörung auftritt, weisen Patientinnen mit selbstverletzendem Verhalten durchaus phänomenologische Ähnlichkeiten
mit BPS-Patientinnen auf. Somit dienten die vorliegenden Forschungsergebnisse bei Patientinnen mit einer BPS als Grundlage
für die Untersuchung der Wahrnehmungsfähigkeit emotionaler
Gesichtsausdrücke von selbstverletzenden Jugendlichen, welche
im Folgenden näher beschrieben wird.

Eigene Forschungsergebnisse

In der bereits zitierten Studie von Frey (2004) wurden erstmalig Patientinnen mit selbstverletzendem Verhalten mit einer klinischen Kontrollgruppe, welche sich aus gemischten psychischen Störungsbildern zusammensetzte, sowie mit einer psychisch gesunden Kontrollgruppe in Bezug auf die Wahrnehmung emotionaler sowie neutraler Gesichtsausdrücke verglichen. Zu diesem Zweck wurden selbstverletzende Patientinnen, bei welchen unterschiedliche psychiatrische Störungsbilder vorlagen, in einer Stichprobe zusammengefasst. Dieses Vorgehen wurde bewusst gewählt, um die Heterogenität der umschriebenen psychiatrischen Erkrankungen, bei welchen selbstverletzendes Verhalten als Kosymptomatik auftreten kann, zu berücksichtigen. Um das Vorliegen einer psychischen Störung zu erfassen, wurde das semistrukturierte Interview K-SADS-PL (Delmo, Weiffenbach, Gabriel u. Poustka, 2000) eingesetzt. Hinsichtlich der Diagnosenverteilung überwogen in der Untersuchungsstichprobe die depressiven Störungen. Essstörungen stellten die zweithäufigste Diagnosegruppe bei den selbstverletzenden Patientinnen dar und die dissoziativen Störungen bildeten die dritthäufigste psychiatrische Diagnosegruppe. Als weitere Diagnosen lagen Anpassungsstörungen und Störungen des Kindes- und Jugendalters vor. Somit können die in der Untersuchungsstichprobe vorliegenden Störungsbilder als repräsentativ für den jugendpsychiatrischen Bereich angesehen werden. Bezüglich der Anzahl der vorliegenden Persönlichkeitsstörungen, zu deren Erfassung und Diagnose das strukturierte klinische Interview SKID-II (Fydrich, Renneberg, Schmitz u. Wittchen, 1997) eingesetzt wurde, wies diese Gruppe im Vergleich zur klinischen Kontrollgruppe eine deutlich ausgeprägtere Kosymptomatik auf, wobei die Borderline-Persönlichkeitsstörung bei 51 Prozent der Probandinnen vorlag. Im Rahmen dieser Untersuchung kann auch für den jugendpsychiatrischen Bereich bestätigt werden, dass selbstverletzendes Verhalten vorwiegend als Symptomatik der Borderline-Persönlichkeitsstörung zu beobachten ist.

Die Untersuchung der Wahrnehmung der emotionalen sowie der neutralen Gesichtsausdrücke erfolgte durch einen Fragebogen,

welcher die Affektwahrnehmung prüft. Für die selbstverletzenden
Jugendlichen sind zwischenmenschliche Situationen von besonderer Relevanz, da diese häufig den Auslöser für selbstverletzende
Handlungen bilden. Aufgrund dessen sollten die Stimuli, welche
für die Untersuchung eingesetzt werden, möglichst gut zwischenmenschliche Situationen abbilden. Der Bildersatz von Ekman und
Friesen (1976) lieferte diesbezüglich zahlreiche validierte Bilder.
Er besteht aus insgesamt 110 Aufnahmen von Gesichtsausdrü-
cken, welche von acht Frauen und sechs Männern dargestellt werden. Von jeder Person liegen die sechs Primäremotionen (Freude,
Trauer, Wut, Ekel, Angst, Überraschung) und jeweils ein neutraler
Gesichtsausdruck vor. Für die Untersuchung wurden Bilder von
4 Frauen und 4 Männern ausgewählt, die die höchste ökologische
Validität für zwischenmenschliche Situationen aufwiesen. Der
Fragebogen ist ein Selbsteinschätzungsverfahren, welches sich aus
insgesamt 48 Bildern zusammensetzt. Von jedem der ausgewählten acht Darsteller lag ein positiver emotionaler Stimulus (Freude), vier negative emotionale Stimuli (Trauer, Angst, Wut, Ekel)
und ein neutraler Stimulus (neutraler Gesichtsausdruck) vor. Für
die Datenerhebung wurden den Probandinnen diese einzelnen
Bilder nach einer festgelegten Reihenfolge vorgelegt.

Für alle 48 Bilder gaben die Probandinnen zunächst an, um
welche Emotion es sich bei dem vorliegenden Gesichtsausdruck
handelt sowie eine Einschätzung bezüglich subjektiv wahrgenom-
mener Intensität, Bedrohlichkeit und Positivität der dargestellten
Gesichtsausdrücke. Die Antworten wurden mithilfe einer visuellen
Analogskala mit den Polen »gar nicht« bis »sehr stark« erfasst.

Die Ergebnisse zeigen, dass selbstverletzende Jugendliche sich in
ihrer subjektiven Wahrnehmung hinsichtlich der Intensität, Positivität sowie Bedrohlichkeit der negativ emotionalen und neutralen Gesichtsausdrücke nicht in bedeutsamer Weise von den beiden
Kontrollgruppen unterscheiden. Interessante Ergebnisse zeigten
sich jedoch bei der Wahrnehmung der Emotion Freude. Die Daten belegen, dass die Emotion Freude für die selbstverletzenden
Patientinnen im Vergleich mit der gesunden Kontrollgruppe eine
andere Valenz besitzt. Ein freudiger mimischer Gesichtsausdruck
wird von den selbstverletzenden Jugendlichen weniger intensiv

und weniger erfreulich wahrgenommen. Zudem wirkt ein freudiger Gesichtsausdruck auf diese Patientengruppe bedrohlicher. Aus diesen Ergebnissen lässt sich die Annahme ableiten, dass bei den selbstverletzenden Patientinnen eine selektive Wahrnehmungsverzerrung für die Emotion Freude vorliegt.

Schlussfolgerung und Ausblick

Die Ergebnisse zeigen, dass bei den selbstverletzenden Patientinnen keine Defizite bei der Emotionserkennung vorliegen. Diese Aussage ist für die Wahrnehmung eindeutiger mimischer Gesichtsausdrücke, welche unabhängig eines sozialen Kontextes präsentiert werden, durchaus zutreffend, jedoch wird auf Einschränkungen der Generalisierbarkeit hingewiesen, welche im Zusammenhang mit dem eingesetzten Reizmaterial und der Datenerhebung stehen.

Mit Ausnahme der positiven Emotion kann in der Therapie und im Umgang mit den selbstverletzenden Patientinnen aufgrund der Ergebnisse die Wahrnehmungsfähigkeit emotionaler Gesichtsausdrücke und somit die adäquate Entschlüsselung der nonverbalen Signale des Gegenübers vorausgesetzt werden. Somit ergeben sich keine Einschränkungen in der therapeutischen Arbeit beispielsweise für das Modul Training zwischenmenschlicher Fertigkeiten bei der dialektisch-behavioralen Therapie. Eine Förderung der Wahrnehmungsfähigkeit mimischer Emotionsausdrücke ist zum derzeitigen Forschungsstand nicht angezeigt. In zwischenmenschlichen Situationen kann davon ausgegangen werden, dass die Patientinnen mit selbstverletzenden Verhaltensweisen in der Lage sind, die mimischen Signale des Interaktionspartners entschlüsseln zu können.

In Bezug auf das Konzept des emotionalen Verständnisses bedeutet dies, dass ein wichtiger Teilaspekt, und zwar das Erkennen emotionaler Gesichtsausdrücke, bei selbstverletzenden Jugendlichen nicht defizitär ausgeprägt ist. Allerdings scheint die Bewertung positiver emotionaler Gesichtsausdrücke Auffälligkeiten aufzuweisen. Weitere Untersuchungen sollten die Auswirkungen dieser Verzerrung zum Inhalt haben.

Literatur

Bohus, M., Berger M. (1996). Die Dialektisch-Behaviorale Psychotherapie nach M. Linehan. Ein neues Konzept zur Behandlung von Borderline-Persönlichkeitsstörungen. Nervenarzt, 67, 911–923.

Bretherton, I., Fritz, J., Zahn-Waxler, C., Ridgeway, D. (1986). Learning to talk about emotions: a functionalist perspective. Child Development, 57, 529–548.

Brunner, R., Resch, F. (2001). Selbstverletzendes Verhalten bei jugendpsychiatrischen Patienten. Psychodynamische und neurobiologische Aspekte. In R. Frank (Hrsg.), Chronischer Schmerz bei Kindern und Jugendlichen (S. 101–110). München.

Camras, L. A., Allison, K. (1985). Children's understanding of facial expressions and verbal labels. Journal of Nonverbal Behavior, 9, 84–94.

Cole, P. M., Michel, M. K., Teti, L. (1994). In N. A. Fox (Ed.), The Development of Emotion Regulation: Biological and Behavioral Considerations. Monographs of the Society for Research in Child Development 59 (p. 73–98). Chicago.

Cutting, A. L., Dunn, J. (1999). Theory of mind, emotion understanding, language and family background: individual differences and interrelations. Child Development, 70, 853–865.

Darwin, C. (1965). The expression of the emotions in man and animals. Chicago.

Delmo, C., Weiffenbach, O., Gabriel, M., Poustka, F. (2000). Kiddie-Sads-Present and Lifetime Version (K-SADS-PL): German Research Version, Translation and Adaption. 3. Aufl. Frankfurt a. M.

Ekman, P. (1984). Expression and the nature of emotion. In Scherer, K. R., Ekman, P. (Eds.), Approaches to emotion. New Jersey.

Ekman, P., Friesen, W. (1976). Pictures of facial affect. Palo Alto, CA: Consulting Psychologist Press.

Frey, M. (2004). Dysfunktionale Wahrnehmung emotionaler Gesichtsausdrücke bei Jugendlichen mit selbstverletzenden Verhaltensweisen. Diplomarbeit. Psychologisches Institut der Universität Heidelberg.

Frijda, N. H. (1994). Emotions are functional, most of the time. In P. Ekman, R. J. Davidson (Eds.), The nature of emotion. Fundamental questions. New York, S. 112–122.

Fydrich, T., Renneberg, B., Schmitz, B., Wittchen, H.-U. (1997). SKID-II. Strukturiertes Klinisches Interview für DSM-IV. Achse II: Persönlichkeitsstörungen (Interviewheft). Göttingen.

Gross, A. L., Ballif, B. (1991). Children's understanding of emotion from facial expressions and situations: a review. Developmental Review, 11, 368–398.

Gross, J. (1998). The Emerging Field of Emotion Regulation: An Integrative Review. Review of General Psychology, 2, 271–299.

Herpertz, S. (1995). Phänomenologie, Genese und Psychodynamik selbstverletzenden Verhaltens. Fundamenta Psychiatrica, 9, 115–123.

Herpertz, S., Gretzer, A., Steinmeyer, E. M., Muehlbauer, V., Schuerkens, A., Saß, H. (1997). Affective instability and impulsivity in personality disorder. Journal of Affective Disorders, 44, 31–37.

Izard, C. E., Harris, P. L. (1995). Emotional development and developmental psychopathology. In D. Cohen, D. Cohen (Eds.), Developmental Psychopathology. Theory and methods 1 (pp. 467–503). New York.

Levine, D., Marziali, E., Hood, J. (1997). Emotion processing in Borderline Personality Disorder. Journal of Nervous and Mental Disease, 185, 240–246.

Linehan, M. M. (1993). Cognitive-behavioral treatment of borderline personality disorder. New York.

Linehan, M. M. (1994). Dialektische Verhaltenstherapie bei Borderline-Persönlichkeitsstörungen. In M. Zielke, J. Sturm (Hrsg.), Handbuch der Stationären Verhaltenstherapie (S. 796–804). Weinheim.

Linehan, M. M. (1996). Grundlagen der dialektischen Verhaltenstherapie bei Borderline-Persönlichkeitsstörung. In B. Schmitz, T. Fydrich, U. Limbacher (Hrsg.), Persönlichkeitsstörungen: Diagnostik und Psychotherapie (S. 179–199). Weinheim.

Marziali, E., Munroe-Blum, H. (1990). Interpersonal factors in borderline pathology. In P. Links (Ed.), Family Environment and the borderline personality disorder. Washington.

Nixon, M. K., Cloutier, P. F., Aggarwal, S. (2002). Affect regulation and addicitve aspects of repetitive self-injury in hospitalized adolescents. Journal of the American Academic Child Adolecent Psychiatry, 41 (11), 1333–1341.

Renneberg, B., Heyn, K., Gebhard, R., Bachmann, S. (2005). Facial expression of emotions in borderline personality disorder and depression. Journal of Behavior Therapy and Experimental Psychiatry, 36, 183–196.

Resch, F. (1998). Hilft Selbstverletzung dem verletzten Selbst? Zur Klinik und Psychodynamik der Automutilation bei Jugendlichen. Zeitschrift für analytische Kinder- und Jugendlichen Psychotherapie, 29, 71–85.

Sachsse, U. (2002). Selbstverletzendes Verhalten: Psychodynamik-Psychotherapie; das Trauma, die Dissoziation und ihre Behandlung. 6. Aufl. Göttingen.

Southam-Gerow, M, Kendall, P. C. (2002). Emotion regulation and understanding implications for child psychopathology and therapy. Clinical Psychological Review, 22, 189–222.

Thompson, R. A. (1994). Emotion regulation: A theme in search of definition. In N. A. Fox (Ed.), The development of emotion regulation: Biological and behavioral considerations. Monographs of the Society for Research in Child Development 59 (pp. 25–52). Chicago.

Wagner, A. W., Linehan, M. M. (1999). Facial Expression recognition ability among women with borderline personality disorder: Implications for emotion regulation. Journal of Personality Disorders, 13 (4), 329–344.

Westen, D., Muderrisoglu, S., Fowler, C., Shedler, J., Koren, D. (1997). Affect regulation and affective experience: Individual differences and measurement using a Q-sort procedure. Journal of Consulting and Clinical Psychology, 65 (3), 429–439.

Yen, S., Zlotnick, C., Costello, E. (2002). Affect regulation in women with Borderline Personality Disorder Traits. Journal of Nervous and Mental Disease, 190, 693–696.

Babette Renneberg und Annika Seehausen

»Einsam … erinnert mich an mich selbst, an mein Leben« – zum autobiographischen Gedächtnis bei der Borderline-Persönlichkeitsstörung

Das autobiographische Gedächtnis

Übersicht

»Wir sind Erinnerung« lautet der deutsche Titel eines Buches von Schacter (1999), durch den die Relevanz des autobiographischen Gedächtnisses (ABG) für die eigene Identität und das Selbstbild besonders betont wird. Das autobiographische Gedächtnis umfasst die Erinnerungen des eigenen Lebens und wird dem episodischen Gedächtnis zugeordnet. Eine autobiographische Erinnerung ist eine explizite Erinnerung an ein Ereignis aus der persönlichen Vergangenheit. Für autobiographische Erinnerungen ist eine narrative Form charakteristisch; die Erinnerungen werden meist als Geschichten mit typischen Elementen (zeitliche Einordnung, emotionale Komponenten) erzählt (Barclay, 1996). Eine besondere Rolle kommt der Emotionalität autobiographischer Erinnerungen zu. So werden emotional besetzte Ereignisse besser erinnert als emotional neutrale Ereignisse, ebenso werden Ereignisse, die mit der aktuellen Stimmung kongruent sind, besser erinnert als stimmungsinkongruente Situationen (Matt, Vazquez u. Campbell, 1992). Neben der herausragenden Bedeutung für die Identität einer Person sind weitere Funktionen des autobiographischen Gedächtnisses von besonderer Relevanz, unter anderem der Beitrag, den die im autobiographischen Gedächtnis gespeicherten Erinnerungen für die Emotionsregulation und die Problemlösungsfähigkeit liefern. Im interpersonellen Kontext steuern autobiographische Erinnerungen auch die Bereitschaft, sich anderen gegenüber zu öffnen, sowie das Einfühlungsvermögen und die Empathie für andere (Cohen, 1998; Conway, 1996).

Das autobiographische Gedächtnis entwickelt sich während der Vorschulzeit in Interaktion mit sprachlichen, sozialen und kulturellen Entwicklungsprozessen (Nelson u. Fivush, 2004). Als eine wichtige Einflussgröße gilt der Kommunikationsstil zwischen Eltern und Kind. Das Auffordern Tageserlebnisse zu berichten und die gemeinsame Rekonstruktion einer »Tagesgeschichte« wirken sich positiv auf die sprachlichen Fähigkeiten und autobiographischen Erinnerungsleistungen der Kinder aus.

Es zeigen sich Unterschiede im Kommunikationsstil der Eltern hinsichtlich des Geschlechts der Kinder. Eltern sprechen mit Töchtern häufig ausführlicher, »ausschmückender« und mit mehr emotionalen Äußerungen über vergangene Ereignisse als mit Söhnen (Fivush u. Reese, 1992). Dies könnte einerseits damit zu begründen sein, dass Mädchen aufgrund gefundener Geschlechterunterschiede im Temperament, in der Sprachfertigkeit und im Interesse an sozialer Interaktion eher gewillt sind, mit Eltern ihre »Tagesgeschichten« zu rekonstruieren (Nelson u. Fivush, 2004), andererseits könnte auch die bloße Erwartung der Eltern eines solchen Geschlechterunterschiedes diesen Befund erklären.

Im Erwachsenenalter berichten Frauen längere, detailreichere, lebhaftere und emotional stärker gefärbte autobiographische Erinnerungen aus der Kindheit als Männer (z. B. Davis, 1999; Nelson u. Fivush, 2004). Davis (1999) argumentiert, dass dieser Geschlechterunterschied anteilig auf den mädchenspezifischen Kommunikationsstil der Eltern, also auf einen Sozialisationseffekt, zurückzuführen sei.

Ähnlich können möglicherweise auch kulturelle Unterschiede im autobiographischen Erinnerungsstil erklärt werden. »Selbstverwirklichung« und »Individualisierung« sind Ziele, denen in der europäischen und amerikanischen Kultur besondere Bedeutung zukommt. Im Gegensatz dazu betont die asiatische Kultur Verbundenheit zur sozialen Umwelt und sieht soziale Rollen und Verpflichtungen als ein hohes Gut. Der kulturelle Hintergrund spiegelt sich im Kommunikationsstil zwischen Eltern und Kind wider

(Wang, Leichtman u. Davis, 2000). Einige Untersuchungen zeigen, dass Personen europäischer oder amerikanischer Herkunft mehr auf einmalige, sie selbst betreffende autobiographische Erinnerungen fokussieren, während Personen chinesischer Herkunft eher soziale und historische Ereignisse erinnern (Wang u. Conway, 2004).

Neben altersbedingten Unterschieden (Berntsen u. Rubin, 2002) existieren also auch kulturbedingte und geschlechterbedingte Unterschiede für autobiographische Erinnerungen und damit auch für das Selbst und die eigene Identität. Insbesondere die stärkere Emotionalität autobiographischer Erinnerungen bei Frauen ist für das Handeln und Problemlösen relevant. Diese Aspekte des autobiographischen Gedächtnisses spielen auch für die Ätiologie und Aufrechterhaltung der Symptomatik psychischer Störungen eine wichtige Rolle.

Das Modell des autobiographischen Gedächtnisses von Conway und Pleydell-Pearce

In dem theoretischen Modell von Conway und Pleydell-Pearce (2000) zum autobiographischen Gedächtnis werden autobiographische Erinnerungen als dynamische mentale Konstruktionen innerhalb eines Selbstgedächtnissystems (self-memory system, SMS) beschrieben. Innerhalb dieses Systems ist die autobiographische Wissensbasis einer Person hierarchisch in drei Bereiche gegliedert (s. Abb. 1). Die oberste Hierarchieebene, die Ebene der Lebensabschnitte, beinhaltet allgemeines Wissen über Bezugspersonen, Aktivitäten und Ziele, die für einen jeweiligen Lebensabschnitt zentral sind, sowie eine Vorstellung über deren zeitliche Ausdehnung. Dabei sind die Erinnerungen thematisch in groben Einheiten organisiert (z. B. Schulzeit oder die Ehe mit X). Auf der zweiten Ebene befinden sich generelle Ereignisse, welche zeitlich begrenzter und etwas spezifischer sind als Lebensabschnitte. Diese Ebene beinhaltet sowohl Erinnerungen an wiederkehrende Ereignisse (z. B. sonntägliche Familienspaziergänge) als auch einmalige aber zeitlich ausgedehnte Ereignisse (z. B. die Flitterwochen in Italien). Auf der untersten Ebene ist das ereignisspezifische Wissen gespeichert, welches aus detaillierten und häufig sensorischen Aspekten von Erinnerungen an kurze einmalige Ereignisse besteht (der Geruch des Cappuccino am ersten Tag in den Flitterwochen in dem kleinen italienischen Café am See). Aufgrund ihrer Spezifität und ihrer sensorischen Qualitäten stehen die Erinnerungen auf dieser Ebene in enger Verbindung zu Emotionen.

Die drei Erinnerungsebenen des autobiographischen Gedächtnisses sind untereinander verknüpft und können Erinnerungsketten bilden. Deren Verlaufsform hängt laut Conway und Pleydell-Pearce (2000) von den aktuellen Zielen einer Person ab. Grundidee ist, dass eine Person mehrere Selbstschemata mit dazugehörigen Zielen und Plänen hat. Das jeweils aktivierte Selbstschema wird als »working self« bezeichnet. Es kann als eine Art Kontrollinstanz verstanden werden, die in einer Wechselbeziehung mit der autobiographischen Wissensbasis steht: Die aktuellen Ziele des »working self« basieren einerseits auf den autobiographischen Erinnerungen, andererseits reguliert das »working self« den Zugang zu den drei Erinnerungsbereichen und die Enkodierung neuer Inhalte (Conway, 2005).

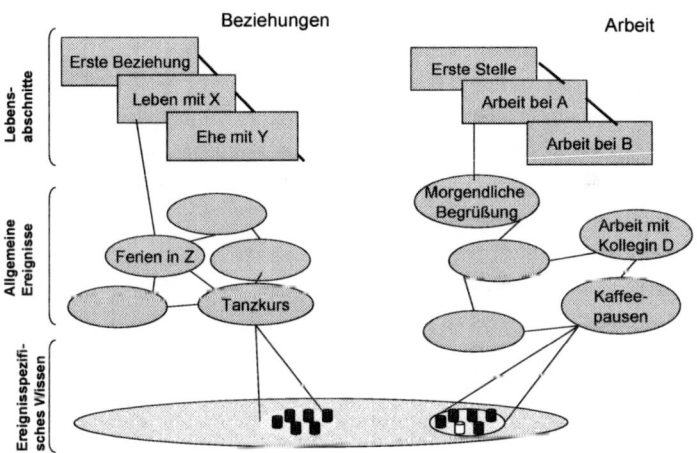

Abbildung 1: Organisation der Wissensbasis des autobiographischen Gedächtnisses (nach Conway, 1996)

Auffälligkeiten des autobiographischen Gedächtnisses bei psychischen Störungen

Innerhalb der klinischen Psychologie haben verschiedene Aspekte des autobiographischen Gedächtnisses besonderes Forschungsinteresse geweckt, da sie relevant für das Verständnis psychischer Störungen sind. Besonders viel Beachtung hat die *Spezifität* autobiographischer Erinnerungen gefunden (Hermans, Raes, Philippot u. Kremers, 2006), da deutlich wurde, dass Personen mit psychischen Störungen Schwierigkeiten haben, spezifisch zu erinnern. Eine autobiographische Erinnerung gilt als spezifisch, wenn ein Ereignis erinnert wird, das zu einem bestimmten Zeitpunkt an einem bestimmten Ort stattgefunden hat, nicht länger als einen Tag andauerte und die Person eine mentale Vorstellung von diesem Ereignis hat. Als nicht spezifisch oder global gelten autobiographische Erinnerungen, die sich über längere Zeiträume erstrecken (z. B. einen Urlaub, oder eine Lebensphase). Eine andere Art unspezifisch zu erinnern sind kategoriale Erinnerungen. Als kategorial wird eine Erinnerung gewertet, wenn es sich um wiederkehrende Ereignisse handelt (z. B. immer wenn ich spazieren gehe; vgl. Abb. 1).

Dem Aspekt der Spezifität autobiographischer Erinnerungen wurde inzwischen in mehr als 150 Untersuchungen nachgegangen (Hermans et al., 2006). Die meisten Studien zur Spezifität bei psychischen Störungen verwenden den »autobiographical memory test« (AMT) nach dem »Cued-Recall«-Paradigma (Robinson, 1976). Den Probanden werden jeweils emotional positive (z. B. »glücklich«), negative (z. B. »einsam«) und neutrale (z. B. »modern«) Worte vorgelegt. Sie werden aufgefordert anzugeben, an welche Situation oder an welches konkrete Ereignis aus ihrem Leben sie das jeweilige Wort erinnert.

Insbesondere bei depressiven Patienten wurde festgestellt, dass sie Schwierigkeiten haben, spezifische Ereignisse aus ihrem eigenen Leben abzurufen (zusammenfassend Williams, 1996; Williams et al., 2007). Aber auch Personen nach einem Suizidversuch (Leibetseder, Rohrer, Mackinger u. Fartacek, 2006; Williams u. Broadbent, 1986), mit einer Posttraumatischen Belastungsstörung (Kuy-

ken u. Brewin, 1995) und Patienten mit Essstörungen (Dalgeish et
al., 2003) haben Schwierigkeiten, auf emotionale Hinweisworte
hin Erinnerungen an konkrete Situationen aus ihrem Leben abzurufen. Sie bewegen sich gedanklich nur auf den Stufen der generellen Ereignisse und Lebensabschnitte, nicht auf der Ebene der er-
eignisspezifischen Erinnerungen. Auf das Hinweiswort »Ferien«
beispielsweise werden von diesen Patientengruppen häufig kategoriale Erinnerungen genannt wie »in den Sommerferien waren wir
immer bei den Großeltern«. Spezifische Erinnerungen mit konkreten Zeit- und Ortsangaben wie beispielsweise »das erinnert
mich an einen Ausflug an einem sehr heißen Tag mit meinen
Großeltern in den Zoo« werden seltener genannt. Für diesen unspezifischen Erinnerungsstil prägte Williams (1996) die Bezeich-
nung »overgeneral recall«. Ein solcher globaler Abrufstil ist von
besonderer Relevanz für psychische Störungen, da er in einem negativen Zusammenhang mit sozialem Problemlösen steht: Personen, die den »overgeneral recall« zeigen, haben mehr Schwierigkeiten, soziale Probleme zu lösen, als Personen, die spezifisch erinnern können (Goddard, Dritschel u. Burton, 1996). Ein weiteres
wichtiges Ergebnis ist, dass ein unspezifischer Erinnerungsstil ein
Prädiktor für den Verlauf von Depressionen zu sein scheint (Brittlebank, Scott, Williams u. Ferrier, 1993; Peeters, Wessel, Merckelbach, Boon-Vermeeren, 2002). Während sich der unspezifische
Erinnerungsstil bei vielen depressiven Patienten auch in nicht-de-
pressiven Zeiten nachweisen lässt (Mackinger, Pachinger, Leibetseder u. Fartacek, 2000), scheint sich die Valenz der Erinnerungen
in Abhängigkeit von der Befindlichkeit zu verbessern (Clark u.
Teasdale, 1982; Renneberg, Theobald, Nobs u. Weisbrod, 2005).

   Es gibt verschiedene Erklärungen, warum das Defizit, sich spezifisch zu erinnern, bei psychischen Störungen auftritt. Eine Annahme ist, dass ein unspezifischer Erinnerungsstil einen Schutz-
mechanismus vor unangenehmen Erinnerungen darstellt, also
eine emotionsregulierende Funktion hat (Williams, 1996; de Jong-
Meyer u. Barnhofer, 2002). Die Annahme ist, dass ereignisspezi-
fisches Erinnern mit stärkeren Emotionen verbunden ist als allgemeine Erinnerungen, insbesondere kategoriale Erinnerungen.
Letztere fassen Geschehnisse zusammen, reduzieren Informatio-

nen und schwächen somit auch die dazugehörigen Emotionen ab. Bildlich beschreiben de Jong-Meyer und Barnhofer (2002) diese Art von Erinnerung: »das dumpfe Unbehagen wird dem scharfen Schmerz vorgezogen«. Die Vermutung ist, dass der Abruf aus Schutz vor belastenden spezifischen Emotionen abgebrochen wird. Dieser Prozess wurde von Williams (1996) als »mnemonic interlock« bezeichnet. Als mögliche Ursache auf Hirnebene wird ein gestörtes Zusammenwirken von Stresshormonen und Neurotransmittern, das zu verkürzten Suchprozessen führt, vermutet (Markowitsch, 2002). Die Störungen sind vor allem im präfrontalen Kortex lokalisiert.

Eine andere Annahme ist, dass die Unspezifität Zeichen einer allgemein verminderten kognitiven Leistungsfähigkeit, insbesondere der exekutiven Kontrollfunktionen bei Depression sei. Dalgleish und Kollegen (2007) berichten, dass verminderte Leistungen der exekutiven Kontrolle bei depressiven Patienten einen vermittelnden Einfluss auf den unspezifischen Erinnerungsstil haben. Ein unspezifischer Erinnerungsstil findet sich jedoch nicht bei allen psychischen Störungen. Patienten mit Angststörungen, wie beispielsweise der sozialen oder spezifischen Phobie, sind durchaus in der Lage, spezifische autobiographische Erinnerungen abzurufen – sogar dann, wenn die Hinweisworte direkt mit der Angstproblematik zu tun haben (Heidenreich, Junghanns-Royack u. Stangier, 2007; Wenzel, Jackson u. Holt, 2002).

Das autobiographische Gedächtnis bei Personen mit einer Borderline-Persönlichkeitsstörung

Auffälligkeiten

Die berichteten Forschungsbefunde zur mangelnden Spezifität autobiographischer Erinnerungen bei verschiedenen psychischen Störungen, aber insbesondere bei Depression und Posttraumatischer Belastungsstörung legen nahe, dass auch Patienten und Patientinnen mit einer BPS Schwierigkeiten haben könnten, spezifisch zu erinnern. Dieser Fragestellung wurde in verschiedenen Untersuchungen nachgegangen. Die Befundlage ist widersprüchlich; die Mehrzahl der Studien kommt allerdings zu dem Ergebnis, dass BPS-Patienten sich ebenso spezifisch an autobiographische Inhalte erinnern wie Personen ohne psychische Störungen (Arntz, Meeren u. Wessel, 2002; Kremers, Spinhoven u. van der Does, 2004; Renneberg et al., 2005). Jones et al. (1999) fanden als Einzige, dass BPS-Patienten mehr globale Erinnerungen produzierten als eine nicht-klinische Vergleichsgruppe; dies ist aber die einzige Studie, die ein solches Ergebnis berichtet. Drei andere Studien fanden keine Hinweise für einen solchen globalen Abrufstil. Kremers et al. (2004) berichten, dass nur die Patienten und Patientinnen mit BPS Schwierigkeiten hatten, spezifisch zu erinnern, die gleichzeitig neben der BPS auch eine Depression hatten. Zusammenfassend lässt sich also schlussfolgern, dass es für BPS, anders als bei depressiven Patienten, keinen Hinweis auf einen globalen Erinnerungsstil gibt.

Fast alle vorliegenden Studien zum autobiographischen Gedächtnis bei psychischen Störungen beziehen sich auf erwachsene Patienten. In einer Studie (Swales, Williams u. Wood, 2001) wurde die Qualität autobiographischer Erinnerungen bei jugendlichen Patienten mit verschiedenen psychischen Störungen, die sich in stationärer psychiatrischer Behandlung befanden, untersucht. Widersprechend zu den Befunden bei Erwachsenen fand sich ein positiver Zusammenhang zwischen Hoffnungslosigkeit und Anzahl spezifischer Erinnerungen. Je hoffnungsloser und depressiver die Patienten waren, desto mehr *spezifische* Erinnerungen riefen sie ab. Besonders viele spezifische Erinnerungen berichteten die jugendlichen Patienten, die selbstverletzende Verhaltensweisen zeigten (Swales et al., 2001). Es wurde nicht nach Diagnosegruppen spezifiziert, aber das letztgenannte Ergebnis legt nahe, dass es Personen mit borderline-typischen Verhaltensweisen waren, die sich spezifischer erinnerten als Jugendliche mit anderen psychischen Problemen.

Neben der Spezifität ist die *Valenz* autobiographischer Erinnerungen für die emotionale Befindlichkeit entscheidend. Erwartungsgemäß berichteten Patientinnen mit BPS ebenso wie depressive Patientinnen mehr negative Erinnerungen im AMT als eine Vergleichsgruppe gesunder Frauen (Renneberg et al., 2005). Ein sehr negativer Denkstil ist charakteristisch für die BPS. So berichten Patienten und Patientinnen mit BPS extrem negative Grundannahmen über sich selbst (z. B. »ich hasse mich«) und andere (z. B. »andere sind gefährlich und meinen es böse«). Die besonders stark ausgeprägten negativen Selbstaussagen kennzeichnen das Selbstbild der BPS (Arntz, Dietzel u. Dreessen, 1999; Renneberg, Schmidt-Rathjens, Hippin, Backenstrass u. Fydrich, 2005). Von daher ist es naheliegend, dass die Patienten und Patientinnen mehr negative autobiographische Erinnerungen als nicht-klinische Gruppen haben. Auch wenn sie nicht in einer Krise sind und nicht stationär behandelt werden, berichten Patientinnen mit BPS mehr negative Erinnerungen als eine nicht-klinische Kontrollgruppe. Dieser Unterschied ist allerdings weniger deutlich ausgeprägt als in der Krise (Renneberg, Holzapfel u. Unger, 2007). Das heißt auch, dass sich die Valenz der Erinnerungen in klinischen Gruppen in Abhängigkeit von der Befindlichkeit verbessert. Autobiographische Erinnerungen von gesunden Personen sind dagegen normalerweise in positiver Richtung verzerrt, in dem Sinn, dass angenehme und positive Informationen besser erinnert werden (Walker, Skowronski u. Thompson, 2003). Bei gesunden Personen verblassen Affekte, die mit unangenehmen Erinnerungen verbunden sind, schneller als Affekte, die mit positiven Ereignissen verbunden sind; ein Phänomen, das auch als »the fading affect bias« beschrieben wird (Walker et al., 2003). Zudem scheinen unterschiedliche Hirnregionen aktiv zu sein, wenn positive oder negative Erinnerungen abgerufen werden (Markowitsch, Vandekerckhove, Lanfermann u. Russ, 2003).

Zusammenfassend bleibt festzuhalten, dass Patienten und Patientinnen mit BPS nicht den unspezifischen Erinnerungsstil wie andere klinische Gruppen zeigen, das heißt, dass sie spezifisch an unangenehme Ereignisse erinnern können.

Inhalte der Erinnerungen

In einer weitergehenden Untersuchung der Ergebnisse unserer
Forschungsgruppe zum autobiographischen Gedächtnis bei BPS,
stellten wir uns die Frage nach den Inhalten und Themen autobiographischer Erinnerungen: Was erinnern Personen mit BPS in einem Test mit vorgegebenen emotionalen Hinweisworten (AMT),
unterscheiden sich die Themen der Erinnerungen zwischen depressiven Patienten, Patienten mit BPS und gesunden Unter-
suchungsteilnehmerinnen?

In einer Inhaltsanalyse der Erinnerungen, die mit dem AMT erhoben wurden, zeigte sich, dass die Patientinnen sehr viel häufiger
selbstfokussierte Erinnerungen berichteten als die nicht-klinische
Vergleichsgruppe (Schubert, 2001). Mit selbstfokussierten Erinnerungen sind Erinnerungen ohne Bezug zu anderen Personen ge-
meint. Das bedeutet, dass die eigene Befindlichkeit sehr viel mehr
im Mittelpunkt steht als bei gesunden Personen und häufig Themen wie der eigene »Gesundheitszustand« und »emotionale Isolation« genannt werden. Patientinnen mit BPS nannten dabei
auch die Themen »Selbstverletzung« und »sexueller Missbrauch«.
Als Beispiel sei eine Erinnerung einer Patientin mit BPS auf das
Wort »verletzt« angeführt: »[...] das erinnert mich an letzten
Sonntag, da habe ich mich selbst verletzt, nachdem ich mich mit
meinem Freund gestritten hatte [...]« (Schubert, 2001).

Auffallend war bei den BPS-Patientinnen, dass sie einer ihnen
unbekannten Versuchsleiterin gegenüber zum Teil sehr persönliche Erlebnisse berichteten. So nannte eine BPS-Patientin auf das
Wort »verletzt« hin »sexueller Missbrauch, von meinem Vater, im
Alter von 6 bis 12«.

In der Untersuchung gab es einen zweiten Messzeitpunkt, acht
Monate später, zu dem die Patientinnen mit BPS nicht mehr in
stationärer Behandlung waren und sich auch nicht aktuell in einer
Krise befanden. Zu diesem Zeitpunkt berichteten sie seltener von
Erinnerungen an »Selbstverletzungen« und das Thema »sexueller
Missbrauch« wurde gar nicht mehr genannt (Fusekova, 2004).

Für Patientinnen mit Depression ebenso wie für Patientinnen
mit BPS war das Thema »emotionale Isolation« wichtig. Ein Bei-

spiel für eine solche Erinnerung lautet: »[…] wie ich in der Schule in der Ecke auf dem Fußboden saß, ganz zurückgezogen, das war so ein Tag, wo einfach alle um mich rum irgendwie vergnügt und unbeschwert waren […], wo ich halt wieder so hinter meiner Mauer saß und betrübt war«.

Zusammenfassend zeigten die Inhaltsanalysen bei den klinischen Gruppen einen starken Selbstfokus der autobiographischen Erinnerungen, dies war vor allem während des stationären Aufenthalts der Fall. Bei Besserung der emotionalen Befindlichkeit berichteten die Teilnehmerinnen auch weniger Erinnerungen mit negativer Valenz.

Die Ergebnisse zur Spezifität der Erinnerungen zeigen, dass die Qualität autobiographischer Erinnerungen bei Patienten mit einer BPS nicht durch einen globalen Abrufstil gekennzeichnet ist, sondern durch emotional negative und selbstfokussierte Erinnerungen, die durchaus sehr spezifisch sein können. Es wird also anders als bei depressiven Patienten eher »der scharfe Schmerz als das dumpfe Unbehangen« erinnert.

Diese Ergebnisse lassen sich folgendermaßen in das Modell von Conway und Pleydell-Pearce einordnen: Patientinnen mit BPS haben weniger Schwierigkeiten als Personen mit Depression, spezifisch zu erinnern. Sie erfüllen die Aufgabe im AMT gut. Dies kann unter anderem damit zu begründen sein, dass es das aktuelle Ziel des »working self« der BPS-Gruppe ist, diese Situation gut zu meistern. Sie wollen die Aufgabe im AMT »richtig machen«, und das bedeutet in diesem Fall, spezifische Erinnerungen zu benennen. Das aktuelle Ziel des »working self« kann bei BPS im Vergleich zu depressiven Patienten ungehinderter auf die drei Erinnerungsbereiche der autobiographischen Wissensbasis zugreifen.

Implikationen für das Störungsmodell und die Behandlung der BPS

In einem kognitiv-behavioralen Störungsmodell der BPS spielen negative Kognitionen und Auffälligkeiten der Informationsverarbeitung eine große Rolle für die Aufrechterhaltung des Teufelskreises der Symptomatik (Renneberg u. Friemel, 2006). Negative Grundannahmen, Schemata und negative emotionale autobiographische Erinnerungen bestimmen die emotionale Befindlichkeit und gehen mit verminderten interpersonellen Problemlösefähigkeiten einher. Sie können auch zu impulsiven Verhaltensweisen führen und zu Schwierigkeiten im interpersonellen Verhalten. Für das Verständnis der BPS ist es zudem bedeutsam, dass Worte der Alltagssprache sehr emotionale Erinnerungen hervorrufen können. Diese können als überwältigend erlebt werden und auch zu dissoziativen Zuständen führen.

Eine besondere Fähigkeit der Patienten und Patientinnen mit BPS ist, ihren aktuellen Zielen folgen zu können. Sie scheinen damit in ihren kognitiven Leistungen weniger beeinträchtigt zu sein als akut depressive Patienten. Gleichzeitig kann diese kognitive Leistungsfähigkeit im Zusammenhang mit deutlich negativen Erinnerungen stehen, die als schwer kontrollierbar und überwältigend erlebt werden. Dieser Zusammenhang zwischen der Fähigkeit, spezifische Erinnerungen abzurufen, die mitunter eine sehr negative Valenz haben und als überwältigend erlebt werden, ist im psychotherapeutischen Setting besonders relevant, da dieser Prozess die Lernfähigkeit und das Aufnahmevermögen behindern kann. Eine weitere Erkenntnis aus den Untersuchungen zum autobiographischen Gedächtnis bei BPS weist auf die Relevanz der kognitiven Therapieansätze, insbesondere auch der kognitiven Umstrukturierung für diese Patienten und Patientinnen.

Literatur

Arntz, A., Dietzel, R., Dreessen, L. (1999). Assumptions in borderline personality disorder: Specificity, stability and relationship with etiological factors. Behaviour Research and Therapy, 37, 545–557.

Arntz, A., Meeren, M., Wessel, I. (2002). No evidence for overgeneral memories in borderline personality disorder. Behaviour Research and Therapy, 40 (9), 1063–1068.

Barclay, C. R. (1996). Autobiographical remembering: Narrative constraints on objectified selves. In D. C. Rubin (Ed.), Remembering our past: Studies in autobiographical memory (pp. 94–125). Cambridge.

Berntsen, D., Rubin, D. C. (2002). Emotionally charged autobiographical memories across the life span: The recall of happy, sad, traumatic and involuntary memories. Psychology and Aging, 17 (4), 636–652.

Brittlebank, A. D., Scott, J., Williams, J. M. G., Ferrier, I. N. (1993). Autobiographical memory in depression: State or trait marker? British Journal of Psychiatry, 162, 118–121.

Clark, D. M., Teasdale, J. D. (1982). Diurnal variation in clinical depression and accessibility of memories of positive and negative experiences. Journal of Abnormal Psychology, 91 (2), 87–95.

Cohen, G. (1998). The effects of aging on autobiographical memory. In C. P. Thompson, D. J. Herrman (Eds.), Autobiographical memory: Theoretical and applied perspectives (pp. 105–123). Mahwah, NJ.

Conway, M. A. (1996). Autobiographical memory. In E. L. Bjork, R. A. Bjork (Eds.), Memory (pp. 165–194). Nex York.

Conway, M. A. (2005). Memory and the self. Journal of Memory and Language, 53, 594–528.

Conway, M. A., Pleydell-Pearce, C. W. (2000). The construction of autobiographical memories in the self-memory system. Psychological Review, 107 (2), 261–288.

Dalgleish, T., Tchanturia, K., Serpell, L., Hems, S., Yiend, J., DeSilva, P. et al. (2003). Self-reported parental abuse relates to autobiographical memory style in patients with eating disorders. Emotion, 3, 211–222.

Dalgleish, T., Williams, J. M. G., Golden, A.-M. J., Perkins, N., Barrett, L. F., Barnard, P. J. et al. (2007). Reduced specificity of autobiographical memory and depression: The role of executive control. Journal of Experimental Psychology: General, 136 (1), 23–42.

Davis, P. J. (1999). Gender differences in autobiographical memory for childhood emotional experiences. Journal of Personality and Social Psychology, 76 (3), 498–510.

De Jong-Meyer, R., Barnhofer, T. (2002). Unspezifität des autobiographischen Gedächtnisses bei Depressiven. Psychologische Rundschau, 53 (1), 23–33.

Fivush, R., Reese, E. (1992). The social construction of autobiographical memory. In M. A. Conway, D. C. Rubin, H. Spinnler, W. A. Wagenaar (Eds.), Theoretical perspectives on auobiographical memory (pp. 115–131). Dordrecht.

Fusekova, J. (2004). Zeitliche Stabilität autobiographischer Erinnerungen bei Borderline Persönlichkeitsstörung und Depression: Eine Themenanalyse. Unveröffentlichte Diplomarbeit, Ruprecht-Karls-Universität Heidelberg.

Goddard, L., Dritschel, B., Burton, A. (1996). Role of autobiographical memory in social problem solving and depression. Journal of Abnormal Psychology, 105 (4), 609–616.

Heidenreich, T., Junghanns-Royack, K., Stangier u. (2007). Specificity of autobiographical memory in social phobia and major depression. British Journal of Clinical Psychology, 46, 19–33.

Hermans, D., Raes, F., Philippot, P., Kremers, I. (2006). Autobiographical memory specificity and psychopathology. Cognition and Emotion, 20, 321–323.

Jones, B., Heard, H., Startup, M., Swales, M., Williams, J. M. G., Jones, R. S. W. (1999). Autobiographical memory and dissociation in borderline personality disorder. Psychological Medicine, 29, 1397–1404.

Kremers, I. D., Spinhoven, Ph., Van der Does, A. J. W. (2004). Autobiographical memory in depressed and non-depressed patients with borderline personality disorder. British Journal of Clinical Psychology, 43, 17–29.

Kuyken, W., Brewin, C. R. (1995). Autobiographical memory functioning in depression and reports of early abuse. Journal of Abnormal Psychology, 104 (4), 585–591.

Leibetseder, M. M., Rohrer, R. R., Mackinger, H. F., Fartacek, R. R. (2006). Suicide attempts: Patients with and without an affective disorder show impaired autobiographical memory specificity. Cognition & Emotion, 20 (3), 516–526.

Mackinger, H. F., Pachinger, M. M., Leibetseder, M. M., Fartacek, R. F. (2000). Autobiographical memories in women remitted from major depression. Journal of Abnormal Psychology, 109 (2), 331–334.

Markowitsch, H. J. (2002). Autobiographisches Gedächtnis und Gehirn. Eine Ergänzung zum Beitrag von de Jong-Meyer und Barnhofer. Psychologische Rundschau, 53 (2), 85–86.

Markowitsch, H. J., Vandekerckhove, M. M. P., Lanfermann, H., Russ, M. O. (2003). Engagement of lateral and medial prefrontal areas in the ecphory of sad and happy autobiographical memories. Cortex, 39 (4), 643–665.

Matt, G. E., Vazquez, C., Campbell, W. K. (1992). Mood-congruent recall of affectively toned stimuli: A meta-analytic review. Clinical Psychology Review, 12, 227–255.

Nelson, K., Fivush, R. (2004). The Emergence of Autobiographical Memory: A Social Cultural Developmental Theory. Psychological Review, 111 (2), 486–511.

Peeters, F., Wessel, I., Merckelbach, H., Boon-Vermeeren, M. (2002). Autobiographical memory specificity and the course of major depressive disorder. Comprehensive Psychiatry, 43 (5), 344–350.

Renneberg, B., Friemel, K. (2006). Persönlichkeits- und Impulskontrollstörungen – Neuropsychologie. In Förstl, H., Hautzinger, M., Roth, G. (Hrsg.), Neurobiologie psychischer Störungen (S. 635–648). Heidelberg.

Renneberg, B., Holzapfel, N., Unger, J. (2007). Stability of autobiographical memory in borderline personality disorder and depression. Manuscript under editorial review.

Renneberg, B., Schmidt-Rathjens, C., Hippin, R., Backenstrass, M., Fydrich, T. (2005). Cognitive characteristics of patients with borderline personality disorder: Development and validation of a self-report inventory. Journal of Behavior Therapy and Experimental Psychiatry, 36 (3), 173–182.

Renneberg, B., Theobald, E., Nobs, M., Weisbrod, M. (2005). Autobiographical Memory in Borderline Personality Disorder and Depression. Cognitive Therapy and Research, 29 (3), 343–358.

Robinson, J. A. (1976). Sampling autobiographical memory. Cognitive Psychology, 8, 578–595.

Schacter, D. L. (1999). Wir sind Erinnerung. Gedächtnis und Persönlichkeit. Reinbek: Rowohlt.

Schubert, S. (2001). »Einsam ... erinnert mich an mich selbst, an mein Leben.« Inhaltsanalytische Auswertung autobiographischer Erinnerungen von Patientinnen mit Borderline Persönlichkeitsstörung. Unveröffentlichte Diplomarbeit, Universität Heidelberg.

Swales, M., Williams, M. G., Wood, P. (2001). Specificity of autobiographical memory and mood disturbance in adolescents. Cognition and Emotion, 15 (3), 321–331.

Walker, W. R., Skowronski, J. J., Gibbons, J. A., Vogl, R. J., Thompson, C. P. (2003). On the emotions that accompany autobiographical memories: Dysphoria disrupts the fading affect bias. Cognition & Emotion, 17 (5), 703–723.

Walker, W. R., Skowronski, J. J., Thompson, C. P. (2003). Life is pleasant and memory helps to keep it that way! Review of General Psychology, 7 (2), 203–210.

Wang, Q., Conway, M. A. (2004). The Storys We Keep: Autobiographical Memory in American and Chinese Middle-Aged Adults. Journal of Personality, 72 (5), 911–938.

Wang, Q., Leichtman, M. D., Davies, K. (2000). Sharing memories and telling stories: American and Chinese mothers and their 3-year-olds. Memory, 8, 159–177.

Wenzel, A., Jackson, L. C., Holt, C. S. (2002). Social phobia and the recall of autobiographical memories. Depression and Anxiety, 15 (4), 186–189.

Williams, J. M. G. (1996). Depression and the specificity of autobiographical memory. In P. C. Rubin (Ed.), Remembering our past (pp. 244–267). Cambridge.

Williams, J. M. G., Barnhofer, T., Crane, C., Herman, D., Raes, F., Watkins, E., Dalgleis, T. (2007). Autobiographical Memory Specificity and Emotional Disorder. Psychological Bulletin, 133 (1), 122–148.

Williams, J. M. G., Broadbent, K. (1986). Autobiographical memory in suicide attempters. Journal of Abnormal Psychology, 95, 144–149.

Williams, J. M. G., Chan, S., Crane, C., Barnhofer, T., Eade, J., Healy, H. (2006). Retrieval of autobiographical memories: The mechanisms and consequences of truncated search. Cognition & Emotion, 20 (3), 351–382.

Epidemiologie

Franz Resch, Peter Parzer, Johann Haffner, Rainer
Steen, Jeanette Roos, Martin Klett, Romuald Brunner

Prävalenz und psychische Auffälligkeiten bei Jugendlichen mit selbstverletzendem Verhalten

Ergebnisse der Heidelberger Schulstudie

Epidemiologische Untersuchungen von jugendlichen Schülern in England (Hawton, Rodham, Evans u. Weatherall, 2002) und Australien (DeLeo u. Heller, 2004) konnten nachweisen, dass selbstverletzendes Verhalten bei Jugendlichen erschreckend häufig vorkommt. Nicht nur gelegentliche, sondern auch repetitiv ausgeführte Selbstbeschädigungshandlungen waren charakteristisch. Somit zeigen Jugendliche auch nicht nur im klinischen Kontext ein weites Spektrum an selbstverletzenden Verhaltensweisen (sich selbst schneiden, sich selbst verbrennen, sich selbst schlagen etc.). In den genannten angloamerikanischen Schulstudien gaben 6 bis 7 Prozent der Schüler an, sich innerhalb des vergangenen Jahres seit der Befragung selbst verletzt zu haben.

Auch wenn selbstverletzendes Verhalten als schwerwiegendes psychisches Problem eingeschätzt werden muss und im Langzeitverlauf mit einer hohen Suizidrate einhergeht, standen nur wenige Jugendliche in einem professionellem Beratungskontakt. Die genannten Studien konnten weiter nachweisen, dass ein wiederholtes selbstverletzendes Verhalten der jugendlichen Schüler mit vielfältigen Auffälligkeiten verbunden war: depressive Symptome, Alkohol- und Drogenmissbrauch, Beziehungsstörungen mit Gleichaltrigen und Familienmitgliedern, schlechte Schulleistungen sowie anderweitige chronische psychosoziale Probleme und Verhaltensauffälligkeiten. Es besteht eine zunehmende Evidenz darüber, dass selbstverletzendes Verhalten bei Jugendlichen in den letzten 15

Jahren vermehrt auftritt (Hawton et al., 2003). Auch besteht im klinischen Kontext eine ausgeprägte Assoziation selbstverletzenden Verhaltens mit einer Borderline-Störung sowohl im Jugendlichen- als auch Erwachsenenalter (Lieb et al., 2004; Brunner, Parzer u. Resch, 2001). Auch ist der Anteil junger erwachsener Patienten mit selbstverletzenden Verhaltensweisen bei anderweitigen psychiatrischen Erkrankungen, insbesondere den depressiven Störungen und den Suchterkrankungen, über die vergangenen Jahre deutlich angestiegen (Olfson, Gameroff, Marcus, Greenberg u. Shaffer, 2005).

Die Erfassung der Häufigkeit selbstverletzender Verhaltensweisen bei den genannten zwei Schulstudien basierten auf einer anonymen Befragung der durchschnittlich 15 Jahre alten Jugendlichen. Mädchen zeigten deutlich häufiger selbstverletzende Verhaltensweisen im Vergleich zu den Jungen. Beide Studien konnten einen ausgeprägten Zusammenhang zwischen einer Vorgeschichte selbstverletzender Verhaltensweisen und einer großen Bandbreite psychiatrischer Symptome wie niedriges Selbstwertgefühl, Drogenmissbrauch und besonders bei den Mädchen depressive Symptome, Angst und Impulsivität nachweisen. In der eigenen Studie (Brunner et al., 2007) im Rahmen der Heidelberger Schulstudie (Haffner et al., 2006) fokussierten wir auf das selbstverletzende Verhalten ohne suizidale Intention. Empirische Studien (vgl. u. a. Resch, 2001; Nixon, Cloutier u. Aggarwal, 2002) sowohl im klinischen als auch nichtklinischen Bereich beschreiben wiederholt Motive von Jugendlichen, die sich selbst verletzen: Stress/Anspannung abzubauen und zu zeigen, wie verzweifelt sie sind. Einzelne oder gelegentlich durchgeführte selbstschädigende Handlungen könnten als begrenztes Austesten oder als Imitationsverhalten in der Adoleszenz gedeutet werden, wohingegen repetitiv ausgeübte Handlungen in erster Linie als Methoden der Affektregulation im Kontext weiterer psychiatrischer Störungen stehen könnten. So könnte geschlussfolgert werden, dass eine einzelne Episode selbstverletzenden Verhaltens qualitativ einen großen Unterschied darstellt im Vergleich zu einem repetitiven Selbstverletzungsverhalten. Aus diesem Grund unterschied die Heidelberger Schulstudie die Häufigkeit von zwei unterschiedlichen Typen selbstverletzender Verhaltensweisen: gelegentliche Selbstverletzung und repetitive Selbstverletzung.

Neben der Erhebung der Häufigkeit des Vorkommens in der Allgemeinbevölkerung war beabsichtigt worden, die Beziehung zwischen selbstverletzendem Verhalten und einem breiten Spektrum internalisierender (z. B. sozialer Rückzug, somatoforme Beschwerden, Angst und Depression) und externalisierenden (Delinquenz, Aggression) Verhaltensweisen zu untersuchen. Ebenso sollte der Zusammenhang mit suizidalen Verhaltensweisen (suizidale Ideen, suizidale Intention, Suizidversuche) sowie wie mit sozialen Hintergrundsfaktoren und Risikoverhaltensweisen analysiert werden.

Die Studie

Die Heidelberger Schulstudie wurde in Kooperation mit dem Gesundheitsamt des Rhein-Neckar-Kreises und der Hochschule für Pädagogik zwischen Oktober 2004 und Januar 2005 durchgeführt. Das Ziel der Studie war, sämtliche 9. Klassen aller Schulstufen (Förderschule, Hauptschule, Realschule und Gymnasium) zu Risikoverhaltensweisen und emotionalen Verhaltensauffälligkeiten zu befragen. 116 von 121 Schülern nahmen teil, 95,8 Prozent aller Schüler (von insgesamt 6842) konnten erreicht werden. Aus der Gesamtpopulation aller Schüler konnten 85,2 Prozent (N = 5759) statistisch analysiert werden. Das Untersuchungsinstrument bestand aus einem Selbstfragebogen zu emotionalen Problemen und Verhaltensauffälligkeiten, der deutschsprachigen Fassung (Döpfner, Plück, Bölte, Lenz, Melchers u. Heim, 1998) des *Youth Self-Reports* und 53 Zusatzfragen. Neben Alter, Geschlecht und Nationalität wurden Informationen zur Schulsituation (Schulleistungen etc.), familiärer Hintergrund (z. B. familiäre Gesundheit sowie z. B. Trennung der Eltern), Beziehungen zu Gleichaltrigen und Medienkonsum erhoben und nach der Einnahme von legalen und illegalen Drogen in den vergangenen sechs Monaten gefragt. Das Auftreten und die Häufigkeit selbstverletzenden Verhaltens und suizidalen Verhaltens wurden analog den Fragen der deutschen Version (Delmo, Weiffenbach, Gabriel u. Poustka, 2000) des K-SADS erhoben. Die Häufigkeit von Selbstverletzungen von ein- bis dreimal pro Jahr wurde definiert als gelegentliche Selbstverletzung und die Häufigkeit von vier- und mehrmals im Jahr als repetitive Selbstverletzung. Gleichzeitig wurden die Jugendlichen danach befragt, ob sie in ihrem bisherigen Leben suizidale Ideen und suizidale Handlungspläne hatten oder Suizidversuche unternommen hatten.

Zu den Ergebnissen

Die Stichprobe bestand aus insgesamt 5759 Schülern der 9. Klassenstufe. Das durchschnittliche Alter der teilnehmenden jugendlichen Schüler betrug 14.9 Jahre; 2752 (49,8 %) waren weiblich. Gelegentliche Selbstverletzungen innerhalb des vergangenen Jahres wurden von 630 (10,9 %) der Schüler berichtet, wohingegen 229 (4 %) der Schüler repetitive Formen selbstverletzenden Verhaltens berichteten. Wenige (14,8 %) der Jugendlichen mit gelegentlicher Selbstverletzung und 27,1 Prozent mit repetitiven Selbstverletzungen befanden sich in psychologischer Beratung oder Behandlung. Die Mehrzahl der Teilnehmer waren deutscher Nationalität (88,7 %). Die Verteilung verschiedener Nationalitäten sowie der Schultypen und das Stadt-Land-Gefälle sind für Deutschland annähernd charakteristisch. Im Hinblick auf suizidales Verhalten berichteten 14,4 Prozent der Jugendlichen über suizidale Ideen. Ein oder mehrere Suizidversuche waren von 8 Prozent der Schüler angegeben worden. Als besondere Risikofaktoren konnten für repetitive Selbstverletzungen ein niedriger Body-Mass-Index (BMI) bei Mädchen sowie eine schlechte Schulleistungssituation gefunden werden. Soziale Faktoren sowie der Schultyp, die Schulleistungsfähigkeit, Gesundheitsprobleme bei Eltern und Geschwistern erschienen als wichtige Begleitphänomene bei gelegentlichem Selbstverletzungsverhalten. Diese Faktoren spielten im Hinblick auf das repetitive Selbstverletzungsverhalten keine Rolle. Besondere Lebensumstände wie Trennung der Eltern, finanzielle Probleme, Wohnprobleme waren mit keinem Typus des Selbstverletzungsverhaltens assoziiert. Mädchen, die rauchten, zeigten ein zwei- bis dreimal erhöhtes Risiko für beide Typen des Selbstverletzungsverhaltens. Dieser Zusammenhang konnte bei Jungen nicht bestätigt werden, sodass Rauchen bei Mädchen grundsätzlich als Indikator, Probleme zu besitzen, gelten könnte. Die Höhe des Alkoholkonsums oder der Gebrauch vom Medikamenten (Schmerzmittel und Beruhigungstabletten) zeigte keine Beziehung zum Selbstverletzungsverhalten. Jugendliche, die gelegentlichen Konsum illegaler Drogen angaben, zeigten ein erhöhtes Risiko für gelegentliche Selbstverletzungen, während Jugendliche mit einem häufigen oder einem ausgeprägten Konsum illegaler Drogen kein erhöhtes Risiko für eines der beiden Selbstverletzungsverhaltensweisen zeigten. Daraus könnte man schließen, dass Jugendliche mit einer ausgeprägten Drogeneinnahme ihre Emotionen und Anspannungen durch Drogen statt mit selbstschädigenden Handlungen regulieren. Der stärkste Risikofaktor für das Selbstverletzungsverhalten war das Auftreten suizidalen Verhaltens, insbesondere das Vorkommen suizidaler Ideen. So zeigten Jugendliche mit gelegentlich auftretenden suizidalen Ideen ein dreifach erhöhtes Risiko für gelegentliche Selbstverletzungshandlungen, während das Risiko für repetitive Selbstschädigungen siebenfach erhöht war. Hingegen zeigten Jugendliche mit einem häufigen Vorkommen suizidaler Ideen ein 18-fach erhöhtes Risiko ein repetitives Selbstverletzungsverhalten zu zeigen – im Gegensatz zu einem annähernd zweifach erhöhten Risikos für gelegentliche Selbstverletzungen. Ebenso war eine Vorgeschichte an Suizidversuchen mit einem erhöhten Risiko zum Auftreten von Selbstverletzungen verbunden. Eine Vorgeschichte von mehr als einem Suizidversuch führte zu einem sechsfachen Risiko für ein repetitives Selbstverletzungsverhalten, während gelegentliche Selbstverletzungen mit einem dreifach erhöhten Risiko verbunden waren. Im Hinblick auf internationalisierende Störungen war das Auftreten von Angstsymptomen und depressiven Symptomen mit einem deutlich erhöhten Risiko für beide Typen selbstverletzenden Verhaltens verbunden. Auch war ein delinquentes Verhalten mit beiden Selbstverletzungstypen verbunden, während aggressives Verhalten nur eine statistisch bedeutsame Beziehung zum gelegentlichen Selbstverletzungsverhalten zeigte.

Diskussion

Im Vergleich mit den Schülerstudien in England (Hawton et al., 2002) und Australien (DeLeo u. Heller, 2004) fällt die Gesamtprävalenzrate von 14,9 Prozent für beide Formen des Selbstverletzungsverhaltens deutlich höher aus. Die Unterschiede der Prävalenzraten könnten möglicherweise auf unterschiedliche kulturelle Hintergrundsfaktoren in Deutschland zurückgeführt werden oder sogar auf eine weiter gestiegene Inzidenz selbstverletzender Verhaltensweisen hinweisen. Jedoch besteht bei der repetitiven Selbstverletzung eine überwiegende Übereinstimmung mit den Prävalenzraten angloamerikanischer Studien. So berichteten 3,7 Prozent der Jugendlichen aus England multiple Selbstverletzungshandlungen; diese Rate stimmt mit der eigenen Studie von 4 Prozent gut überein. Im Gegensatz zu einer drei- bis siebenfach erhöhten Prävalenzrate bei Jugendlichen in den genannten angloamerikanischen Studien bei Mädchen fanden wir eine deutlich geringere, nämlich zweifach erhöhte Prävalenzrate für die jugendlichen Mädchen. Die Ergebnisse sprechen dafür, dass soziale Faktoren wie schulbezogene Variablen (Schultyp, schlechte schulische Leistungsfähigkeit) und familienbezogene Probleme (Situation mit Eltern und Geschwistern) eine deutliche Beziehung zum gelegentlichen Selbstverletzungsverhalten zeigen. Diese Faktoren spielten jedoch bei den repetitiven Formen der Selbstverletzung keinerlei Rolle. Psychopathologische Auffälligkeiten schienen sehr viel stärker in Beziehung zum repetitiven Selbstverletzungsverhalten zu stehen. Körperbildprobleme sowie die Selbsteinschätzung, von Problemen schwer belastet zu sein, waren deutlich mit dem Auftreten repetitiver Selbstverletzungen verbunden, wohingegen suizidales Verhalten (suizidale Ideen und Suizidversuche) mit beiden Formen der Selbstschädigung – wenn auch deutlich stärker mit der repetitiven Selbstverletzung – assoziiert waren.

Diese Ergebnisse könnten darauf hinweisen, dass unterschiedliche Einflussfaktoren in der Entwicklung der zwei Selbstverletzungsverhaltenstypen eine Rolle spielen. Vor diesem Hintergrund erscheint eine Differenzierung zwischen gelegentlichen und repetitiven Selbstverletzungshandlungen sinnvoll, da auch eine deutliche klinische Evidenz besteht, dass repetitive Formen an psychiatrische Syndrome gebunden sind. Weiter zeigen die Ergebnisse, dass eine Häufung von Angstsymptomen und depressiven Symptomen genauso wie externalisierende Probleme wie delinquentes Verhalten eng mit beiden Typen selbstverletzenden Verhaltens verbunden ist. Das gemeinsames Auftreten beider Störungsbereiche könnte als Hinweis auf Störungen in der Persönlichkeitsentwicklung gelten. Ein unerwartetes Ergebnis war, dass sich keine geschlechtsspezifische Beziehung zwischen den untersuchten Variablen und beiden Typen der Selbstverletzung fanden mit Ausnahme der besonderen Bedeutung des Rauchens und einer Schulleistungsproblematik bei den jugendlichen Mädchen.

Zusammenfassend kann man schlussfolgern, dass das Selbstverletzungsverhalten in einem deutlichen Zusammenhang mit emotionalen Problemen und Verhaltensauffälligkeiten bei Jugendlichen steht. Ein möglicher Nachahmungseffekt ist wiederholt beschrieben worden und die Hypothese daraus abgeleitet worden, dass es sich um eine Modeerscheinung handelt (Taiminen, Kallio-Soukainen, Nokso-Koivisto, Kaljonen u. Helenius, 1998). Dieser Hypothese widersprechen aber die vorliegenden Befunde, da das Auftreten selbstschädigender Verhaltensweisen deutlich an das Vorhandensein psychischer Probleme gekoppelt ist. Da es sich bei der Studie um eine Querschnittsuntersuchung handelt, kann nicht sicher ausgesagt werden, dass die psychischen Symptome der Grund oder die Folge für das Selbstverletzungsverhalten darstellen. Diese Beziehung ließe sich nur in einer prospektiven Untersuchung analysieren. Allerdings spricht die Tatsache, dass das selbstschädigende Verhalten ihren Beginn häufig in der frühen und mittleren Adoleszenz besitzt, eher dagegen, dass die psychischen Probleme als Folge der Selbstverletzungshandlungen aufgetreten sind.

Fazit

Die hohe Prävalenzrate selbstverletzenden Verhaltens und ihre besondere Beziehung zum suizidalen Verhalten sowie zu den emotionalen und Verhaltensauffälligkeiten weisen auf ein gravierendes
Problem hin, das dringend von den Schulen, den psychologischen
Beratungsstellen und psychiatrischen Institutionen aufgegriffen
werden sollte. Niedrigschwellige Beratungsangebote könnten sich
als günstig erweisen, insbesondere wenn man bedenkt, dass häufig
nur ein kleiner Anteil von Jugendlichen mit einem Selbstverletzungsverhalten professionelle Hilfe sucht. Früherkennung und
Frühintervention erscheinen dringlich erforderlich, um einer Verschlechterung der psychischen Gesamtsituation der Jugendlichen
entgegenzuwirken. Auch wenn grundsätzlich selbstverletzende Verhaltensweisen eine vorübergehende Krise der Jugendlichen anzeigen können, stellt nach unseren Befunden in vielen Fällen das selbstverletzende Verhalten einen wichtigen Indikator für weitere psychiatrische Auffälligkeiten dar. Zukünftige wissenschaftliche Untersuchungen sollten weitere mögliche Risikofaktoren in der Genese
des selbstverletzenden Verhaltens eruieren und untersuchen, unter
welchen Bedingungen es zu einer Verschlechterung beziehungsweise zu einem Übergang von gelegentlichen zu repetitiven Selbstverletzungen kommt. Eine weitere wichtige Forschungsfrage ist, ob die
repetitive Selbstverletzung periodisch auftritt oder ob sie einen frühen Indikator für ausgeprägte Probleme in der Persönlichkeitsentwicklung darstellt wie zum Beispiel der Borderline-Persönlichkeitsstörung oder im Zusammenhang mit ausgeprägten psychiatrischen
Erkrankungen wie depressive, bipolare Störungen oder Substanzmissbrauch steht. Die Entwicklung von emotionalen Schwierigkeiten, Verhaltensproblemen und selbstschädigenden Handlungen
wird beeinflusst von einer unzureichend verstandenen Interaktion
zwischen konstitutionellen Faktoren und äußeren Faktoren wie
traumatischen Erlebnissen, familiärer Pathologie und kulturellen
Faktoren (Skegg, 2005). Künftige Forschung zu selbstverletzendem Verhalten bei Jugendlichen sollte auch mögliche biologische
Vulnerabilitäten mit erfassen, um die Unterschiede zwischen den
zwei Typen der Selbstverletzung weiter aufhellen zu können.

Literatur

Brunner, R.; Parzer, P.; Resch, F. (2001): Dissoziative Symptome und traumatische Lebensereignisse bei Jugendlichen mit einer Borderline-Störung. Persönlichkeitstörungen: Theorie und Praxis 5: 4–12.

Brunner, R.; Parzer, P.; Haffner, J.; Steen, R.; Roos, J.; Klett, M.; Resch, F. (2007) Prevalence and psychological correlates of occasional and repetitive deliberate self-harm in adolescents. Archives of Pediatrics & Adolescent Medicine 161: 641–649.

De Leo, D.; Heller; T. S. (2004). Who are the kids who self-harm? An Australian self-report school survey. Med. J. Aust. 181: 140–144.

Döpfner, M.; Plück, J.; Bölte, S.; Lenz, K:; Melchers, P.; Heim, K. (1998). Youth Self-Report. Deutschsprachige Adaptation des Youth Self-Report. Köln, Universität zu Köln.

Delmo, C.; Weiffenbach, O.; Gabriel, M.; Poustka, F: (2000). KIDDIE-SADS-Present and Lifetime version (K-SADS-PL). 3. Auflage der deutschen Forschungsversion. Frankfurt am Main, Klinik für Psychiatrie und Psychotherapie des Kindes- und Jugendalters der Universität Frankfurt, 2000.

Haffner, J.; Roos, J.; Stehen, R.; Parzer, P.; Klett, M.; Resch, F. (2006). Lebenssituation und Verhalten bei Jugendlichen der Klassenstufe 9: Beiträge zur Gesundheitsberichterstattung. Heidelberg, Gesundheitsamt Rhein-Neckar-Kreis.

Hawton, K.; Rodham, K.; Evans, E.; Weatherall, R. (2002). Deliberate self harm in adolescents: Self report survey in schools in England. British Medical Journal 325: 1207–1211.

Hawton, K.; Hall, S.; Simkin, S.; Bale, L.; Bond, A.; Codd, S.; Stewart, A. (2003). Deliberate self-harm in adolescents: A study of characteristics and trends in Oxford, 1990–2000. The Journal of Child Psychology and Psychiatry 44: 1191–1198.

Lieb, K.; Zanarini, M. C.; Schmahl, C.; Linehan, M. M.; Bohus, M. (2004). Borderline personality disorder. Lancet 364: 453–461.

Nixon, M. K., Cloutier, P. F., Aggarwal, S. (2002). Affect regulation and addictive aspects of repetitive self-injury in hospitalized adolescents. The Journal of the American Academy of Child and Adolescent Psychiatry 41: 1333–1341.

Olfson, M.; Gameroff; M. J.; Marcus, S. C.; Greenberg, T.; Shaffer, D (2005). National trends in hospitalization of youth with intentional self-inflicted injuries. The American Journal of Psychiatry 162: 1328–1335.

Resch, F. (2001). Der Körper als Instrument zur Bewältigung seelischer Krisen. Selbstverletzendes Verhalten bei Jugendlichen. Deutsches Ärzteblatt 98: 2226–2271.

Skegg, K. (2005). Self-harm. Lancet 366: 1471–1483.

Taiminen, T. J.; Kallio-Soukainen, K.; Nokso-Koivisto, H.; Kaljonen, A.; Helenius, H. (1998). Contagion of deliberate self-harm among adolescent inpatients. The Journal of the American Academy of Child and Adolescent Psychiatry 37: 211–217.

Reta Pelz und Katja Becker

Risikoverhaltensweisen und suizidales Verhalten bei Jugendlichen

Das Risikoverhalten Jugendlicher

Begriffsbestimmung und Dimensionen des Risikoverhaltens im Jugendalter

Der Begriff »Risiko« stammt ursprünglich aus dem ökonomischen Kontext und beschreibt die Möglichkeit des Verlusts eines Einsatzes bei gleichzeitiger Nichterreichung eines übergeordneten Zieles, fokussiert also auf die Wahrscheinlichkeit eines Schadens oder Verlusts und auf mögliche unerwünschte Konsequenzen.

Im Jugendalter erfahren Jugendliche sowohl Lebenschancen als auch Lebensrisiken. Bei der Suche und Entwicklung der eigenen Identität kommt es vielfach zum Austesten eigener Handlungskompetenzen und zu risiko- und problembehafteten Verhaltensweisen. Risikoverhalten ist definiert als ein unsicherheitsbezogenes Verhalten, das potenziell zu einer Schädigung (des eigenen Lebens und/oder der Umwelt) führen kann und somit einer produktiven Entwicklung (in Bezug auf die Entwicklungsziele Individuation und Integration) entgegenwirken kann (Raithel, 2001, 2003). Somit kann es mittelbar oder unmittelbar das Wohlbefinden, die Gesundheit oder die Persönlichkeitsentwicklung beeinträchtigen. Dazu gehört Problemverhalten, das einen Verstoß gegen soziale Normen oder Gesetze darstellt, wie beispielsweise Delinquenz, Substanzmissbrauch und frühzeitige sexuelle Aktivität. Weiterhin umfasst der Begriff sowohl inadäquates Erfüllen der sozialen Erwartungen als auch ungesunde Verhaltensgewohnheiten. Was als Risikoverhalten gilt, ist immer interaktions- und kontextabhängig.

Risiken bedeuten dabei nicht nur Bedrohung, sondern auch Chance; sie können daher sowohl positiv als auch negativ bewertet werden.

Häufig wird der Begriff des Risikoverhaltens jedoch mit dem des gesundheitsbezogenen Risikoverhaltens gleichgesetzt, da vor allem solche Verhaltensweisen als risikobehaftet angesehen werden, die mit negativen Auswirkungen für die Gesundheit und das Wohlbefinden einhergehen (Igran u. Irwin, 1996).

In der umfangreichen Literatur zum Risiko- und Problemverhalten Jugendlicher (Jessor, 1998, 2001; Jessor u. Jessor, 1977; Raithel, 2001) wird jedoch betont, dass die entsprechenden Verhaltensweisen nicht nur gesundheitliche Risiken betreffen, sondern sich auch auf andere Risikodimensionen beziehen können, wenngleich gerade gesundheitsgefährdendes Verhalten im Jugendalter häufiger anzutreffen ist als in anderen Lebensphasen (Groenemeyer, 2001). Risikoverhaltensweisen im Jugendalter wird zudem eine psychosoziale Funktionalität für den jugendlichen Entwicklungsprozess zugeschrieben (Jessor, 2001).

Nach Raithel (2003) zeigen weibliche Jugendliche vor allem internalisierende Risikoverhaltensweisen (z. B. Medikamentenkonsum), während männliche Jugendliche eher externalisierende Verhaltensweisen (z. B. Drogenkonsum, riskantes Verkehrsverhalten) zeigen.

Entsprechend der Risiko-Qualität sind substanzmittelbezogene Risikoverhaltensweisen (risk behaviour), wie Alkohol-, Tabak-, Drogen- oder Medikamentenkonsum von explizit Risiko-konnativen Aktivitäten (risk-taking behaviour), wie beispielsweise S-/U-Bahn-Surfen und anderen riskanten Mutproben zu unterscheiden (Raithel, 2004). Während Jugendlichen bei explizit risikobezogenen Verhaltensweisen bewusst ist, dass ihr Verhalten riskant ist und die Gefahr besteht, Schaden davonzutragen, wird das substanzbezogene Risikoverhalten nicht so eingeschätzt. Unmittelbare gesundheitliche Folgen sind für die Jugendlichen weder zu spüren noch zu antizipieren (Engel u. Hurrelmann, 1998; Nordlohne, 1992). Oft stellt Gesundheit für Jugendliche nach Kuntsche (2002) sowie Engel und Hurrelmann (1998) eine subjektive Selbstverständlichkeit, eine Art unerschöpfliches Gut dar.

Die Auftretenshäufigkeit der unterschiedlichen Risikoverhaltensweisen beträgt ungefähr 20–35 Prozent (regelmäßiges Rauchen, inkonsequente Verhütung, sexuelle Viktimisierung, Übergewicht), geringere Prozentzahlen finden sich bei besonders riskanten Verhaltensweisen (S-Bahn-Surfen).

Bedeutung des Risikoverhaltens aus der Entwicklungsperspektive

Risikoverhalten hat möglicherweise eine Funktion bei der »Bewältigung« von Entwicklungsaufgaben und anderen Herausforderungen. Manche Autoren interpretieren es als aktiv von Jugendlichen eingesetztes Verhalten, um den spezifischen Anforderungen der Lebensphase zu begegnen und sich alltäglichen Lebensproblemen und -herausforderungen zu stellen. Andere Autoren verstehen Risikoverhalten selbst als eine zu bewältigende Entwicklungsausgabe und verbinden es mit einer Fülle von instrumentellen und expressiven Bedeutungsinhalten (Raithel, 2004). Es dient zum Beispiel als Erleichterung der Aufnahme und Integration in eine Clique, zur Stabilisierung der erworbenen sozialen Position und Identifikation mit einer Subkultur, als Mittel der (rollenspezifischen) Selbstdarstellung und Attribuierung der persönlichen Identität, als Oppositionssymbol zur Demonstration von Widerstand gegenüber konventionellen Normen und elterlichen Wertvorstellungen, als Autonomie- und Reifesymbol, als Form des Egozentrismus, als Mittel zum Austesten individueller Freiheitsgrade und als Entlastungs-, Kompensations- oder Ersatzhandlung (Raithel, 2004).

Klassifikationsmöglichkeiten

In Tabelle 1 werden verschiedene Risikodimensionen im Zusammenhang mit ihrer Schädigungsperspektive dargestellt. Zu beachten ist hierbei, dass einzelne Verhaltensweisen oftmals mehreren Risikodimensionen zugeordnet werden können. So kann beispielsweise eine sportliche Betätigung (z. B. Skisport) sowohl gesundheitliche Risiken in sich bergen (z. B. erhöhte Verletzungsgefahr oder Verschüttungsgefahr durch Lawinen), gleichzeitig unter finanziellen Gesichtspunkten riskant sein (z. b. durch den Erwerb einer teuren Ausrüstung oder die kostspielige Reise in ein Skigebiet) und nicht zuletzt auch die Umwelt gefährden (z. B. Zerstörung der alpinen Umwelt).

Tabelle 1: Verhaltensbezogene Risikodimensionen (Raithel, 2001)

Risikodimensionen	Mögliche Folgeschäden und Gefährdungen	Relevante Verhaltensbereiche bzw. Handlungsfelder
Gesundheitliches Risiko	Unfall, Verletzung, Behinderung, Krankheit, Tod	Legale und illegale Drogen, Ernährung, Hygiene, Lärm, Sexualität, Sport, Gewalt, Straßenverkehr
Delinquentes Risiko	Sanktionen, Strafmaßnahmen	Straßenverkehr, illegale Drogen, Gewalt, Diebstahl, Sachbeschädigung, Betrug
Finanzielles Risiko	Finanzielle Verpflichtungen, Verschuldung, Pfändung	Legale und illegale Drogen, Konsumverhalten, Sexualität, Straßenverkehr, Glücksspiel
Ökologisches Risiko	Umweltverschmutzung, Umweltzerstörung	Straßenverkehr, Freizeitsport, Müllentsorgung

Delinquentes Risikoverhalten

Unter delinquentem Risikoverhalten, das sich im Gegensatz zum gesundheitsriskanten Verhalten gut definieren lässt, werden hauptsächlich kriminelle Handlungen, also strafrechtliche Delikte, verstanden. Auch straßenverkehrsordnungswidrige Verhaltensweisen (mit zivil- oder strafrechtlicher Relevanz) zählen dazu (Raithel, 2004). Die Einzeldelikte können kriminologischen Deliktbereichen zugeordnet werden (s. Tab. 2). Delinquentes Verhalten als eine Form von Risikoverhalten ist durch die spezifische Unsicherheit des »Erwischt-Werdens« und der Sanktionierung als Schädigungsform charakterisiert.

Tabelle 2: Deliktbereiche delinquentes Verhalten (Raithel, 2004)

Delinquente Verhaltensweisen			
Gewaltdelinquenz	Eigentumsdelinquenz	Verkehrsdelinquenz	Weitere Delinquenz
Körperverletzungen, Raub, Erpressung	Sachbeschädigung, illegales Sprayen, Diebstahl, Einbruch	Verkehrsregelverstoß, unzureichende Verkehrssicherheit	Illegale Drogen, Dealen/Hehlerei, Fälschen, Computerkriminalität

Finanzielles Risikoverhalten

Unter finanziellem Risikoverhalten lassen sich zum einen der Bereich der Glücks- /Gewinnspiele und zum anderen das Konsumverhalten subsumieren. Das Konsumverhalten wird unterteilt in Kaufverhalten und in Vertragsverpflichtungen/-nutzungen (s. Tab. 3).

Tabelle 3: Finanzielles Risikoverhalten (Raithel, 2004)

Finanzielles Risikoverhalten		
Glücksspiele/Gewinnspiele	Konsumverhalten	
	Kaufverhalten	Vertragsnutzungen
Lotterien, Spielcasino, Geldspielgeräte, Sportwetten, private Glücksspiele	Direktkauf, Bestell-/ Onlinekauf, Brokerage	Handy, Telefon, Internet, Kredit, Leasing

Finanzielles Risikoverhalten zählt zu den internalisierenden Problemverarbeitungsmustern. Oft wird der Konsum interpretiert als Kompensationsversuch für Defizite oder nicht lösbare Probleme. Das Konsumgut wird um der Befriedigung willen angeschafft. Es gibt einen fließenden Übergang vom unauffälligen Kaufverhalten bis zum pathologischen Kaufrausch.

Gesundheitliches Risikoverhalten

Eine Klassifikation gesundheitlichen Risikoverhaltens wurde von
Kraiker (1997) vorgeschlagen (s. Tab. 4).

Tabelle 4: Typen von gesundheitsbezogenem Risikoverhalten (Kraiker,
1997)

1	Umgang mit gefährlichen Stoffen (z. B. Asbest, Holzschutzmittel, Formaldehyd)
2	Missbrauch und Abhängigkeit von psychotropen Substanzen
3	Erregungssuchendes Verhalten (Sensation Seeking Behavior) einschließlich gefährlicher Sexualpraktiken, Rasen im Straßenverkehr, S-Bahn-Surfen und Ähnliches
4	Gesellschaftlich unauffällige Verhaltensweisen, die dennoch eine gesundheitliche Gefährdung bedeuten. In erster Linie geht es hier um die „Schmutzigen Vier" („dirty four"): zu viel Alkohol, zu viel Rauchen, falsche Ernährung und Bewegungsmangel

»Sensation Seeking«

Der von Zuckerman (1979; Zuckerman u. Kuhlman, 2000) einge-
führte Begriff »Sensation Seeking« beschreibt ein Persönlichkeits-
merkmal beziehungsweise eine Verhaltensdisposition, die durch
ein interindividuell variierendes Bedürfnis und Streben nach neu-
en, abwechslungsreichen, komplexen und intensiven Sinnesein-
drücken (Sensations) und Erfahrungen (Experiences) gekennzeichnet ist. Die aktive Suche (Motivation) nach solchen Eindrü-
cken und Erfahrungen geht dabei mit der prinzipiellen Bereitschaft einher, dafür physische oder gesundheitliche, soziale,
juristische und finanzielle Risiken in Kauf zu nehmen, und hat die
Funktion, einen als aversiv erlebten Zustand der Langeweile in einen positiv erfahrenen Zustand der Wachheit und Anspannung
zu überführen. Dies ist dann gewährleistet, wenn eine für das jeweilige Individuum optimale sensorische Stimulation sowie ein

optimaler Informationseinstrom erfolgt. Kurz gesagt, »Sensation Seeker« akzeptieren das Risiko als Preis, der gezahlt werden muss für die Belohnung (die Sensation oder die Erfahrung). Personen mit gering ausgeprägtem »Sensation Seeking« vermeiden nicht nur das Risiko, sie sehen vor allem keine Belohnung in der Erfahrung, die das von ihnen als relativ hoch eingeschätzte Risiko begründen könnte.

Sensation Seeking wird als Erklärung für bestimmte Formen von Risikoverhalten herangezogen (wie etwa Rasen im Straßenverkehr oder riskante Sexualpraktiken), während der Missbrauch psychotroper Substanzen, das Trinken von Alkohol oder das Rauchen nicht als erregungssuchendes Verhalten (Sensation Seeking Behavior) eingestuft wird.

»Novelty Seeking«

Im Zusammenhang mit Risikoverhaltensweisen steht auch das Temperamentsmerkmal »Novelty Seeking«, das vom »Sensation Seeking« unterschieden werden muss.

Nach Cloninger (1987; Cloninger, Svrakic u. Przybeck, 1993) gibt es die vier Dimensionen Neugierverhalten (Novelty Seeking), Schadensvermeidung (Harm Avoidance), Belohnungsabhängigkeit (Reward Dependence) und Beharrungsvermögen (Persistence). Neugierverhalten beschreibt die Impulsivität und das Explorationsverhalten eines Menschen. Menschen mit stark ausgeprägtem Neugierverhalten haben ein ausgeprägtes Interesse an neuen Erfahrungen. Sie sind sehr offen und flexibel bezüglich neuen, oft auch unerwarteten Situationen. Sie haben viele Interessen, finden an jeder Situation etwas Interessantes, suchen aktiv nach Abwechslungen und Herausforderungen in ihrem täglichen Leben, sind neugierig, impulsiv und unordentlich. Menschen mit schwach ausgeprägtem Neugierverhalten wirken oft eher langweilig, gleichgültig, nachdenklich, bescheiden, organisiert und desinteressiert.

Die Temperamentsdimensionen Neugierverhalten, Schadensvermeidung und Belohnungsabhängigkeit können nach Cloninger

(1987) mit jeweils unterschiedlichen Neurotransmittersystemen in Verbindung gebracht werden: So hänge das Neugierverhalten mit dem dopaminergen, die Schadensvermeidung mit dem serotonergen und die Belohnungsabhängigkeit mit dem noradrenergen System zusammen. Die Studienlage zur Assoziation dopaminerger Polymorphismen mit Neugierverhalten ist heterogen. Becker, Laucht, El-Faddagh u. Schmidt (2005) beispielsweise fanden bei Jungen eine Assoziation zwischen dem Vorhandensein des 7r (repeat) Allels des Dopamin D4-Rezeptorgen (DRD4) Exon III Polymorphismus und dem Temperamentsmerkmal Neugierverhalten, in einer Metaanalyse von Schinka, Letsch und Crawford (2002) konnte diese Assoziation nicht gefunden werden.

Risikoverhaltensweisen bei Patienten mit Persönlichkeitsstörung vom Borderline-Typ

Auch bei verschiedenen psychischen Störungen wie Persönlichkeitsstörungen, depressive Episoden oder Essstörungen können Risikoverhaltensweisen beobachtet werden. Herauszuheben ist hierbei die Borderline-Persönlichkeitsstörung. Riskante Verhaltensweisen (gefährliche Sportarten, schnelles Autofahren, Essanfälle, sexuelles Risikoverhalten) und Selbstverletzungen dienen bei diesem Störungsbild zur Bewältigung innerer Spannungen.

Nach Kraus und Reynolds (2001) zeigen Patienten mit Borderline-Störung bedeutsame Beeinträchtigungen bei der Bewältigung von Affekten und Einsamkeitsgefühlen sowie bei der Impulskontrolle. Selbstschädigende Verhaltensweisen sind Zeichen einer verminderten Impulskontrolle und stellen gleichzeitig ein Versuch der Emotionsregulation dar (Lieb, Zanarini, Schmahl, Linehan u. Bohus 2004). Patienten mit Borderline-Persönlichkeitsstörung zeichnen sich durch impulsives Verhalten in mindestens zwei potenziell selbstschädigenden Bereichen aus, wie beispielsweise Substanzmissbrauch, Risikoverhaltensweisen (riskantes Verhalten im Straßenverkehr, exzessives Betreiben von Risikosportarten), impulsives Geldausgeben oder Essprobleme wie beispielsweise Binge-

Eating (Bohus, 2002; Lieb et al., 2004). Weitere Problemverhaltensweisen im Zusammenhang mit Impulsivität sind wiederkehrende Suiziddrohungen, -andeutungen oder -versuche sowie selbstschädigendes Verhalten. Selbstschädigendes Verhalten wie Schneiden, Brennen mit Zigaretten, Kopf gegen die Wand schlagen tritt bei ca. 70–80 Prozent der Patienten auf und wird von den Patienten meist eingesetzt, um aversiv erlebte Anspannungszustände zu beenden (Lieb et al., 2004). Neben der Gruppe der Patienten, die sich zur Spannungsreduktion selbst verletzen, gibt es aber auch eine Patientengruppe, die eine Stimmungsaufhellung (Euphorisierung) nach der Selbstschädigung erlebt. Nach Gunderson, Davis und Youngren (1997) gilt selbstzerstörerisches Verhalten als bestimmendes Merkmal der Borderline-Störung. Zu dem weniger offensichtlichen selbstzerstörerischen typischen Verhalten zählen, nach Gunderson, Kolb und Austin (1981), Drogen- und Alkoholmissbrauch (>60 %), promiskuitives Verhalten (>60 %) sowie in einem Viertel der Fälle generelles Risikoverhalten wie Waghalsigkeit, Unbesonnenheit und Rücksichtslosigkeit. Selbstverletzungen als auch Risikoverhalten sind dabei von Suizidalität zu differenzieren.

Die Mortalität durch Suizide ist hoch bei Patienten mit Borderline-Persönlichkeitsstörung: zwischen vier und neun Prozent der Patienten sterben durch Suizid, was einer bis zu 50-mal höheren Suizidrate als in der Allgemeinbevölkerung entspricht (Lieb et al., 2004). Da Parasuizide bei dieser Patientengruppe, häufig vorkommen, soll im folgenden Kapitel näher darauf eingegangen werden.

Suizidales Verhalten bei Jugendlichen

Definition und Klassifikation suizidalen Verhaltens

Versucht man eine Begriffsbestimmung von Suizidalität, wird die Problematik der Grenzüberschneidungen zu nicht-suizidalem Risikoverhalten beziehungsweise nicht-suizidalem autodestruktivem Verhalten deutlich. Farberow (1979) unterscheidet bei seiner Definition von Suizidalität zwischen indirektem suizidalem Verhalten (von Selbstentwertung bis zu Hochrisikoverhalten einschließlich Selbstverletzung und Möglichkeit des Versterbens, jedoch ohne Absicht, den eigenen Tod herbeizuführen) und direktem selbstdestruktivem Verhalten, das sich von präsuizidalen Verhaltensweisen über Suizidideen bis zum Suizidversuch spannen könne.

Eine Definition von Suizidalität lautet: »Alle Gefühle, Gedanken und Handlungen, die auf Selbstzerstörung durch selbst herbeigeführte Beendigung des Lebens ausgerichtet sind, sind unter dem Begriff Suizidalität zu fassen. Suizidalität lässt sich verstehen als Ausdruck der Zuspitzung einer seelischen Entwicklung, in der der Mensch hoffnungslos und verzweifelt über sich selbst, das eigene Leben und seine Perspektiven ist und seine Situation als ausweglos erlebt« (Lindner, Fiedler u. Götze, 2003, S. 226 f.). Suizidalität findet im vollendeten Suizid seinen stärksten Ausdruck. Bei einem Suizid handelt es sich um eine Handlung mit Todesfolge, die mit bewusster Intention durchgeführt worden ist (Schmidtke, Weinacker u. Löhr. 2002).

Suizid ist die zweithäufigste Todesursache der 15- bis 20-Jährigen nach tödlichen Unfällen und damit von hoher gesundheitspolitischer Relevanz. Suizidalität an sich ist ein häufiges Symptom bei verschiedenen psychiatrischen Störungen, kann aber auch in akuten Belastungssituationen bei nicht psychiatrisch Erkrankten auftreten. Es ist wichtig, bei Suizidalität zwischen Suizid, Parasuizid und suizidalen Gedanken und Affekten zu unterscheiden, zumal sich die Population der Suizidenten und Parasuizidenten nur partiell überschneiden (Baving, 2004).

Von einem Suizid oder einem Suizidversuch wird nach den Leitlinien für Diagnostik und Therapie von psychischen Störungen im Säuglings-, Kindes- und Jugendalter nicht gesprochen, wenn Automutilation (Selbstverletzung, Autoaggression), chronischer Substanzmissbrauch, »riskanter Lebensstil«, politisch oder religiös motivierte Opfertode vorliegen oder der Tod Folge einer Anorexia nervosa ist (DGKJP et al., 2003).

Heute wird der Terminus Suizidversuch weitgehend durch den weiter gefassten Begriff Parasuizid ersetzt (Becker, 2004). Parasuizide werden definiert als »ein Verhalten, das suizidale Intention zeigt. Die Handlung wird im Glauben durchgeführt, dass sie zum Tod führt« (Schmidtke et al., 2002, S. 579). Nach der WHO wird Parasuizid definiert als eine Handlung mit nicht-tödlichem Ausgang, bei der ein Individuum absichtlich ein nicht habituelles Verhalten beginnt, das ohne Intervention von dritter Seite eine Selbstschädigung bewirken würde oder absichtlich eine Substanz in einer Dosis einnimmt, die über die verschriebene oder im Allgemeinen als therapeutisch angesehene Dosis hinausgeht, und die zum Ziel hat, durch aktuelle oder erwarteten Konsequenzen Veränderungen zu erwirken (DGKJP et al., 2003).

Diese Definition verwendet nicht mehr die Absicht der Selbsttötung als Kriterium, sondern schließt die zahlreichen anderen Intentionen mit ein, die mit parasuizidalem Verhalten verbunden sein können (Baving, 2004).

Bei suizidalen Gedanken und Affekten handelt es sich um »verbale und nicht-verbale Anzeichen, die direkt oder indirekt Beschäftigung mit Suizidideen anzeigen ohne Verknüpfung mit Handlungen« (Becker, 2004, S. 2).

Die Klassifikationssysteme psychischer Störungen (DSM-IV und ICD-10) erlauben keine Kodierung der Suizidalität auf der Achse der psychiatrischen Störungen, da es sich bei der Suizidalität definitionsgemäß um ein Symptom und nicht um eine eigene Störung handelt. Die Methoden des parasuizidalen Verhaltens können auf der vierten Achse des multiaxialen Klassifikationssystems (Remschmidt, Schmidt u. Poustka, 2001) mittels des Abschnitts X60–X84 (vorsätzliche Selbstbeschädigung) klassifiziert werden.

Komorbidität

Nach den Leitlinien (DGKJP et al., 2003) zur Suizidalität im Kindes- und Jugendalter muss bei parasuizidalen Handlungen das Vorliegen von depressiven Verstimmungen, akuten Belastungsreaktionen, Störungen des Sozialverhaltens (insbesondere erhöhte Impulsivität), Alkoholismus, Substanzmissbrauch, Psychosen, emotionalen Störungen und Panikattacken sowie Persönlichkeitsstörungen (vor allem Borderline-Störung) exploriert werden. In einer Studie von Becker und Schmidt (2003) wurde untersucht, welche psychiatrischen Diagnosen bei den Patienten vorlagen, die wegen parasuizidalen Handlungen stationär behandelt wurden. Hierzu wurden die Daten aller zwischen 1998 und 1999 stationär in der Klinik für Kinder- und Jugendpsychiatrie behandelten Patienten hinsichtlich Alter, Geschlecht, psychiatrischen Diagnosen (Achse I), diagnoseergänzenden Symptomen, Entwicklungsverzögerungen (Achse II), Intelligenzniveau (Achse III), somatischen Bedingungen (Achse IV) und abnormen psychosozialen Umständen innerhalb der letzten sechs Monate (Achse V; Remschmidt et al., 2001) retrospektiv ausgewertet. Insgesamt wurden im Untersuchungszeitraum 43 (8,6 %) von insgesamt 499 Patienten (54,3 % weiblich) mit parasuizidalen Handlungen behandelt. Die Häufigkeit entspricht denen anderer Untersucher (Poustka, 1985). Weibliche Patienten waren mit 79,1 Prozent überrepräsentiert. Der ermittelte Altersgipfel der Patienten mit suizidalen Handlungen deckt sich mit der Altersverteilung der insgesamt stationär behandelten Patienten (51 % der Patienten waren zwischen 14 und 18 Jahre alt). Die häufigsten ICD-10-Diagnosen bei Patienten mit suizidalen Handlungen waren Anpassungsstörungen mit depressiver Reaktion sowie andere depressive Störungen (50 %), gefolgt von Störungen des Sozialverhaltens inklusive Drogenmissbrauch. Akute Belastungsreaktionen waren die Ausnahme. Vier Patienten erfüllten die Kriterien einer Borderline-Persönlichkeitsstörung. Bei fünf Patienten (11 %) wurde keine psychiatrische Diagnose gestellt, dennoch mündete eine krisenhaft erlebte Situation in einer parasuizidalen Handlung. Auch nach klinischen Erfahrungen sind bei suizidalem Verhalten stationär behandelter kinder- und jugendpsychiatrischer Patienten häufig Anpassungsstörungen zu diagnostizieren sowie akute Konflikte und Überforderungserleben zu explorieren. Insgesamt sind Familien- und Partnerprobleme unter den chronischen und akuten Belastungen Jugendlicher häufiger als Schul- oder Leistungsprobleme (Schmidt, 1998). Bei der Art des Parasuizids wurde vorsätzliche Selbstschädigung als Selbstvergiftung am häufigsten (n = 16) registriert, gefolgt von Verletzungen durch scharfe Gegenstände (n = 5). Je einmal kam es zur vorsätzlichen Selbstbeschädigung durch Erdölprodukte bzw. andere Lösungsmittel, durch Sturz aus der Höhe sowie durch Eintauchen in Wasser.

Parasuizid- und Suizidmethoden

In der Literatur wird zwischen »harten« (z. B. Erschießen, Erhängen) und »weichen« (z. B. Tabletteneinnahme) Suizidmethoden differenziert. Der Suizid geschieht bei Kindern und Jugendlichen am häufigsten durch »harte Methoden« (Schmidtke, Weinacker u. Fricke, 1999; Becker, 2004). Der Schweregrad oder die Ernsthaftigkeit eines Suizidversuchs lässt sich in der Regel nach den äußeren Umständen beurteilen, also unter anderem, welche Methode gewählt wurde, ob Vorkehrungen gegen eine mögliche Entdeckung oder weitere Vorbereitungen (z. B. Abfassen eines Abschiedsbriefs) getroffen wurden (s. Tab. 5).

Tabelle 5: Klassifikation des Schweregrades von Suizidversuchen nach den äußeren Umständen (DGKJP, 2003)

Geringer Schweregrad	Mittlerer Schweregrad	Hoher Schweregrad
Weiche Methode	Eher weiche Methode	Harte Methode
Subjektive Einschätzung des Mittels als wenig gefährlich	Subjektive Einschätzung des Mittels als gefährlich, aber nicht tödlich	Subjektive Einschätzung des Mittels als tödlich
		Mittel objektiv gefährlich
Entdeckung und Rettung möglich und wahrscheinlich	Entdeckung und Rettung möglich	Entdeckung und Rettung unwahrscheinlich bis unmöglich
Kommunikativer Aspekt bedeutsam	Kommunikative Absicht wahrscheinlich	Keine kommunikative Absicht

Bei dieser Einteilung ist allerdings zu beachten, dass Jugendliche nicht immer beurteilen können, ob ein Suizidmittel (z. B. ein Medikament) wirklich gefährlich ist. Zur Einschätzung der Ernsthaftigkeit sollten daher die gesamten Umstände des Geschehens und die subjektiven Annahmen über die Wirksamkeit der Methode herangezogen werden (Baving, 2004). Es muss weiterhin beachtet werden, dass der Schweregrad des Parasuizids nicht unbedingt auf

das Wiederholungsrisiko schließen lässt, also auch bei einem geringen Schweregrad des ersten Versuchs unter Umständen ein hohes Wiederholungsrisiko besteht (AACAP 2003).

Epidemiologie

Suizidale Gedanken

Suizidale Gedanken sind die leichteste Ausprägung von Suizidalität. Die Ausprägung reicht von vagen Todeswünschen über kon-
kret ausgearbeitete Suizidpläne bis hin zur andauernden, zwanghaften, gedanklichen Beschäftigung mit dem Suizid. Nach van
Heeringen (2001) haben 24 Prozent aller amerikanischen 15- bis
19-Jährigen im Laufe ihres Lebens bereits passager Suizidgedanken gehabt. Shaffer und Gutstein (2002) fanden bei einer Untersuchung bei 27 Prozent der Schüler einer Highschool Suizidgedanken und bei 16,3 Prozent sogar Suizidpläne. Nach Bronisch,
Wunderlich und Wittchen (1998) zeigten in einer repräsentativen
Studie 10,2 Prozent der befragten Jugendlichen Suizidgedanken.
Bei Jugendlichen in psychiatrischer Behandlung sind suizidale
Gedanken noch häufiger anzutreffen. Angst- und affektive Störungen erhöhen das Risiko für die Entwicklung suizidaler Gedanken
(AACAP 2003). Insgesamt lässt sich sagen, dass Suizidgedanken
im Jugendalter häufig sind, meistens allerdings passager auftreten
und nicht unbedingt auf eine suizidale Gefährdung schließen lassen (Holtkamp u. Herpertz-Dahlmann, 2001).

Parasuizide

Im Gegensatz zu Suiziden sind Parasuizide nicht meldepflichtig
und werden daher nicht offiziell registriert. Bis zu einem Alter von
20 Jahren schätzt man das Verhältnis von Parasuiziden zu Suiziden bei Jungen auf 1:12 und bei Mädchen auf 1:39 (Becker u.
Schmidt, 2003). Laut einer Prävalenzstudie aus den USA haben
8,3 Prozent der Schüler im Laufe eines Jahres einen Parasuizid begangen (Shaffer u. Gutstein, 2002). Bei amerikanischen Jugendlichen werden im Allgemeinen höhere Lebenszeitprävalenzen für
Parasuizide beschrieben als im europäischen Raum (van Enge-

land, 2004). Im europäischen Raum werden Parasuizidraten von 113/100000 bei männlichen und 208/100000 bei weiblichen Jugendlichen genannt (Schmidtke, Fricke u. Weinacker, 1994).

Suizide
Während suizidales Verhalten im Kindesalter selten beobachtet wird (Schmidtke, 2002), steigt die Auftretenshäufigkeit von vollendeten Suiziden während der Adoleszenz stark an und gipfelt im Alter von 19–23 Jahren (AACAP 2003). Im Jahr 2004 starben in der Bundesrepublik Deutschland sechzehn Jungen und sieben Mädchen im Alter von 5–14 Jahren und 518 männliche und 129 weibliche Jugendliche und junge Erwachsene im Alter von 15–25 Jahren durch Suizid (Statistisches Jahrbuch, 2006). Da Unfälle und Drogentod maskierte Suizide sein können, ist eher von einer höheren Anzahl auszugehen. Vergleicht man die europäischen Länder, sind deutliche Unterschiede zwischen den Suizidraten bei Jugendlichen festzustellen. Sehr hohe Raten werden in Finnland, der Schweiz und Österreich gefunden, niedrige Raten in den Niederlanden, England, Italien und Spanien (Platt et al., 1992). Die Bundesrepublik Deutschland liegt in dieser Hinsicht im Mittelfeld.

Prognose und Verlauf

Bei einem Teil der Jugendlichen kommt es innerhalb kurzer Zeit zu einem erneuten Suizidversuch (van Engeland, 2004; Wunderlich, 2004). Innerhalb eines Jahres wiederholen sieben Prozent der Jugendlichen, die nach einem Parasuizid medizinisch versorgt wurden, und 24 Prozent der Jugendlichen mit mehreren Parasuiziden in der Anamnese den Suizidversuch (Hultén et al., 2001). Insgesamt unternehmen 40 Prozent der Jugendlichen nach einem Parasuizid einen weiteren Versuch (van Engeland, 2004).

Im Allgemeinen ist das Wiederholungsrisiko nach Parasuizid in den ersten zwei bis drei Monaten am größten (Chitsabesan, Harrington, Harrington u. Tomenson, 2003), sodass in dieser Phase auffälligem Verhalten besondere Aufmerksamkeit geschenkt werden sollte. Wegen einer geringen Spezifität und Sensitivität der Risikofaktoren ist es meist schwierig, Prognosen über zukünftiges suizidales Verhalten zu erstellen (van Engeland, 2004). Risikofaktoren können aber in der psychiatrischen Diagnostik als Leitfaden für ein Screening dienen (Baving, 2004). Die bisherigen Versuche und Bemühungen, eine Wiederholung eines Parasuizids vorherzusagen, waren wenig erfolgreich.

Suizidales Verhalten bei Patienten mit Borderline-Persönlichkeitsstörung

Nach Brodsky, Malone, Ellis, Dulit und Mann (1997) ist die Diagnose einer Borderline-Persönlichkeitsstörung ein deutlicher Risikofaktor für suizidales Verhalten, wobei insbesondere die Ausprägung der Impulsivität in Zusammenhang mit der Anzahl der Parasuizide steht. Insgesamt kommt es bei drei bis zehn Prozent der Patienten zum vollendeten Suizid (Akiskal, Chen u. Davis, 1985; Fyer, Frances, Sullivan, Hurt u. Clarkin, 1988; Mehlum et al., 1991). Zudem befinden sich unter Suizidopfern in der Allgemeinbevölkerung vier bis zwölf Prozent Patienten mit Borderline-Persönlichkeitsstörung (Henriksson et al., 1993). Parasuizide unternehmen 60–75 Prozent der Patienten mit Borderline-Diagnose (Brodsky et al., 1997; Gunderson et al., 1981). Nach Jerschke, Meixner, Richter und Bohus (1998) finden sich in 69–80 Prozent der Fälle Suizidideen und selbstverletzendes Verhalten.

Literatur

Akiskal, H. S., Chen, S. E., Davis, G. C. (1985). Borderline: An adjective in search of a noun. Journal of Clinical Psychiatry, 46, 41–48.

AACAP – American Academy of Child and Adolescent Psychiatry et al. (2003). Practice Parameter for the assessment and treatment of children and adolescents with suicidal behavior. Zugriff unter http://www.aacap.org/clinical/parameters/fulltext/Suicide.doc.

Baving, L. (2004). Parasuizide bei Kindern und Jugendlichen. Kindheit und Entwicklung, 13, 5–13.

Becker, K. (2004). Suizidalität in Kindheit und Jugend – Einführung in den Themenschwerpunkt. Kindheit und Entwicklung, 13, 1–4.

Becker, K., Laucht, M., El-Faddagh, M., Schmidt, M. H. (2005). The dopamine D4 receptor gene exon III polymorphism is associated with novelty seeking in 15-year-old males from a high-risk community sample. Journal of Neural Transmission, 112, 847–858.

Becker, K., Schmidt, M. H. (2003). Psychiatrische Störungen bei stationär behandelten Kindern und Jugendlichen mit parasuizidalen Handlungen. tägliche praxis, 44, 803–813. München.

Bohus, M. (2002). Borderline-Störung. Fortschritte der Psychotherapie, Manual für die Praxis, Bd. 14. Göttingen.

Brodsky, B. S., Malone, K. M., Ellis, S. P., Dulit, R. A., Mann, J. J. (1997). Characteristics of Borderline Personality Disorder associated with Suicidal Behavior. American Journal of Psychiatry, 154, 1715–1719.

Bronisch, T., Wunderlich, U., Wittchen H.-U. (1998). Comorbidity patterns in adolescents and young adults with suicide attempts. European Archives of Psychiatry and Clinical Neuroscience, 248, 2.

Chitsabesan, P., Harrington, R., Harrington, V., Tomenson, B. (2003). Predicting repeat self-harm in children. European Child and Adolescent Psychiatry, 12, 23–29.

Cloninger, C. R. (1987). A systematic method for clinical description and classification of personality variants. Archives of General Psychiatry, 44, 573–588.

Cloninger, C. R. (1999). Personality and Psychopathology, American Psychopathological Association Sereis. Washington u. London: American Psychiatric Press.

Cloninger, C. R., Svrakic, D. M., Przybeck, T. R. (1993). A psychobiological model of temperament and character (Review). Archives of General Psychiatry, 50, 975–90.

Deutsche Gesellschaft für Kinder- und Jugendpsychiatrie und Psychotherapie et al. (2003). Leitlinien zur Diagnostik und Therapie von psychischen Störungen im Säuglings-, Kindes- und Jugendalter. 2. Aufl. Köln.

Engel, U., Hurrelmann, K. (1998). Was Jugendliche wagen: eine Längsschnittstudie über Drogenkonsum, Stressreaktionen und Delinquenz im Jugendalter (3. Aufl. Hg.). Weinheim.

Engeland, H. v. (2004). Prävention parasuizidalen Verhaltens in der Adoleszenz: Möglichkeiten und Grenzen. Kindheit und Entwicklung, 13, 38–46.

Farberow, N. L. (1979). The Many Faces of Suicide: Indirect Self-Destructive Behavior. Newnan, GA, U. S. A.

Fyer, M. R., Frances, A. J., Sullivan, T., Hurt, S. W., Clarkin, J. (1988). Suicide attempts in patients with borderline personality disorder. American Journal of Psychiatry, 145, 737–739.

Groenemeyer, A. (2001). Risikosoziologie und gesundheitsbezogenes Risikoverhalten – Zwischen »Empowerment« und »Lifestyle Correctness«. In J. Raithel (Hrsg.), Risikoverhaltensweisen Jugendlicher. Formen, Erklärungen und Prävention. Opladen.

Gunderson, J. G., Davis, T., Youngren, V. R. (1997). Dealing with self-destructiveness in borderline patients. In M. Rosenbluth, Yalom, I. (Eds.), Treating difficult personality disorders (pp. 25–50). San Francisco: Jossey-Bass.

Gunderson, J. G., Kolb, J., Austin, V. (1981). The diagnostic interview for borderline patients. American Journal of Psychiatry, 138, 896–903.

Heeringen, C. v. (2001). Suicide in adolescents. International Clinical Psychopharmacology, 16 Supplement, 2, 1–6.

Henriksson, M. M., Aro, H. M., Marttunen, M. J., Heikkinen, M. E., Isometsä, E. T., Kuoppasalmi, K. I., Lönnquist, J. K. (1993). Mental disorders and comorbidity in suicide. American Journal of Psychiatry, 150, 935–940.

Holtkamp, K., Herpertz-Dahlmann, B. (2001). Suizide und Suizidversuche im Kindes- und Jugendalter. Monatsschrift Kinderheilkunde, 149, 717–729.

Igran, V., Irwin, C. R. Jr. (1996). Theories of adolescent risk-taking behavior. In R. J. DiClemente; W. B. Hansen; L. E. Ponton (Eds.), Handbook of adolescent health risk behavior (pp. 35–51). New York.

Jerschke, S., Meixner, K., Richter, H., Bohus, M. (1998). Zur Behandlungsgeschichte und Versorgungssituation von Patientinnen mit Borderline-Persönlichkeitsstörung in der Bundesrepublik Deutschland. Fortschritte der Neurologie und Psychiatrie, 66, 545–552.

Jessor, R. (2001). Problem-Behaviour Theory. In J. Raithel (Hrsg.), Risikoverhaltensweisen Jugendlicher. Formen, Erklärungen und Prävention (S. 61–78). Opladen.

Jessor, R. (Ed.) (1998). New perspectives on adolescent risk behavior. New York: Cambridge.

Jessor, R., Jessor, S. L. (1977). Problem behavior and psychosocial development: A longitudinal study of youth. New York.

Kraiker, Ch. (1997). Risikoverhaltensanalyse. In R. Weitkunat; J. Haisch; M. Kessler (Hrsg.), Public Health und Gesundheitspsychologie. Konzepte – Methoden – Prävention – Versorgung – Politik (S. 80–87). Bern.

Kraus, G., Reynolds, D. J. (2001). The »A-B-C's« of the Cluster B's: Identifying, Understanding, and Treating Cluster B Personality Disorders. Clinical Psychology Review, 21, 345–373.

Kuntsche, E. N. (2002). Gesundheitsbesorgnis und Substanzkonsum unter Jugendlichen von 1986–1998. Zeitschrift für Gesundheitspsychologie, 10, 15–22.

Lieb, K., Zanarini, M., Schmahl, C., Linehan, M. M., Bohus, M. (2004). Borderline Personality Disorder. Lancet, 364, 453–461.

Lindner, R., Fiedler, G., Götze, P. (2003). Diagnostik der Suizidalität. Deutsches Ärzteblatt 100, 15: A1004 -1007.

Mehlum, L., Friis, S., Irion, T., Johns, S., Karterud, S., Vaglum, S. (1991). Personality disorders 2–5 years after treatment: a prospective study. Acta Psychiatrica Scandinavica, 84, 72–77.

Nordlohne, E. (1992). Die Kosten jugendlicher Problembewältigung: Alkohol, Zigaretten- und Arzneimittelkonsum im Jugendalter. Weinheim.

Platt, S., Bille-Brahe, U., Kerkhof, A., Schmidke, A., Bjerke, T., Crepet, P., De Leo, D., Haring, C., Lonnqvist, J., Michel, K., Philippe, A., Pommereau, X., Querejeta, I., Salander-Renberg, E., Temesvary, B., Wassermann, D., Sampaio-Faria, J. (1992). Parasuicide in Europe: the WHO/ EURO multicenter study on parasuicide. I. Introduction and preliminary analysis for 1989. Acta Psychiatrica Scandinavica, 85, 97–104.

Poustka, F. (1985). Suizide und Suizidversuche im Kindes- und Jugendalter. In H. Remschmidt, M. H. Schmidt (Hrsg.), Kinder- und Jugendpsychiatrie in Klinik und Praxis. BD. III: Alterstypische, reaktive und neurotische Störungen (S. 214–245). Stuttgart.

Raithel, J. (1999). Unfallrisiko: Jugendliches Risikoverhalten. Weinheim.

Raithel, J. (2001). Risikoverhaltensweisen Jugendlicher – Ein Überblick. In J. Raithel (Hrsg.), Risikoverhaltensweisen Jugendlicher. Formen, Erklärungen und Prävention. Opladen.

Raithel, J. (2003). Risikobezogenes Verhalten und Geschlechtsrollenorientierung im Jugendalter. Zeitschrift für Gesundheitspsychologie, 11, 21–28.

Raithel, J. (2004). Jugendliches Risikoverhalten : eine Einführung. Wiesbaden.

Remschmidt, H., Schmidt, M. H., Poustka, F. (Hrsg.) (2001). Multiaxiales Klassifikationsschema für psychische Störungen des Kindes- und Jugendalters nach ICD-10 der WHO. 4. überarb. Aufl. Bern.

Schinka, J. A., Letsch, E. A., Crawford, F. C. (2002). DRD4 and Novelty Seeking: results of a meta-analyses. American Journal of Medical Genetics, 114, 643–648.

Schmidt, M. H. (1998). Notfall- und Krisensituationen bei Kindern und Jugendlichen. Suizidalität. In W. Hewer, W. Rössler (Hrsg.), Das Notfall-Psychiatrie-Buch (S. 466–469). Stuttgart.

Schmidtke, A. (2002). Suizidprävention ist möglich. Psycho, 28, 549–550.

Schmidtke, A., Fricke, S., Weinacker, B. (1994). The epidemiology attemped suicide in the Würzburg area, 1989 1992. In A. J. M. F. Kerkhof; A. Schmidtke; U. Bille-Brahe; D. De Leo; J. Lönnqvist (Eds.), Attempted suicide in Europe. Leiden.

Schmidtke, A., Weinacker, B., Fricke, S. (1999). Epidemiologie suizidalen
Verhaltens. In H. Helmchen, H. J. Möller (Hrsg.), Psychiatrie für die
Praxis 29. München.

Schmidtke, A., Weinacker, B., Löhr, C. (2000). Epidemiologie der Suizidalität im 20. Jahrhundert. In M. Wolfersdorf, C. Franke (Hrsg.), Sui-
zidforschung und Prävention am Ende des 20. Jahrhunderts. Regens-
burg.

Schmidtke, A., Weinacker, B., Löhr, C. (2002). Suicidal Behaviour in Ger-
many. In A. Schmidtke et al. (Eds.), Suicidal Behaviour in Europe: Results from the WHO/EURO Multicentre Study on Suicidal Behaviour.
Göttingen.

Shaffer, D., Gutstein, J. (2002). Suicide and attempted suicide. In M. Rutter, E. Taylor (Eds.), Child and adolescent psychiatry (4nd ed.,
pp. 529–554). Oxford.

Statistisches Bundesamt (2006). Todesursachenstatistik 2004. In Statistisches Jahrbuch 2006. Bonn.

Weltgesundheitsorganisation (2000). Internationale Klassifikation psychischer Störungen: ICD.10, Kapitel V (F), klinisch-diagnostische Leitlini-
en. Bern.

Wunderlich, U. (2004). Suizidales Verhalten im Jugendalter. Göttingen.

Zuckerman, M. (1979). Sensation seeking and risk taking. In C. E. Carroll
(Ed.), Emotions in personality and psychopathology (pp. 163–197).
New York.

Zuckerman, M., Kuhlman, D. M. (2000). Personality and risk-taking:
Common biosocial factors. Journal of Personality, 68, 999–1029.

Diagnostik

Paul L. Plener, Herbert Fliege, Jörg M. Fegert und Gerhard Libal

Diagnostik des selbstverletzenden Verhaltens

Dieses Kapitel gibt zunächst allgemeine Hinweise dafür, worauf der klinische Diagnostiker in der Untersuchung und im Umgang mit selbstverletzenden Patienten achten sollte. In einem zweiten Schritt wird auf psychometrische Instrumente zur standardisierten Erfassung Bezug genommen. Diese Instrumente haben ihre Relevanz einerseits dort, wo aus Forschungsinteresse große Populationen untersucht werden sollen – wie etwa bei Screeninguntersuchungen. Oder sie wurden bewusst für den klinischen Bereich geschaffen, um eine genauere und vor allem standardisiert vergleichbare Evaluation des selbstverletzenden Verhaltens zu ermöglichen, auch unter dem Gesichtspunkt, dem Patienten eine weitere Möglichkeit zur Kommunikation zu einem oft schamhaft besetzten Thema zu ermöglichen.

Während einige Jugendliche mit selbstverletzenden Verhaltensweisen ihre Handlungen und deren Konsequenzen bereitwillig und offen präsentieren und mitunter sich selber eine Identität als »cutter« zuschreiben, gibt es auch viele Jugendliche, die selbstverletzende Handlungen im Verborgenen ausführen, wobei unklar ist, in welcher zahlenmäßigen Relation diese beiden Gruppen zueinander stehen. Auch durfte es im Ausmaß der Verheimlichungstendenz fließende Abstufungen geben, sodass beispielsweise Selbstverletzer, die ihr Verhalten möglicherweise der allgemeinen sozialen Umwelt (Mitschüler, Elternhaus) gegenüber verdecken, dennoch bereit sein könnten, es im entsprechenden diagnostischen Kontext (Ärztin, Therapeut) zumindest teilweise zu offenbaren. Diese Unterscheidung ist wichtig, da Selbstbeurteilungsbögen generell nur erfassen können, was der Befragte bereit ist

mitzuteilen. Gerade in der Erkennung verheimlichter Selbstschädigung haben Fremdbeurteilungsbögen daher einen zentralen
Stellenwert.

Klinische Diagnostik

Die erste Schwierigkeit, die sich dem Kliniker oft stellt, ist die
Identifizierung selbstverletzender Handlungen, wenn diese von
den Ausführenden verheimlicht werden. Hierbei zu bedenken ist,
dass neben direkten Formen der Selbstverletzung (wie etwa dem
Schneiden der Haut) mitunter auch indirekte Formen der Selbstschädigung existieren (etwa der Diabetiker, der seine Medikation
verweigert), deren Erkennung nahezu unmöglich scheint, greift
man nicht auf psychometrische Instrumente zurück, die mitunter
auch diese Verhaltensweisen miterfassen.

Der klinische Blick im Erstkontakt sollte für jene Körperstellen
geschärft sein, die oftmals primäre Lokalisationen selbstverletzender Handlungen darstellen, wie etwa die Unterarme, Fäuste oder
Knöchel. Dabei sollten vor allem inadäquate Kleidung (etwa lang-
ärmelige Kleidung bei hohen Temperaturen), dauernde Benut-
zung von »Schweißbändern«, das Tragen von Verbänden oder die
– eher fremdanamnestisch geschilderte – Weigerung an Aktivitäten wie Schwimmen oder Schulsport teilzunehmen, hellhörig machen.

Den Angaben der Jugendlichen über Ausmaß und Schweregrad
der selbst zugefügten Verletzungen kann in vielen Fällen nicht ge-
traut werden. Die Ursachen dafür sind vielfältig. So spielt etwa die
Scham über die Handlung eine Rolle, aber auch ein stiller Tri-
umph gegenüber dem Untersucher, doch noch etwas mehr zu wissen als dieser. Auch werden die selbstschädigenden Verhaltensweisen oft in dissoziativen Zuständen begangen und das wahre Ausmaß wird somit auch vergessen. Ein weiterer Grund für die
schlechte Einschätzung des Ausmaßes und der Schwere der Verletzungen liegt in vielen Fällen auch in der reduzierten Schmerzwahrnehmung allgemein und insbesonders während der Handlung.

Daraus ergeben sich für die Diagnostik Konsequenzen. Wir empfehlen eine umfassende körperliche Untersuchung durch einen Arzt, je nach Setting kann dies der Hausarzt oder ein ärztlicher Kollege der Abteilung sein. Ob ein Arzt, der gleichzeitig auch der Psychotherapeut der betroffenen Jugendlichen ist, diese Untersuchung auch selbst durchführt, wird sicher von der therapeutischen Haltung und der Erfahrung abhängen. Wir sehen keinen Grund, diese körperliche Untersuchung nicht auch als Therapeut der betroffenen Jugendlichen selbst durchzuführen, empfehlen jedoch nachdrücklich, dies bereits zu Beginn der Therapie explizit zu besprechen. Wichtig dabei ist es aber auch, mit dem Jugendlichen die verschieden Rollen – verständnisvoller Zuhörer versus nüchterner Untersucher – sowie die daraus möglicherweise entstehenden Rollenkonflikte zu thematisieren.

Die körperliche Untersuchung sollte nach einem Anamnesegespräch über Zeitpunkt, Mittel, Lokalisation und Schwere/Tiefe an den Armen beginnen und im Weiteren die Beine (Ober- und Unterschenkel), den Bauch und den Rücken einbeziehen, da sich zeigte, dass in einer psychiatrischen, jugendlichen Stichprobe (in absteigender Reihenfolge) vor allem folgende Lokalisationen selbstverletzenden Verhaltens auftraten (Nixon, Cloutier u. Aggarwal, 2002):

– Unterarm/Handgelenk
– Oberarm/Ellenbogen
– Unterschenkel/Knöchel
– Oberschenkel/Knie
– Hände/Finger
– Abdomen

Als bevorzugte Methoden selbstverletzenden Verhaltens finden sich bei Jugendlichen sowohl bei Schuluntersuchungen als auch im stationären Setting: Schneiden, Kratzen, Schlagen, Verbrennen und die Verzögerung der Wundheilung (Muehlenkamp u. Gutierrez, 2004; Nixon et al., 2002).

In der Exploration ist es ist es wichtig, emotional nicht überzureagieren. Wenn der Diagnostiker schockiert reagiert, übermäßig Anteilnahme zeigt oder Ähnliches, dann kann das von dem

Patienten als distanzierend erlebt werden, es könnte aber in manchen Fällen sogar verhaltensverstärkend wirken. Beides wäre der klinischen Diagnostik und auch der weiteren Therapie abträglich. Das Cornell Research Program on Self-Injurious Behavior (2007) empfiehlt für einen Erstkontakt:

– Der Untersucher soll sich nicht schockiert zeigen oder übertriebene Anteilnahme signalisieren.
– Selbstverletzendes Verhalten ist meist keine suizidale Geste und soll auch nicht als solche verstanden werden.
– Selbstverletzendes Verhalten erfüllt eine Funktion- die Vermittlung anderer Coping-Strategien kann eine Möglichkeit darstellen, alternativ zu handeln.
– Die Sicherheit der selbstverletzenden Handlungen soll beachtet werden, da neben der offensichtlichen Gefahr auch die Möglichkeit einer Krankheitsübertragung besteht, sollten etwa Rasierklingen gemeinsam mit anderen benutzt werden.
– Es soll erhoben werden, welchen Einfluss die Peer-Gruppe auf das selbstverletzende Verhalten hat.

In vielen Fällen wird es auch möglich sein, diese Daten mittels eines diagnostischen Instrumentes zu erheben. Dies gilt abgesehen von den anamnestischen Daten sowohl für die direkten körperlichen Folgen als auch für die psychologischen Phänomene und Konsequenzen.

Diagnostik mittels psychometrischer Instrumente

Der Zweck des Einsatzes psychometrischer Instrumente liegt in der Erfassung, Beschreibung und Systematisierung selbstverletzenden Verhaltens. Neben der Möglichkeit einer Schweregradbestimmung soll damit im günstigsten Fall auch eine Abgrenzung oder Miterfassung angrenzender Phänomene (z. B. Suizidalität oder soziokulturelle Zeitgeistphänomene wie Piercing oder Branding) gewährleistet werden.

Im Folgenden soll der Versuch unternommen werden, einen Überblick über wichtige Fremd- und Selbstbeurteilungsinstrumente zusammenzustellen, die sowohl in der Forschung als auch der klinischen Praxis zum Einsatz kommen können. Hierbei erscheint es sinnvoll, im Bereich der Selbstbeurteilungsverfahren eine Aufteilung einerseits in Instrumente, die zur deskriptiven Erfassung selbstverletzender Verhaltensweisen dienen, und in solche, die primär Funktionen und Motive dieser Handlungen untersuchen, vorzunehmen. Ein solcher Versuch muss jedoch unvollständig bleiben, da die Zahl der bislang in Studien eingesetzten Instrumente zu umfangreich ist und diese auch in vielen Fällen von den Forschern selbst zusammengestellt und oftmals nicht auf ihre psychometrische Brauchbarkeit getestet wurden (Ross u. Heath, 2002).

Darüber hinaus basieren verschiedene Instrumente auf unterschiedlichen Definitionen selbstschädigender Verhaltensweisen. Während manche auf der Basis eines »Deliberate Self harm« (DSH) Konzeptes sich auch mit suizidalen Handlungen befassen, wird dieser Bereich in Fragebögen, die ihren Fokus auf »reines« selbstverletzendes Verhalten im Sinne von »Self-Injury« (SI) oder »Self-injurious behavior« (SIB) (und also nicht im engeren Sinn suizidales Verhalten) lenken, oftmals nicht berücksichtigt. Die sich daraus ergebenden Probleme sind einerseits eine fehlende Vergleichbarkeit vieler Untersuchungen, andererseits eine mangelnde Aussagekraft der Ergebnisse.

Auf Instrumente wie etwa die Child Behavior Checklist (CBCL) oder dem Youth Self Report (YSR), die zwar selbstschädigendes Verhalten miterfassen, sich aber nicht primär diesem Thema widmen, soll hier nicht eingegangen werden, da die Übereinstimmung im Selbst- und Fremdrating, gerade was die Frage nach selbstschädigenden Handlungen betrifft, hier sehr niedrig ist (Sourander et al., 2006).

Ausgehend von den wesentlichen englischsprachigen Instrumenten soll der Fokus vor allem auf vorhandene deutschsprachige Instrumente gelegt werden, die bekannte psychometrische Eigenschaften haben sowie in unserer eigenen klinischen Praxis eine gute klinische Aussage gezeigt haben.

Fremdbeurteilungsverfahren

Die von Claes, Vandereycken und Vertommen (2005) vorgelegte Übersichtsarbeit zu unterschiedlichen Instrumenten ist als die bislang umfassendste Zusammenstellung englischsprachiger Instrumente zu werten. Die Zusammenstellung beschäftigt sich mit der Erhebung selbstverletzender Verhaltensweisen sowohl im Bereich der psychiatrischen Erkrankungen- als auch im Rahmen der mentalen Retardierung. So finden sich für den im Verlauf dieses Kapitels primär relevanten Bereich psychiatrisch erkrankter Patienten zur Fremdbeurteilung selbstverletzender Handlungen die Overt Aggression Scale (Yudovsky et al., 1986), welche an 45 psychiatrischen Patienten angewendet wurde, des Self-Injurious Behavior Questionnaire, welches an 30 psychiatrischen Patienten zur Anwendung kam (Schroeder, Rojahn u. Reese, 1997), die Self-Injury Trauma Scale, erprobt an 35 Personen (Iwata, Pace, Kissel, Nau u. Farber, 1990) und die Method for reporting Self-Harm, angewendet an 32 Jugendlichen (Rosen u. Heard, 1995).

Daneben findet auch das auf die Erfassung suizidaler Handlungen zugeschnittene semistrukturierte Parasuicide History Interview (PHI), welches an 37 psychiatrischen Patienten erprobt wurde (Wagner u. Linehan, 1994), Erwähnung. In einer neueren Untersuchung an Patientinnen mit einer Borderline-Persönlichkeitsstörung zeigten sich dabei insofern Unterschiede zwischen suizidalen und selbstverletzenden Patienten, als nichtsuizidale Selbstverletzungen ausgeführt wurden, um Wut auszudrücken, sich selbst zu bestrafen und »normale« Gefühle wiederherzustellen, wohingegen Suizidversuche ausgeführt wurden, um anderen Menschen Erleichterung zu verschaffen (Brown, Comtois u. Linehan, 2002).

Die Unterscheidung suizidaler Handlungen am Kriterium der »Absicht zu sterben« (»intention to die«) erscheint daher besonders essenziell und dürfte ein gutes Kriterium zur Trennung der Entitäten Selbstverletzung und Suizid darstellen (Nock u. Kessler, 2006).

Eine Neuentwicklung stellt das Suicide Attempt Self-Injury Interview (SASII) von Linehan, Comtois, Brown, Heard und Wagner (2006) dar, wobei sich die Autoren sehr dezidiert mit der Unterscheidung und den möglichen Überlappungen zwischen Suizidalität und nicht suizidalem selbstverletzendem Verhalten auseinandergesetzt haben. Mittels semistrukturiertem Interview sollen hierbei Topographie, Kontext und Absicht des suizidalen und selbstverletzenden Verhaltens erfasst werden. Die Interrater-Reliabilität und Validität des Originalinstrumentes wurde an fünf Kohorten getestet (insgesamt n = 338), wobei sich im Mittel eine Interrater-Reliabilität von .956 zeigte (range: .871–.978).

Zur Fremdbeurteilung im klinischen Setting kann die Assessment Scale Self-destruction – oder im deutschen Original: Erhebungsbogen Selbstschädigung – dienen (Willenberg et al., 1997). Dabei kann der Kliniker den Verdacht auf ein Bestehen autodestruktiven Verhaltens ebenso codieren wie die Lokalisation, die Art des ärztlichen Handelns, die medizinische Inanspruchnahme, sowie den Schweregrad und eine aktuelle Einschätzung der Gefährlichkeit dieser Handlungen treffen. Dieses Instrument fand schon seinen Einsatz in einer großen Stichprobe psychosomatischer Patienten (n = 1057) zur Evaluation von Fällen selbstschädigender Handlungen – vor allem auch in Bezug zur artifiziellen Störung (Fliege et al., 2002). Neben offener und direkter Selbstverletzung richtet sich das Verfahren – anders als die bisher zitierten – vor allem auch auf versteckte und indirekte (aber auf den Körper gerichtete) Formen der Selbstschädigung. Auch Vergiftungen finden hier ihre Berücksichtigung. In einer deutschen Untersuchung (Fliege et al., 2006) zeigte sich eine zufriedenstellende Interrater-Reliabilität von .63, die höher wurde, je näher die Zeitpunkte der Befragung zeitlich beisammen lagen (bei max. drei Tagen .87)

Zur Verlaufskontrolle im Rahmen einer psychiatrischen Behandlung bietet sich die Methode der funktionellen Verhaltensanalyse an, welche die Mechanismen der Aufrechterhaltung selbstverletzender Verhaltensweisen identifizieren und beschreiben soll (Petermann, 2005). Dies besitzt gerade im Therapieverlauf Relevanz.

In standardisierter Form existiert das von Lloyd, Kelley und Hope (1997) entworfene Functional Assessment of Self-Mutilation (FAMS), welches als semistrukturiertes Interview Funktionen und Frequenz des selbstverletzenden Verhaltens beschreibt. Reliabilität und Validität bei Jugendlichen wurden durch die Studien von Nock u. Prinstein (2004; 2005) belegt.

Selbstbeurteilungsverfahren

Instrumente zur deskriptiven Erfassung selbstverletzenden Verhaltens
In der Zusammenschau von Selbstbeurteilungsinstrumenten verweisen Claes et al. (2005) auf den Self-Harm Inventory (Sansone, Fine u. Nunn, 1994; Sansone, Wiederman u. Sansone, 1998), das Firestone Assessment of Self-Destructive Thoughts (Firestone u. Firestone, 1996), den Self-Injury Inventory (Zlotnick, Donaldson, Spirito u. Pearlstein, 1997) und die Self-Injury Motivation Scale (Osuch, Noll u. Putnam, 1999).

Gerade für die Untersuchung der Zusammenhänge zwischen selbstverletzendem Verhalten und Borderline-Persönlichkeitsstörung scheint das erwähnte Self-Harm Inventory von Sansone et al. (1995) interessant. Solche Zusammenhänge dürften vermutlich über die Achse einer erhöhten Impulsivität bestehen. So konnten Fossati et al. (2004) zeigen, dass in einer Studie an 747 Studenten vor allem erhöhte Werte in den Bereichen Impulsivität, Reizbarkeit, Groll und Schuldgefühle das Vorliegen einer Borderline-Störung prädiktierten, Eigenschaften, die sich häufig auch bei selbstverletzenden Individuen finden (Herpertz, Steinmeyer, Oidtmann u. Sass, 1995; Berlin u. Rolls, 2004).

Mittels 22 Items wird dichotom nach dem Vorliegen expliziter selbstschädigender Handlungen gefragt und für den Fall eines Vorliegens auch nach der Anzahl der Vorfälle. Der Begriff wird hier jedoch sehr weit gefasst und beinhaltet etwa auch »rücksichtsloses Autofahren«. Im Anschluss daran wird eine offene Frage nach weiteren selbstzerstörerischen Verhaltensweisen gestellt, die im Freitext zu beantworten ist. Es zeigte sich, dass bei einem Cut-off-Wert von fünf positiv beantworteten Items 83,7 Prozent der 221 Teilnehmer umfassenden Stichprobe korrekt als von einer

Borderline-Persönlichkeitsstörung Betroffene identifiziert werden konnten, wobei die Diagnose hier mithilfe des semistrukturierten Diagnostic Interview for Borderlines (DIB) gestellt wurde (Sansone et al., 1998).

Von diesem Fragebogen wurde mit Zustimmung des Autors eine Übersetzung und Rückübersetzung ins Deutsche durchgeführt (Fegert, Plener u. Libal, 2005). In der klinischen Anwendung ist der Fragebogen auch von Jugendlichen leicht und schnell auszufüllen, stößt aber aufgrund mancher Fragen (etwa, ob man sich »als Strafe von Gott distanziert hat«) bei diesen auf Unverständnis.

Für den Einsatz in großen Stichproben essenziell scheinen Screeninginstrumente, die – nach Ankreuzen der entsprechenden Items – einer eingehenderen Diagnostik bedürfen.

Ein solches Instrument stellt der Fragebogen »How I deal with stress« von Ross und Heath (2002) dar, der in 24 Items neben durchweg positiven Stressbewältigungsmechanismen (»Sport betreiben«, »mit jemandem sprechen«) auch das Item »mich selbst absichtlich verletzen« enthält.

Leider liegen zu diesem Instrument keine psychometrischen Daten vor. Als Screening-Instrument scheint er insofern interessant, als die Wahrscheinlichkeit einer oftmals befürchteten »Traumatisierung« durch Konfrontation mit Fragen zu selbstverletzenden Verhaltensweisen im Rahmen einer Studie an Jugendlichen damit reduziert werden kann.

Es sollte aber darauf hingewiesen werden, dass Befürchtungen, Schüler durch Fragebogenuntersuchungen in selbstverletzendes Verhalten oder den Suizid zu treiben, wissenschaftlich jeder Grundlage entbehren und für Betroffene das Ausfüllen solcher Fragebögen eher entlastend wirken dürfte (Friedman, 2006; Gould et al., 2005).

Interessant sind auch die von Fliege et al. (2006) – die in diesem Feld für den deutschsprachigen Raum Pionierarbeit geleistet haben – vorgestellten Instrumente.

In einer Studie an 361 psychosomatischen, erwachsenen Patienten, wurden die psychometrischen Qualitäten des von der Gruppe übersetzten und rückübersetzten Deliberate Self-Harm Inventory

(DSHI) von Gratz (2001) sowie das Self-Harm Behavior Questionnaire (SHBQ) von Gutierez et al. (2001) ebenso wie das zuvor angeführte Fremdbeurteilungsinstrument (Assessment Scale Self-Destruction) untersucht.

Der DSHI basiert auf dem DSH-Konzept und fragt in 17 dichotomen Items sehr explizit nach verschiedenen Formen selbstverletzenden Verhaltens und klammert dabei suizidale Gedanken oder Handlungen vollends aus. Für den Fall einer positiven Antwort im ersten Teil wird im zweiten Teil der Frequenz, dem Beginn, dem letzten Auftreten, der Dauer und etwaiger ärztlicher Konsultation in weiteren fünf Fragen nachgegangen.

Die Konstruktvalidität des Originalinstrumentes wurde an 150 Studenten ermittelt. Dabei zeigte sich eine hohe interne Konsistenz ($\alpha = .82$). Bei der Validierung der deutschen Version zeigte sich ein ähnlicher Wert ($\alpha = .81$, split half r = .78). Auch die Test-Retest-Reliabilität, welche in der deutschen Stichprobe bei 38 Patienten gemessen wurde, präsentiert sich dabei betreffend der Summe selbstverletzender Handlungen hoch (r = .91), bezüglich der dichotomen Variablen jedoch niedriger ($\Phi = .49$, P = .002).

Der SHBQ stellt neben Fragen zu selbstverletzenden Handlungen auch Fragen zu Suizidversuchen und Suiziddrohungen.

Der Fragebogen ist in vier Abschnitte geteilt (Selbstverletzendes Verhalten, Suizidversuch, Suiziddrohung, suizidale Vorstellung), wobei je Abschnitt eine dichotome Eingangsfrage zum Vorhandensein der Verhaltensweisen gestellt wird. Bei Nichtvorhandensein kann der Ausfüllende zum nächsten Block übergehen, sodass sich für Probanden ohne selbstschädigende Handlungen sehr geringe Bearbeitungszeiten und eine minimale Belastung ergibt. Insgesamt finden sich im SHBQ 32 Fragen, die nach Beantwortung der Eingangsfrage, Frequenz, Beginn, Inanspruchnahme ärztlicher Leistungen etc. abfragen. Während der erste Block sich exakt am Original orientiert, findet sich in der deutschen Übersetzung nach Fliege et al. (2006) in den drei letzten, suizidales Verhalten betreffenden, Blöcken statt einer offenen Fragestellung zu den Begebenheiten, welche mit dem Auftreten suizidaler Gedanken und Handlungen korrelierten, eine integrierte Liste möglicher Ereignisse

(Ferring u. Filipp, 1994). Die Originalvalidierung wurde an einer Stichprobe von 342 Studenten durchgeführt, bei hoher interner Konsistenz der vier Faktoren (α = .89 bis .96). Mittels anderer Instrumente wurde die Stichprobe in eine suizidale und nichtsuizidale Gruppe unterteilt, welche sich in ihren SHBQ-Werten signifikant voneinander unterschieden.

Aus der deutschen Stichprobe beschreiben Fliege et al. (2006) eine hohe interne Konsistenz für die vier Faktoren (Selbstverletzung: α = .96, r = .98; Suizidversuche: α = .96, r = .96; Suiziddrohung: α = .90, r = .93; Suizidale Gedanken: α = 87, r = .93).

Da der Fragebogen in einer leicht veränderten Form bereits in großen Schulstudien (n = 390 und n = 540) erfolgreich eingesetzt worden war (Muehlenkamp u. Gutierrez, 2004; Muehlenkamp u. Gutierrez, 2007), wurde der SHBQ mit Erlaubnis der Autoren in der Ulmer Schulstudie zu Selbstverletzendem Verhalten (USS) in der von Fliege et al. (2006) validierten deutschen Version von mehreren hundert 14- bis 16-jährigen Schülern ausgefüllt. Dabei zeigte sich eine gute Verständlichkeit und Anwendbarkeit dieser Skala auch im jugendlichen Alter, wiewohl auch die neu eingeführten traumatischen Life-Events vielerorts in dieser Gruppe auf Unverständnis stießen.

Für folgende Untersuchungen – vor allem dann, wenn der Fokus nicht gezielt auf Traumata liegt – kann anstelle vorgegebener Ereignisse bei einer entsprechenden Fragestellung auch wie im Original eine offene Antwortkategorie beibehalten werden. Im Original wird die Anzahl der genannten Ereignisse kodiert. Optional wäre dann noch eine – fraglos aufwendigere – inhaltsanalytische Codierung vorzunehmen. Will man aber standardisiert erfassen, sollten nicht nur biographisch relevante, sondern auch zeitnähere auslösende Faktoren eingeschlossen werden. Dafür empfiehlt es sich, das Spektrum nicht auf Traumata zu begrenzen, sondern von den Traumata ausgehend über weniger gravierende kritische Lebensereignisse, chronische Stressoren bis hin zu den »daily hassles« das gesamte Spektrum an Belastungsfaktoren abzubilden. Hierfür existiert bislang kein einheitliches Vorgehen, dies könnte aber in einer Expertenrunde entwickelt werden.

Eines der umfassendsten Selbstbeurteilungsinstrumente für den

klinischen Bereich, welches bislang nur bei Jugendlichen zwischen
12 und 18 Jahren Anwendung findet, stellt das Ottawa Self-Injury
Inventory (OSI) dar, das erstmals von Nixon et al. (2002) an einer
klinischen Stichprobe verwandt wurde. Hierbei findet sich in der
aktuellsten Version eine erschöpfende Evaluation des Themas in
27 Fragestellungen, die neben Frequenz, Beginn, Dauer und Lokalisation auch Funktionen des selbstverletzenden Verhaltens, ebenso wie die Entstehung, Coping-Strategien und versuchte Inanspruchnahme von Hilfe erhebt. Eine weitere Besonderheit dieser
Skala findet sich auch in der Berücksichtigung des »Suchtcharak-
ters«, den selbstverletzendes Verhalten für vielen Patienten zu haben scheint. So wurden in das Instrument auch Elemente der
DSM-IV- und ICD-10-Suchtcharakteristika implementiert. Die
Autoren haben in der letzten Version, die vom Juli 2006 datiert,
nun auch Kurzversionen für den Einsatz in Prävalenzuntersuchungen erarbeitet, die auch in der USS ihre Anwendung fanden. Auch in einer großen ungarischen Stichprobe (n = 470) fand
der OSI in seiner ungarischen Version Anwendung im Rahmen einer Prävalenzuntersuchung (Csorba, Szelesne, Steiner, Farkas u.
Nemeth, 2005), deren Fortsetzung vor kurzem abgeschlossen wurde. Die Skala selbst verlangt vom Ausfüllenden große Aufmerksamkeit und Genauigkeit, sodass der Einsatz zumindest der Voll-
version vermutlich auf den klinischen Bereich beschränkt bleiben
wird. Da zum gegenwärtigen Zeitpunkt keine Daten zur Validität
und Reliabilität vorhanden sind, bleibt der Einsatz des OSI mo-
mentan vor allem auf den Rahmen eines Vergleichs qualitativer
Merkmale beschränkt.

Instrumente zur Erfassung von Motiven und Funktionen
Das Firestone Assessment of Self-Destructive Thoughts (FAST)
hebt sich von den anderen zuvor angeführten Instrumenten ab, da
weniger Frequenz und Lokalisation des selbstverletzenden Verhaltens erhoben werden, sondern der Schweregrad selbstschädigender Gedanken mit dem Fokus auf Suizidalität in elf Abstufungen
(Self-Depreciation, Self-Denial, Cynical Attitudes, Isolation, Self-
Contempt, Addictions, Hopelessness, Giving Up, Self-Harm, Suicide Plans, Suicide Injunctions) untersucht wird.

Auch die Self-Injury Motivation Scale stellt 35 Fragen primär zu den Motiven selbstverletzenden Verhaltens, verlangt jedoch keine Beschreibung des Verhaltens selber.

In eine ähnliche Richtung geht der Motivations Underlying Self-Harm Questionnaire von Laye-Gindhu und Schonert-Reichl (2005). In einem 29 Items beinhaltenden Fragebogen werden auf einer Vier-Punkte-Skala Statements zur Motivation unter anderem in den Bereichen »Selbstbestrafung«, »Wut gegen sich selbst«, »Anspannung« und »Dissoziation« abgefragt. In der vorliegenden Studie zeigte sich dabei in der Anwendung bei Jugendlichen (n = 424) eine interne Konsistenz von Cronbach's α = .90.

Resümee und Ausblick

Die Vielzahl der vorgenannten Instrumente beschreibt auch gleichzeitig die Schwierigkeiten in der Erhebung selbstverletzender Verhaltensweisen.

Da sich bislang kein Gold-Standard in der Erhebung selbstverletzender Verhaltensweisen herauskristallisiert hat und mitunter auch aktuelle Studien immer noch auf nicht validierte selbst verfasste Fragebögen zurückgreifen, leidet nicht nur im gleichen Sprachraum sondern auch international die Vergleichbarkeit von Daten.

Dies scheint umso bedauerlicher, als viele Instrumente einander stark ähneln, aber bislang nur sehr wenige Bemühungen zur Vereinheitlichung der Fragebögen unternommen wurden.

Nicht zuletzt scheitert eine solche Vereinheitlichung auch an den noch immer parallel existierenden Konzepten von »Self-Injury« (oder »Self-injurious behavior«), »Deliberate Self harm« und »Suizidalität« und der schwammigen Abgrenzung zu tatsächlich suizidalem Verhalten, die hier jedoch als notwendige Unterteilung nochmals auch in Übereinstimmung mit den aktuellsten Publikationen (Walsh, 2006) unterstrichen werden soll.

Notwenig wäre aus unserer Sicht ein Fragebogen für Prävalenzuntersuchungen an großen Gruppen (z. B. im Rahmen von

Schuluntersuchungen), der zuverlässig Art, Dauer, Schweregrad, Beginn und Frequenz des selbstverletzenden Verhaltens abbildet, eventuell erweiterbar um verschiedene Module zur Beantwortung separater Fragestellungen (z. B. Abgrenzung zu suizidalem Verhalten oder sozioökonomischer Status). Dieser Fragebogen sollte idealerweise in 10–15 Minuten auszufüllen sein und die Untersuchenden möglichst wenig belasten.

Getrennt davon wäre ein umfangreicheres Instrument (etwa vergleichbar dem OSI) wünschenswert, welches geeignet ist, um Auslöser, Motivation, Funktionen und Coping-Strategien ebenso wie den Suchtcharakter selbstverletzenden Verhaltens in einfacher Form abzubilden, wobei dieses Instrument, welches vor allem bei Studien im klinischen Bereich seinen Einsatz finden könnte, nicht länger als 30–40 Minuten Ausfüllzeit in Anspruch nehmen sollte und idealerweise (aufgrund der besseren Verarbeitbarkeit der akkumulierten Datenmengen) als computergestützte Version funktionieren sollte.

Es wäre wünschenswert, dass innerhalb der existierenden Expertengruppen (wie etwa der INSPIRE-Gruppe) ein Konsens im Sinne einer Findung eines Erhebungsstandards gefunden werden könnte, der nach eingehender Validierung seinen Weg in die klinische Praxis fände.

Literatur

Berlin, H. A., Rolls, E. T. (2004). Time perception, impulsivity, emotionality, and personality in self-harming borderline personality disorder patients. Journal of Personality Disorders, 18, 358–378

Brown, M. Z., Comtois, K. A., Linehan, M. M. (2002). Reasons for suicide attempts and nonsuicidal self-injury in women with borderline personality disorder. Journal of Abnormal Psychology, 111, 198–202.

Claes, L., Vandereycken, W., Vertommen, H. (2005). Clinical assessment of self-injurious behaviors: an overview of rating scales and self-reporting questionnaires. In A. Columbus (Ed.), Advances in Psychology Research (pp. 183–209).

Cornell Research Program on Self-Injurious Behavior (2007). Zugriff am 10.1.2007 unter http://www.crpsib.com/whatissi.asp.

,Csorba, J., Szelesne, E. F., Steiner, P., Farkas, L., Nemeth, A. (2005). Symptom specificity of adolescents with self-injurious behavior. Psychiatria Hungarica, 20, 456–462.

Fegert, J. M., Plener, P. L., Libal, G. (2005). Verfahren zur Identifikation der Störung. In F. Petermann, S. Winkel, Selbstverletzendes Verhalten (S. 144–147). Göttingen u. a.: Hogrefe.

Ferring, D., Filipp, S. H. (1994). Teststatistische Überprüfung der Impact of Event-Skala: Befunde zu Reliabilität und Stabilität. Diagnostica, 40, 344–362.

Firestone, R. W., Firestone, L. A. (1996). Firestone assessment of self-destructive thoughts (Manual) San Antonio: Texas Psychological Corporation.

Fliege, H., Kocalevent, R. D., Walter, O. B., Gratz, K. L., Gutierrez, P. M., Klapp, B. F. (2006). Three assessment tools for deliberate self-harm and suicide behaviour: evaluation and psychopathological correlates. Journal of Psychosomatic Research, 61, 113–121.

Fossati, A., Barratt, E. S., Carretta, I., Leonardi, B., Grazioli, F., Maffei, C. (2004). Predicting borderline and antisocial personality disorder features in nonclinical subjects using measures of impulsivity and aggressiveness. Psychiatry Research, 125, 161–170.

Friedman, R. A. (2006). Uncovering an epidemic-Screening for mental illness in teens. The New England Journal of Medicine, 355, 2717–2719.

Gould, M. S., Marrocco, F. A., Kleinmann, M., Thomas, J. G., Mostkoff, K., Cote, J., Davies, M (2005). Evaluating iatrogenic risk of youth suicide screening programs. Journal of the American Medical Association, 293, 1635–1643.

Gratz, K. L. (2001). Measurement of deliberate self-harm: preliminary data on the deliberate self-harm inventory. Journal of Psychopathology and Behavioral Assessment, 23, 253–263.

Herpertz, S., Steinmeyer, S. M., Oidtmann, A., Sass, H. (1995). The significance of aggression and impulsivity for self-mutilative behaviour. Pharmacopsychiatry, 28, Suppl., 2, 64–72

Iwata, B. A., Pace, G. M., Kissel, R. C., Nau, P. A., Farber, J. M. (1990). The self-injury trauma (SIT) scale: a method for quantifying surface tissue damage caused by self-injurious behaviour. Journal of Applied Behavior Analysis, 23, 99–110.

Laye-Gindhu, A., Schonert-Reichel, K. A. (2005). Nonsuicidal Self-harm among community adolescents: understanding the »Whats« and »Whys« of Self Harm. Journal of Youth and Adolescence, 34, 447–457.

Linehan, M. M., Comtois, K. A., Brown, M. Z., Heard, H. L., Wagner, A. (2006). Suicide Attempt Self-Injury Interview (SASII): Development, reliability, and validity of a scale to assess suicide attempts and intentional Self-Injury. Psychological Assessment, 18, 303–312.

Lloyd, E., Kelley, M. L., Hope, T. (1997). Self-mutilation in a community sample of adolescents: descriptive characteristics and provisional prevalence rates. Vorgestellt auf dem Annual meeting of the the Society for Behavioral Medicine, New Orleans.

Muehlenkamp, J. J., Gutierrez, P. M. (2004). An investigation of differences between self-injurious behavior and suicide attempts in a sample of adolescents. Suicide & Life-threatening Behavior, 34, 12–23.

Muehlenkamp, J. J., Gutierrez, P. M. (2007). Risk for suicide attempts among adolescents who engage in non-suicidal self-injury. Archives of Suicide Research, 11, 69–82.

Nixon, M. K., Cloutier, P. F., Aggarwal, S. (2002). Affect regulation and addictive aspects of repetitive self-injury in hospitalized adolescents. Journal of the American Academy of Child and Adolescent Psychiatry, 41, 1333–1341.

Nock, M. K., Kessler, R. C. (2006). Prevalence of and risk factors for suicide attempts versusu suicide gestures: analysis of the national comorbidity survey. Journal of Abnormal Psychology, 115, 616–623.

Nock, M. K., Prinstein, M. J. (2004). A functional approach to the assessment of self-mutilative behaviour. Journal of Consulting and Clinical Psychology, 72, 885–890.

Nock, M. K., Prinstein, M. J. (2005). Clinical features and behavioral functions of adolescent self-mutilation. Journal of Abnormal Psychology, 114, 140–146.

Osuch, E. A., Noll, J. G., Putnam, F. W. (1999). The motivations for self-injury in psychiatric inpatients. Psychiatry, 62, 334–346.

Petermann, F., Winkel, S. (2005). Selbstverletzendes Verhalten. Göttingen u. a.: Hogrefe, S. 147–150.

Rosen, P. M., Heard, K. V. (1995). A method for reporting self-harm according to level of injury and location on the body. Suicide and Life-Threatening Behavior, 25, 381–385.

Ross, S., Heath, N. (2002). A study of the frequency of self-mutilation in a community sample of adolescents. Journal of Youth and Adolescence, 31, 67–77.

Sansone, R. A., Fine, M. A., Nunn, J. L. (1994). A comparison of borderline personality symptomatology and self-destructive behaviour in women with eating, substance abuse, and both eating and substance abuse disorders. Journal of Personality Disorders, 8, 219–228.

Sansone, R. A., Wiederman, M. W., Sansone, L. A. (1998). The self-harm inventory (SHI): development of a scale for identifying self-destructive behaviors and borderline personality disorder. Journal of Clinical Psychology, 54, 973–983.

Schroeder, S. R., Rojahn, J., Reese, R. M. (1997). Reliability and validity of instruments for assessing psychotropic medication effects of self-injurious behaviour in mental retardation. Journal of Autism and Developmental Disorders, 27, 89–102.

Sourander, A., Aromaa, M., Pihlakoski, L., Haavisto, A., Rautava, P., Helenius, H., Sillanpaa, M. (2006). Early predictors of deliberate self-harm mong adolescents. A prospective follow-up study from age 3 to age 15. Journal of Affective Disorders, 93, 87–96.

Wagner, A. W, Linehan, M. M (1994). Relationship between childhood sexual abuse and topography of parasuicide among women with borderline personality disorder. Journal of Personality Disorders, 8, 1–9

Walsh, B. W. (2006). Treating Self-Injury. New York: The Guilford Press, pp. 3–20.

Willenberg, H., Eckhardt, A., Freyberger, H, Sachsse, U., Gast, U. (1997). Selbstschädigende Handluneg: Klassifikation und Basisdokumentation. Psychotherapeut, 42, 211–217.

Zanarini, M. C., Williams, A. A., Lewis, R. E., Reich, R. B., Vera, S. C., Marino, M. F., Levin, A., Yong, L., Frankenburg, F. R. (1997). Reported pathological childhood experiences associated with the development of borderline personality disorder. The American Journal of Psychiatry, 154, 1101–1106.

Zlotnick, C., Donaldson, D., Spirito, A., Pearlstein, T. (1997). Affect regulation and suicide attempts in adolescent inpatients. Journal of the American Academy of Child and Adolescent Psychiatry, 36, 793–798.

Romuald Brunner und Franz Resch

Zur Abgrenzung der Borderline-Persönlichkeitsstörung von schweren Adoleszenzkrisen im Jugendalter

Die Borderline-Persönlichkeitsstörung (BPS) hat ihren Beginn in der Kindheit und manifestiert sich im Jugendalter oder im frühen Erwachsenenalter (ICD-10, Dilling, 1991). Liegen bereits in der frühen Jahren (11–13) oder mittleren Jahren (14–16) der Adoleszenz charakteristische Symptome oder Symptomkonstellationen vor, die eine Früherkennung und eine diagnostische Klassifikation ermöglichen? Fünf von neun diagnostischen Kriterien müssen nach dem amerikanischen Diagnosemanual DSM-IV (American Psychiatric Association, 1994) erfüllt sein, um die Diagnose einer Borderline-Persönlichkeitsstörung zu rechtfertigen (s. Tab. 1).

Tabelle 1: Borderline-Persönlichkeitsstörung (DSM-IV-Kriterien)

1. Verzweifelte Versuche, tatsächliches oder vorgestelltes Verlassenwerden zu vermeiden.
2. Muster von instabilen und intensiven Beziehungen.
3. Identitätsstörung mit durchgängig instabilem Selbstbild oder instabiler Selbstwahrnehmung.
4. Impulsives Verhalten mit potenziell selbstschädigenden Verhaltensweisen.
5. Wiederholte suizidale Handlungen, Suizidandrohungen oder selbstverletzendes Verhalten.
6. Affektive Instabilität.
7. Chronisches Gefühl der inneren Leere.
8. Unangemessene, sehr heftige Wut oder Schwierigkeiten, Wut zu kontrollieren.
9. Vorübergehende, stressabhängige paranoide Vorstellungen oder dissoziative Symptome.

Die zahlreichen Kombinationsmöglichkeiten führen dazu, dass die Diagnose keine einheitliche Phänomenologie der BPS widerspiegelt. Die häufige Komorbidität mit anderweitigen psychiatrischen Störungen (z. B. depressiven Störungen, Essstörungen, Angststö-

rungen) verstärkt die Heterogenität dieses Krankheitsbildes zusätzlich. Einzelne Symptome, die jeweils ein Diagnosekriterium repräsentieren wie zum Beispiel das der affektiven Instabilität und des
selbstschädigenden Verhaltens (Selbstverletzungen, Drogenkonsum, bulimische Episoden) sind auch im Kontext so genannter
Adoleszenzkrisen anzutreffen. Sind jedoch Adoleszenzkrisen
grundsätzlich Ausdruck seelischer Krisensituationen oder können
sie als »Normvarianten des Erlebens und Verhaltens in Adoleszenz« (Remschmidt, 1992) aufgefasst werden? Diese Problematik
soll anhand dreier Fallgeschichten illustriert werden:

1. Kasuistik
   Ein 15 Jahre altes Mädchen wurde nach einem Suizidversuch in die
stationäre Behandlung einer kinder- und jugendpsychiatrischen Klinik
aufgenommen. Das Mädchen hatte bei unklaren Motiven sechs Monate
zuvor ihr Elternhaus verlassen und um die Aufnahme in einer Jugendhilfeeinrichtung nachgesucht. Während des Aufenthalts dort fielen ausgeprägte Schlafstörungen sowie diffuse Angst- und Spannungszustände
auf. Zeitweilig verließ sie kaum die Einrichtung. Sie fiel weiter durch pha-
senhafte »ausgeklinkte« Zustände auf, in denen sie auf Ansprache nicht
reagierte. Weiter fielen plötzliche Verhaltensänderungen auf, so wechsel-
ten sich raptusartige Wutanfälle mit Phasen verstärkter Wünsche nach
Zuwendung ab. An den Armen und Beinen fielen frische wie auch narbige
Veränderungen von Schnittverletzungen auf. Vorangegangene psychiatrische Behandlungen wurden nicht berichtet, jedoch eine Vorgeschichte
mit ausgeprägter Trennungsangst und somatoform anmutenden körperlichen Beschwerden in der Präpubertät. Weiter wurden massive Entfrem-
dungserlebnisse berichtet, die von dem Mädchen als Ängste vor einem
Verrücktwerden beschrieben wurden. Unter der stationären Behandlung
traten erstmalig bulimische Episoden auf; bei geringeren sozialen Konflikten oder nach Telefonaten mit der Mutter kam es zu einer Exazerbation
von selbstverletzenden Verhaltensweisen. Mehrfache Mobilisierungsver-
suche zurück in die Jugendhilfeeinrichtung scheiterten an einer immer
wieder aufkeimenden Suizidalität.

2. Kasuistik
   Ein 16-jähriger Junge wurde aufgrund eines massiven Marihuanakon-
sums und eines episodisch exzessiven Alkoholkonsums in der Ambulanz
einer kinder- und jugendpsychiatrischen Klinik vorgestellt. Neben des anamnestischen Berichts des Substanzmissbrauchs fiel eine verschlossene
niedergeschlagene Stimmung auf. Dysphorische Stimmungen mit zum

Teil erheblichen verbalen Eskalationen mit den Eltern und anderweitigen Autoritätspersonen wurden berichtet. Nach zuvor bestehender guter sozialer Integration war ein zunehmender sozialer Rückzug aufgefallen. So brach er die Kontakte zu Mitschülern ab und unterhielt nur noch wenige außerschulische Kontakte. Neben episodisch auftretenden suizidalen Ideen berichtete er von einem Gefühl der Wertlosigkeit und gab eine besondere Unzufriedenheit mit seinem Aussehen an. So beklagte er eine mangelnde körperliche Attraktivität, beschrieb unproportionale Körperpartien, die objektiv nicht vorhanden waren (Körperdysmorphophobie). In der Schule waren wechselnde kognitive Fertigkeiten aufgefallen. Aufgrund eines zunehmenden schulvermeidenden Verhaltens drohte ein Übergang vom Gymnasium auf die Realschule. Auffällig erschien auch ein Aufgeben von bisherigen Zielorientierungen im Hinblick auf die Schullaufbahn und die Berufswahl. Die Vorgeschichte des Jungen wurde als problemlos geschildert. Eine weitere diagnostische Klärung konnte nicht vorgenommen werden, da es zu einem Abbruch des Beratungskontakts kam.

3. Kasuistik

Ein 14 Jahre altes Mädchen wurde der Ambulanz der Kinder- und Jugendpsychiatrie vorgestellt aufgrund eines zuletzt gehäuften Weglaufens nach Streitsituationen mit den Eltern. Es wurden massive Konfliktsituationen mit Mitschülern berichtet, die zu einer Isolierung im Klassenverband geführt hatten. Periodisch auftretender Marihuanakonsum wurde berichtet sowie episodische Essattacken und Hungerperioden. Neben Schlafstörungen war eine niedergeschlagene Stimmung mit viel Weinen aufgefallen. Gegenüber den Eltern schien sie sehr verschlossen. Öfter aufgetretene unklare körperliche Beschwerden hatten zu gehäuften Vorstellungen bei Ärzten der Primärversorgung geführt. Trotz schwankender Schulleistungen blieb der Schulerfolg insgesamt ungefährdet.

Die berichteten drei Kasuistiken fallen durch sich überschneidende Verhaltens- und Erlebensmuster auf, die die Frage aufwerfen, ob die drei beschriebenen Fälle nur einen graduellen Unterschied aufweisen oder ob sie vielmehr charakteristische Symptomenkonstellationen repräsentieren. Stellt die 1. Kasuistik eine Borderline-Störung dar, die 2. eine Adoleszenzkrise und die 3. Kasuistik nur einen normalen Verlauf im Rahmen einer Reifungskrise? Die Häufigkeit von krisenhaften Entwicklungen in der Adoleszenz mit einem zum Teil auch in den Kasuistiken beschriebenen Symptomatik hatte zu dem Versuch geführt, so genannte Adoleszenzkrisen zu definieren (Langen u. Jäger, 1964; Meier, 1972; Remschmidt,

1979, 1992; Resch, 1999; DuBois u. Resch, 2005). Die Definition einer Adoleszenzkrise muss als Versuch begriffen werden, eine Pathologisierung jugendlicher Verhaltensweisen zu vermeiden (Streeck-Fischer, 2006). Grundsätzlich werden problematische Bereiche des Erlebens (Selbstwertprobleme, Schuldgefühle, Insuffizienzgefühle) oder auch Verhaltensprobleme (suizidales Verhalten, Weglaufen, übertriebene Protesthaltung) als Variationen der Entwicklung in der Adoleszenz aufgefasst (Remschmidt, 1992). Die Exazerbation von Adoleszenzkrisen werden in einem engen Zusammenhang zur Nichtbewältigung von alterstypischen Entwicklungsaufgaben gesehen (Resch, 1999; Remschmidt, 1992).

Da sowohl eine einheitliche Definition wie auch eine Verdichtung der Adoleszenzkrise zu einer diagnostischen Kategorie fehlen, gibt es keine empirischen Studien zur möglichen Genese oder Verlauf dieser Krisen. Die Prognose der Adoleszenzkrise ist somit schwer einzuschätzen, jedoch ist der Übergang von einem substanziellen Anteil von Adoleszenzkrisen in umschriebene oder komplexe psychiatrische Krankheitsbilder beobachtet worden (Remschmidt, 1992). Da sehr problematische Verhaltensweisen und psychische Auffälligkeiten sich häufig nicht ins Erwachsenenalter fortsetzen, ist insbesondere der Rolle der Pubertätsentwicklung Beachtung geschenkt worden. So werden Risikoverhaltensweisen (Resch, 1996; Remschmidt, 1992; Havighurst, 1982) bei Jugendlichen insbesondere aufgrund von nichtbewältigter Entwicklungsaufgaben in der Adoleszenz verstanden. Zu den zentralen Entwicklungsaufgaben gehören:
- Identitätsentwicklung,
- Selbstwertregulation und Selbstbehauptung,
- Individuation und Autonomie,
- Intimität/Sexualitat,
- Körperselbst,
- soziales Selbst,
- Lernfähigkeit und emotionale Regulation.

Wenn einzelne Risikoverhaltensweisen gepaart sind mit einem Rückzugsverhalten, Kontaktabbruch, Interessenverlust, einer Abnahme der Leistungsmotivation und gleichzeitig eine Verschränkung mit psychopathologischen Symptomen auftritt, ist von einer Entwicklungsgefährdung des Jugendlichen auszugehen. Die komplexen Einflüsse auf die Entwicklung adoleszentären Risikoverhaltens sind im Rahmen des umfassenden biopsychosozialen Entwicklungsmodells diskutiert worden (Resch, 1997).

Zum Selbstkonzept des Jugendlichen sowie zu seiner Bindung an Eltern und Peer-group tritt die Bedeutung von Persönlichkeitsfaktoren hinzu, die sowohl genetisch verankert sind als auch sich erfahrungsabhängig entwickeln. Eine besondere Wertigkeit kommt der Entwicklung der gonadalen Steroide in der Pubertät zu. So steht die vermehrte Produktion von Östrogenen bei Mädchen in einem empirisch gesicherten Zusammenhang zum gehäuften Auftreten depressiver Symptome in der Adoleszenz bei Mädchen. Ebenso steht die vermehrte Ausschüttung von Androgenen bei Jungen im Zusammenhang mit einem gesteigertem Antrieb und vermehrter Impulsivität. Der Anstieg von Risikoverhaltensweisen in der Adoleszenz geht einher mit einem gesteigerten Neugierverhalten und einer erhöhten Impulsivität, die wiederum biologisch durch eine Veränderung im Neurotransmitterhaushalt ausgelöst wird.

Die Entwicklung von Selbständigkeit ohne elterliche Protektion zählt ebenso zu den Aufgaben der Adoleszenz, die phylogenetisch im Rahmen der biologischen Reifungsprozesse initiiert wird. Durch die gonadalen Hormone sowie eine davon unabhängige genetische Steuerung werden Umbauprozesse im Gehirn angestoßen, die bis in das junge Erwachsenenalter (ca. 20./21. Lebensjahr) hineinreichen. Im Rahmen dieser Hirnreifungsprozesse kommt es – mit zum Teil geschlechtsspezifischen Unterschieden – zu einer Ausreifung des limbischen Systems (das für die Angst- und Furchtreaktion eine besondere Rolle spielt) sowie zur Ausbildung exekutiver Funktionen, die insbesondere für die Impulssteuerung und Handlungskontrolle von besonderer Wertigkeit sind. So könnte sowohl der Anstieg als auch die Remission von psychischen Symptomen und Verhaltensproblemen in engem Zusammenhang mit Gehirnentwicklungsprozessen stehen. Als Vorhersagefaktoren für eine besondere Widerstandsfähigkeit (Resilience) im Jugendalter gelten nach Masten (2004) folgende Kriterien:

- ein oder mehr effektive Elternteile,
- Bindungen an andere kompetente und fürsorgende Erwachsene,
- Problemlösungsfähigkeiten (exekutive Funktion),
- effektive Emotions- und Verhaltensregulation,
- positive Selbstwahrnehmung (Selbstwirksamkeit, Wertschätzung),
- Sinngehalt des Lebens,
- durch Gesellschaft wertgeschätzte Attribute (z. B. Talente, körperliche Attraktivität),
- prosoziale Freunde,
- sozioökonomische Vorteile,
- effektive Schullaufbahn/Bindung,
- effektives Gemeinschaftswesen (Sicherheit, soziale Infrastruktur).

Zum aktuellen Forschungsstand der Borderline-Persönlichkeitsstörung im Jugendalter

Epidemiologische Studien in der Allgemeinbevölkerung bei Erwachsenen weisen Prävalenzraten der BPS zwischen 0,7 bis 1,8 Prozent auf (Schwarz et al., 1990; Torgersen, et al., 2001). Untersuchungen im Jugendalter weisen Prävalenzraten von 7,8 bis 18 Prozent auf (Bernstein, et al., 1993; Johnson et al., 2000; Chabrol et al., 2001). Eine Studie in Deutschland von Berner et al. (2001) konnte mit Hilfe eines an DSM-IV-Kriterien orientierten Selbstfragebogens eine Prävalenzrate von 5,1 % bei Jugendlichen im Alter von 13 bis 21 Jahren ermitteln. Davon waren 3,2 Prozent männlich und 6,7 Prozent weiblich. Diese Überrepräsentierung des weiblichen Geschlechts findet sich auch in den Feldstudien im Erwachsenenalter. In klinischen Settings ist dies noch weitaus stärker ausgeprägt. Die Prävalenzrate der Borderline-Persönlichkeitsstörung in psychiatrischen Behandlungseinrichtungen, sowohl des Erwachsenen- als auch des Jugendalters, werden mit circa 10 Prozent in der ambulanten und zwischen 15 bis 20 Prozent in der stationären Versorgung angegeben (Skodol et al., 2002).

Die Borderline-Persönlichkeitsstörung stellt sowohl im Jugendalter als auch im Erwachsenenalter eine schwere und chronische psychiatrische Störung dar, die durch ein hohes Ausmaß an Impulsivität, Instabilität im Affekt und sozialen Beziehungen und selbstschädigenden Verhaltensweisen charakterisiert ist. Die Borderline-Erkrankung zeigt ihre schwerste Symptomatik in der Spätadoleszenz und im frühen Erwachsenenalter (Blum et al., 2002). Es besteht eine hohe Inanspruchnahme nicht nur der psychiatrischen Versorgungseinrichtungen, sondern auch der ärztlichen Primärversorgung, wobei die häufig zugrunde liegende Störung durch die Ärzte der Primärversorgung nicht erkannt werden (Gross et al., 2002). Patienten mit Borderline-Persönlichkeitsstörungen sowohl im Jugend- als auch im Erwachsenenalter zeigen im Vergleich mit anderen Persönlichkeitsstörungen oder umschriebener psychiatrischer Störungen (Achse-I-Störungen) eine exzessive Inanspruchnahme sämtlicher psychiatrischer Settings sowie eine Vorgeschichte im Gebrauch aller Arten von Psychopharmaka (Bender et al., 2001).

Diese Befunde weisen auf die Schwierigkeit hin, ein adäquates Behandlungskonzept zur Verfügung zu stellen. Ebenso führt die fluktuierende Leitsymptomatik der Borderline-Erkrankung zu wechselnden Behandlungsansätzen im Krankheitsverlauf. Jugendliche Patienten mit einer Borderline-Persönlichkeitsstörung zeigen eine signifikante Komorbidität insbesondere mit depressiven Störungen, Angststörungen sowie Drogenmissbrauch und Essstörungen (insbesondere bulimische). Im Vergleich mit einer Gruppe von Patienten mit anderen Persönlichkeitsstörungsdiagnosen zeigen Patienten mit einer BPS häufigere Achse-I-Diagnosen sowie häufigere zusätzliche Persönlichkeitsstörungsdiagnosen (Chanen et al., 2007). Ein gehäuftes Auftreten von Verhaltensstörungen war jedoch nicht mit einer Diagnose einer BPS im Jugendlichenalter assoziiert (Fehon et al., 1997). Insbesondere erschweren das zeitweise hohe Ausmaß an Depressivität und eine bipolar anmutenden Symptomatik sowohl im Jugendlichen- als auch im Erwachsenenalter die diagnostische Beurteilung (Chabrol et al., 2001).

Die Diagnose der BPS erscheint weniger stabil bei Jugendlichen als bei Erwachsenen gemessen im gleichen Zeitintervall. So wird eine geringe bis moderate Zweijahresstabilität (29 %) der BPS-Diagnose im Jugendalter angenommen (Mattanah et al., 1995;

Grilo et al., 2001). Als stabilste Symptome gelten eine unangemessene, intensive Wut sowie ein chronisches Gefühl der Leere. Die Diagnose einer Borderline-Persönlichkeitsstörung besitzt bei weiblichen Patienten der Spätadoleszenz jedoch die höchste Rate an diskriminanter Validität und zeigt eine relativ hohe Rate an Stabilität im Vergleich mit anderen Persönlichkeitsstörungsdiagnosen in diesem Alter (Becker et al., 2000; Sanislow et al., 2000). Untersuchungen zu prognostischen Faktoren für die Persistenz beziehungsweise Remission der BPS fehlen bislang für das Jugendlichenalter, jedoch besteht klinische Evidenz, dass auch diejenigen negativen prognostischen Faktoren für den Krankheitsverlauf bei Jugendlichen Gültigkeit besitzen, wie sie für das Erwachsenenalter erhoben wurden (McGlashan, 1992):

– Ausmaß der affektiven Instabilität,
– frühes Alter bei erstem psychiatrischen Behandlungskontakt,
– Anzahl der Krankenhausaufenthalte,
– Substanzmissbrauch beim Patienten und in der Herkunftsfamilie,
– Promiskuität,
– eingeschränkte Wahrnehmung des eigenen Affekts,
– mangelnde Aggressionskontrolle,
– Ausmaß des Vorliegens komorbider psychiatrischer Störungen,
– Vorgeschichte an sexuellen Missbrauchserfahrungen
– und intellektuelle Beeinträchtigung.

In der Diskussion um die ätiologischen Faktoren werden neben Umwelt und familiären Einflüssen genetische/neurobiologische Faktoren sowie Persönlichkeitsfaktoren eine besondere Bedeutsamkeit zugeschrieben (Trull et al., 2003; siehe auch den Beitrag von Valerius und Schmahl in diesem Band). Die besondere Rolle traumatischer Lebenserfahrungen (sexueller Missbrauch, körperliche Misshandlungen, emotionale Vernachlässigung, häufig im Verbund mit ausgeprägt gestörtem Bindungsverhalten) wurde in der Vorgeschichte von Borderline-Patienten sowohl im Jugendalter (Bernstein et al., 1996; Brunner et al., 2001) als auch im Erwachsenenalter (Ogata et al., 1990; Zanarini und Frankenburg, 1997) wiederholt beschrieben.

Die geringe Stabilität von Persönlichkeitsstörungsdiagnosen im Jugendalter sowie die hohen Prävalenzzahlen in dieser Altersspanne könnten darauf hinweisen, dass Persönlichkeitsstörungsdiagnosen temporäre Zustände der Adoleszenz abbilden könnten, wenn man an die Aggravierung von adoleszenztypischen Problemen und Persönlichkeitsmustern (wie Identitätsunsicherheiten, affektive Labilität, Probleme beim Aufbau von Partnerschaft und Peerbeziehungen etc.) in der Adoleszenz denkt (vgl. Trull et al., 2003). Überhöhte Prävalenzzahlen könnten ebenso Ausdruck der für das Jugendalter nicht angemessenen Kriterienbildung angesehen werden, da eine Übertragung der diagnostischen Kriterien des Erwachsenenalters ohne die Berücksichtigung der entwicklungsbedingten Besonderheiten erfolgt war. Grundsätzlich muss berücksichtigt werden, dass sich bei Jugendlichen die gestörten Persönlichkeitsmuster im Rahmen einer akuten Belastung oder einer bedeutsamen Krise zu einem Syndrom verdichten können, während die Persönlichkeitsmuster in Phasen relativer Entspannung nicht das Ausmaß einer kohäsiven abgrenzbaren Störung erreichen, aber weiterhin einen Hintergrund für nichtspezifische Dysfunktionen bilden (Becker et al 2001).

Diese Problematik ist jedoch nicht auf den Altersbereich der Adoleszenz beschränkt, sondern stellt eine grundlegende Problematik in der Diagnosestellung von Persönlichkeitsstörungen dar. Die Reduktion von problematischen Persönlichkeitsmustern im Übergang vom Jugendalter ins Erwachsenenalter wird mit Reifungs- und Sozialisationsprozessen begründet (Johnson et al., 2000). Ob die auffälligen Persönlichkeitsmuster in der Adoleszenz jedoch Störungen mit einem Krankheitswert darstellen, wird widersprüchlich beurteilt (vgl. Brunner et al., 2003). Für die Annahme würden – auch wenn sie nur eingeschränkt empirisch gesichert sind – der prädiktive Wert auffälliger Persönlichkeitsmuster für die Entwicklung von Persönlichkeitsstörungen sowie die Entwicklung von umschriebenen psychiatrischen Erkrankungen und für die Entwicklung psychosozialer Funktionseinschränkungen sprechen (Kasen et al., 1999; Levy et al., 1999).

Schlussfolgerungen

Um die Entwicklung von Persönlichkeitsstörungen besser verstehen zu können und herauszufinden, in welcher Art die Entstehung der Symptome mit normalen und pathologischen adoleszenztypischen Entwicklungsprozessen interagiert, sind longitudinale Studien erforderlich (vgl. Becker et al., 2000). Aufgrund der diskutierten eingeschränkten Anwendbarkeit und Übertragbarkeit von denen das Erwachsenenalter entwickelten Diagnosekriterien sollte die Vergabe von Persönlichkeitsstörungsdiagnosen im Jugendalter sehr sorgfältig abgewogen werden. Dringend notwendig erscheint es, eine altersspezifische Anpassung der bestehenden Diagnosekriterien, insbesondere für die Borderline-Persönlichkeitsstörung, vorzunehmen, wobei vor allem die Kriterien bezüglich der Beziehungs- und Identitätsproblematik altersgerecht reformuliert werden sollten (Brunner et al., 2003). Jenseits der kategorialen Diagnosestellung erscheint eine dimensionale Erfassung gestörter Persönlichkeitsmuster aus klinischer Sicht besonders wertvoll, da neben einer Schweregraderfassung auch eine Subtypisierung möglich wird. Um die Validität der Diagnose einer Borderline-Persönlichkeitsstörung im Jugendalter zu erhöhen und eine differenzialdiagnostische Abgrenzung zu Adoleszenzkrisen zu ermöglichen, sollten in systematischen Verlaufsuntersuchungen soziale und biologische Aspekte sowie Untersuchungen zur familiären Aggregation und die Ansprechbarkeit auf therapeutische Interventionen mit untersucht werden (vgl. Johnson et al., 1995). Grundsätzlich besteht eine klinische Notwendigkeit, im Rahmen einer umfassenden psychiatrischen Diagnostik bei Jugendlichen auch die Diagnostik von Persönlichkeitsstörungen mit einzuschließen, damit die Diagnostik nicht nur auf die Erfassung klinischer Symptome als oberflächliche Manifestationen beschränkt bleibt, sondern auch die pathogenen, funktionellen sowie strukturellen Bereiche der Persönlichkeit bei Jugendlichen erfasst werden und damit auch therapeutische Konzepte spezifiziert werden können.

Literatur

American Psychiatric Association (1994): Diagnostic and Statistical Manual of Mental Disorders. DSM-IV. Washington, DC: APA.

Becker, D. F.; Grilo, C. M.; Edell, W. S., McGlashan, T.H. (2001): Applicability of personality disorder criteria in late adolescence: internal consistency and criterion overlap 2 years after psychiatric hospitalization. J. Personal. Disord. 15: 255–262.

Becker, D.F.; Grilo, C.M.; Edell, W.S.; McGlashan, T.H. (2000): Comorbidity of borderline personality disorder with other personality disorders in hospitalized adolescents and adults. American Journal of Psychiatry 157: 2011–2016.

Bender, D. S.; Dolan, R. T., Skodol, A. E.; Sanislow, C. A.; Dyck, I.; McGlashan, T. H.; Shea M. T.; Zanarini, M. C.; Oldham, J. M.; Gunderson, J. G. (2001): Treatment utilization by patients with personality disorders. American Journal of Psychiatry 158: 295–302.

Berner, W.; Braun-Scharm, H.; Gollwitzer, K.; Lehmkuhl, G. (2001): Borderline-Symptome bei Jugendlichen – Empirische Untersuchung einer Feld- und einer klinischen Stichprobe mit dem »Inventar zur Erfassung von Persönlichkeitsmerkmalen und -Störungen IPMS)«. Persönlichkeitsstörungen PTT 5: 21–30.

Bernstein, D.; Cohen, P.; Velez, C.N.; Schwab-Stone, M.; Siever, L. J.; Shinsato, L. (1993): Prevalence and stability of the DSM-III-R personality disorders in a community-based survey of adolescents. American Journal of Psychiatry 150: 1237–1243.

Bernstein, D.; Cohen, P.; Skodol, A.; Bezirganian, S.; Brook, J. S. (1996): Childhood antecedents of adolescent personality disorders. American Journal of Psychiatry 153: 907–913.

Brunner, R.; Parzer, P., Resch, F. (2001): Dissoziative Symptome und traumatische Lebensereignisse bei Jugendlichen mit einer Borderline-Störung. Persönlichkeitsstörungen PTT 5–12.

Brunner, R.; von Ceumern-Lindenstjerna, I.A., Renneberg, B.; Resch, F. (2003): Borderline-Persönlichkeitsstörung im Jugendalter: Klinische und klassifikatorische Probleme der Diagnosesicherung. Verhaltenstherapie und Verhaltensmedizin 24: 365–381.

Chabrol, H.; Chouicha, K.; Montovany, A.; Callahan, S. (2001): Frequency of borderline personality disorder in a sample of French high school students. Canadian Journal of Psychiatry 46: 847–849.

Chanen, A. M.; Jovev, M.; Jackson, H. J. (2007): Adaptive functioning and psychiatric symptoms in adolescents with borderline personality disorder. J. Clin. Psychiatry 68: 297–306.

Dilling, H.; Mombour, W.; Schmidt, M. H. (Hrsg.) (1991): Internationale Klassifikation psychischer Störungen (ICD-10). Bern: Huber.

du Bois, R.; Resch, F. (2005): Klinische Psychotherapie des Jugendalters. Stuttgart: Kohlhammer.

Fehon, D. C.; Becker, D. F.; Grilo, C. M.; Walker, M. Ll.; Levy, K. N.; Edell, W. S. McGlashan, T. H. (1997): Diagnostic comorbidity in hospitalized adolescents with conduct disorder. Compr. Psychiatry 1997: 141–145.

Gross, R.; Olfson, M.; Gameroff, M.; Shea, S.; Feder, A.; Fuentes, M.; Lantigua, R.; Weissman, M.M. (2002): Borderline personality disorder in primary care. Arch. Intern. Med. 162: 53–60.

Havighurst, R. J. (1982): Developmental Tasks and Education. New York: Longman.

Johnson, J. G.; Cohen, P.; Kasen, S.; Skodol, A. E.; Hamagami, F.; Brook, J. S. (2000): Age-related change in personality trait levels between early adolescence and adulthood: a community-based longitudinal investigation. Acta Psychiatr. Scand. 102: 265–275.

Kasen, S.; Cohen, P.; Skodol, A. E.; Johnson, J. G.; Brook, J. S. (1999): Influence of child and adolescent psychiatric disorders on young adult personality disorder. American Journal of Psychiatry 156: 1529–1535.

Langen, D.; Jaeger, A. (1964): Die Pubertätskrisen und ihre Weiterentwicklungen: Eine katamnestische Untersuchung. Arch. Psychiatr. Nervenkr. 205: 19–36.

Masten, A. S. (2004): Regulatory processes, risk, and resilience in adolescent development. Ann. N. Y. Acad. Sci. 16: 310–319.

Lieb, K.; Zanarini, M. C.; Schmahl, C.; Linehan, M. M.; Bohus, M. (2004): Borderline personality disorder. Lancet 364: 453–461.

Levy, K. N.; Becker, D.F.; Grilo, C.M.; Mattanah, J. J. F.; Garnet, K. E.; Quinlan, D. M.; Edell, W. S.; McGlashan, T. H. (1999): Concurrent and predictive validity of the personality disorder diagnosis in adolescent inpatients. American Journal of Psychiatry 156: 1522–1528.

Mattanah, J. J. F.; Becker, D. F.; Kenneth, N. L.; Edell, W. S.; McGlashan, T. H. (1995): Diagnostic stability in adolescents followed up 2 years after hospitalization. American Journal of Psychiatry 152: 889–894.

McGlashan, T. (1992): The Longitudinal Profile of BPD: Contributions from The Chestnut Lodge Follow-up Study. In: Silver, D.; Rosenbluth, M. (Ed.): Handbook of the Borderline Diagnosis. Madison, CT: International University Press, pp. 53–83.

Ogata, S. N.; Silk, K. R.; Goodrich, S.; Lohr, N. E.; Westen, D.; Hill, E. M. (1990): Childhood sexual and physical abuse in adult patients with borderline personality disorder. American Journal of Psychiatry 147: 1008–1013.

Remschmidt, H. (1992): Psychiatrie der Adoleszenz. Stuttgart u. New York: Georg Thieme Verlag.

Resch, F. (1999): Entwicklungspsychopathologie des Kindes- und Jugendalters. Weinheim: PsychologieVerlagsUnion.

Resch, F. (1997): Zur Entwicklungspsychopathologie adoleszentärer An-
    passungskrisen. In: Mundt, C.; Linden, M.; Barnett, W. (Hrsg.): Psy-
    chotherapie in der Psychiatrie. Wien: Springer, S. 315–319.

Sanislow, C. A.; Grilo, C. M.; McGlashan, T. H. (2000): Factor analysis of
    the DSM-III-R borderline personality disorder criteria in psychiatric
    inpatients. American Journal of Psychiatry 157: 1629–33.

Skodol, A. E.; Gunderson, J. G.; Pfohl, B.; Widiger, T. A:, Livesley, W. J.,
    Siever, L. J. (2002): The borderline diagnosis I: psychopathology, co-
    morbidity, and personality structure. Biol. Psychiatry 51: 936–950.

Streeck-Fischer, A. (2006): Trauma und Entwicklung. Stuttgart: Schattauer.

Torgensen, S.; Kringlen, E.; Cramer, V. (2001): The prevalence of per-
    sonality disorders in a community sample. Arch. Gen. Psychiatry 58:
    590–596.

Trull, T. J.; Stepp, S. D.; Durrett, C. A. (2003): Research on borderline
    personality disorder: an update. Current Opinion in Psychiatry 16:
    77–82.

Zanarini, M. C.; Williams, A. A.; Lewis, R. E.; Reich, R. B.; Soledad, C. V.;
    Marino, M. F.; Levin, A.; Young, L.; Frankenburg, F. R. (1997): Repor-
    ted pathological childhood experiences associated with the develop-
    ment of borderline personality disorder. American Journal of Psych-
    iatry 154: 1101–1106.

■ Therapie

Christian Fleischhaker, Renate Böhme und Eberhard Schulz

Behandlung von suizidalen und selbstverletzenden Symptomen bei Jugendlichen mit Symptomen einer Borderline-Persönlichkeitsstörung – die Dialektisch-Behaviorale Therapie für Adoleszente (DBT-A)

In Deutschland ist Tod durch Suizid die zweithäufigste Todesursache im Jugendalter. Als Risikofaktoren für vollendete Suizide werden impulsive Handlungsmuster, Selbstverletzungen, Depressionen, Sozialstörungen sowie frühkindlicher Missbrauch benannt.

Im Gegensatz zu evaluierten Behandlungsprogrammen für depressive erkrankte Jugendliche liegen für Jugendliche mit einer suizidalen, impulsiven oder emotional-instabilen Symptomatik bisher kaum evaluierte Behandlungsprogramme vor, Suizidalität ist in der Regel ein Ausschlusskriterium in bisher durchgeführten Therapiestudien (Birmaher et al., 2000; Clarke, Rohde, Lewinsohn, Hops u. Seeley, 1999; Curry, 2001).

Aufgrund des Fehlens spezifischer, evaluierter Therapien für suizidale und selbstverletzende Jugendliche wurde Mitte der 1990er-Jahre von der Arbeitsgruppe um Alec Miller und Jill Rathus (Miller, Rathus u. Linehan, 1997; Miller, Rathus u. Linehan, 2007) eine für Heranwachsende angepasste Form der Dialektisch-Behavioralen Therapie (Linehan, Armstrong, Suarez, Allmon u. Heard, 1991) entwickelt, auf die im Folgenden noch eingegangen werden wird.

Im Allgemeinen konnte für therapeutische Interventionen nach Suizidversuchen bei Jugendlichen gezeigt werden, dass durch in der Notaufnahme durchgeführte Gesprächskontakte die Compliance, zu einem Folgetermin zu erscheinen erhöht war (Rotheram-Borus, Piacentini, Miller, Graae u. Castro-Blanco, 1994). Hierbei sind zentrale Punkte – die auch von der American Academy of Child and Adolescent Psychiatry (AACAP, 2001) als Behandlungsstandard vorgegeben werden –, eine Beziehung zu der suizidalen Jugendlichen oder dem suizidalen Jugendlichen aufzubauen und die Wichtigkeit der Behandlung zu betonen.

Das Konzept der Borderline-Persönlichkeitsstörung im Jugendalter

Die Borderline-Persönlichkeitsstörung (BPS) zeichnet sich entsprechend der Definition der DSM-IV durch ein charakteristisches Muster von Instabilitäten im Bereich der Affektregulation, Impulskontrolle, den zwischenmenschlichen Beziehungen und dem Selbstbild aus (American Psychiatric Association, 1994). Auch Jugendliche mit den Symptomen einer BPS zeigen hohe Inanspruchnahmeraten der primärärztlichen und psychiatrisch-psychotherapeutischen Versorgung aufgrund von Suizidversuchen und selbstschädigenden Verhaltensweisen (SVV) wie Selbstverletzungen oder Substanzmissbrauch (Brunner, Ceumern-Lindenstjerna, Renneberg u. Resch, 2003).

Bisher liegen nur wenige Daten über die Prävalenz von selbstschädigenden Verhaltensweisen als Leitsymptom der BPS bei Jugendlichen vor, wobei klinisch eine deutliche Zunahme zu beobachten ist (Favazza, 1998). So fanden Resch et al. (2001) unter 161 konsekutiv in die Kinder- und Jugendpsychiatrie aufgenommenen Jugendlichen bei 19 Prozent selbstschädigendes Verhalten. An einer Stichprobe von 5.000 15-jährigen Schülern lag die Lebenszeitprävalenz für mindestens eine Selbstverletzung bei ca. 15–20 Prozent. Wie viele dieser Patienten an einer BPS leiden oder Risikopatienten für die Entwicklung einer BPS darstellen, ist unbekannt.

Die Punktprävalenz der BPS im Jugendlichenalter wird unter Verwendung kategorialer Diagnoseinstrumente zwischen 3 Prozent und 18 Prozent angegeben: Hohe Prävalenzraten von 18 Prozent bzw. 11 Prozent fanden Chabrol, Montovany, Chouicha, Callahan und Mullet (2001) bei 16-jährigen Mädchen und Bernstein et al. (1993) bei 11- bis 21-jährigen Jugendlichen und jungen Erwachsenen. Niedrigere Prävalenzraten von 3 Prozent berichten Zanarini et al. an einer repräsentativen Stichprobe 13-jähriger in Bristol/England. Die großen Schwankungen in den Prävalenzraten sprechen dafür, dass die Diagnose im Querschnitt nur schwer zu stellen ist. Dies kann darin begründet liegen, dass adoleszententypische Probleme zu einer falsch positiven Überschätzung der Häufigkeit führen (Levy et al., 1999) oder dass Schwankungen in der Psychopathologie in Abhängigkeit von akuten Belastungen oder bedeutsamen Krisen vorliegen (Becker, Grilo, Edell u. McGlashan, 2001).

Es ist daher notwendig, das Vorliegen der Diagnose einer BPS bei Jugendlichen erst nach einer prospektiven Beobachtung des Verlaufs zu stellen, und es sollten zukünftig Faktoren identifiziert werden, die eine zuverlässigere Diagnostik ermöglichen. Hier spielt neben der Analyse einzelner der neun Diagnosekriterien (Becker, Grilo, Edell u. McGlashan, 2002; Garnet, Levy, Mattanah, Edell u. McGlashan, 1994) besonders der Einsatz dimensionaler Diagnostikinstrumente eine besondere Rolle.

Was den Krankheitsverlauf bei Jugendlichen mit einer BPS anbelangt, zeigen die wenigen vorliegenden Studien (Bernstein et al., 1993; Garnet et al., 1994; Mattanah, Becker, Levy, Edell, McGlashan, 1995; Meijer, Goedhart u. Treffers, 1998), dass erste Verhaltensauffälligkeiten im Alter von 10–14 Jahren auftauchen. Erwachsene Patienten mit BPS berichten ebenfalls über erste Verhaltensauffälligkeiten im Alter zwischen 10–14 Jahren und in 91 Prozent der Fälle wird über einen Missbrauch in der Kindheit oder Jugend berichtet (Zanarini et al., 1997). Die vorliegenden Untersuchungen zeigen eine Vielzahl von methodischen Schwächen. Hervorzuheben ist dabei insbesondere, dass es sich abgesehen von der Studie von Bernstein et al. (1993) um klinische Studien handelt, die insbesondere durch selektive Stichproben und die Einbeziehung von behandelten Patienten verschiedene Probleme hinsichtlich der Generalisierbarkeit und Interpretation der Ergebnisse aufwerfen.

Nichtsdestotrotz gehen wir derzeit in unserer klinischen Arbeit davon aus, dass es sich auch bei Jugendlichen mit den Symptomen einer BPS bei einer hinreichenden Schwere und Dauer der Symptomatik um denselben zugrunde liegenden psychopathologischen Krankheitsprozess mit ähnlichen biologischen Korrelaten handelt wie bei entsprechenden Patienten im Erwachsenenalter.

Dialektisch-Behaviorale Therapie für Adoleszente (DBT-A)

Für die Problemgruppe suizidaler und sich selbstverletzender Jugendlicher mit zusätzlichen Symptomen einer instabilen Persönlichkeitsstörungen vom Borderline-Typ wurde seit Mitte der 1990er-Jahre ein im Erwachsenenbereich gut etabliertes psychotherapeutisches Verfahren adaptiert und evaluiert (Miller, 1999; Miller et al., 2007). Die dialektische behaviorale Therapie (DBT) wurde von Marsha Linehan (Linehan, 1993a; Linehan, 1993b) für chronisch parasuizidale Frauen entwickelt, bei denen zusätzlich die Diagnose einer Borderline-Störung gestellt worden war. Parasuizidal ist hierbei definiert als jegliches akute, intendierte Verhalten, durch das eine physische Schädigung erfolgt, mit oder ohne der Intention zu sterben. DBT ist derzeit weiterhin das einzige empirisch begründete Therapieverfahren für suizidale Multiproblem-Patienten, dessen Wirksamkeit in acht randomisierten Untersuchungen von vier verschiedenen Arbeitsgruppen nachgewiesen werden konnte (Bohus et al., 2000; Evans et al., 1999; Lieb, Zanarini, Schmahl, Linehan u. Bohus, 2004; Linehan et al., 1991; Linehan, Tutek, Heard u. Armstrong, 1994; Linehan et al., 2006; Miller, 1999). Inzwischen konnte die Wirksamkeit von DBT für diese suizidalen Multiproblem-Patienten im Erwachsenenalter auch mit einer zweijährigen Follow-up Untersuchung als ein erfreulicherweise auch zeitlich stabiler, überlegener Therapieeffekt nachgewiesen werden (Linehan et al., 2006).

Dialektische behaviorale Therapie für Adoleszente (DBT-A) wurde speziell für suizidale Jugendliche mit Persönlichkeitszügen einer instabilen Persönlichkeitsstörung vom Borderline-Typ entwickelt, sodass DBT-A spezifisch sowohl an der Reduktion von suizidalen und parasuizidalen Verhaltensweisen arbeitet als auch

Strategien beinhaltet, wie die Patienten motiviert im Therapieprogramm gehalten und zum Mitarbeiten bewegt werden können.

DBT basiert auf der bio-psycho-sozialen Theorie von Linehan, die davon ausgeht, dass die Symptomatik durch eine pervasive emotionale Dysregulation verursacht wird, mit fehlender Passung zwischen einem Individuum, das aufgrund einer biologischen Verletzbarkeit Schwierigkeiten hat, seine Emotionen zu regulieren, und einer Umwelt, die diese Verletzlichkeit durch Unverständnis intensiviert. Vom theoretischen Konstrukt wird angenommen, dass diese Verhaltensweisen entstehen, wenn ein Kind mit Schwierigkeiten in der Emotionsregulation in einem invalidierenden Umfeld aufwächst. Invalidierend bedeutet in diesem Fall zum Beispiel, dass einem Kind chronisch und pervasiv mitgeteilt wird, dass die Verhaltensweisen des Kindes unsinnig, dumm und falsch sind (Koerner, Miller u. Wagner, 1998; Miller, Koerner u. Kanter, 1998). Die DBT betrachtet parasuizidale Verhaltensweisen daher als im unterschiedlichen Sinne funktional. Parasuizidales Verhalten ist hierbei häufig die einzige Möglichkeit der Patienten, ihre Emotionen zu regulieren und Hilfe in einem ansonsten invalidierenden Umfeld zu erhalten. Aus Sicht der DBT sind parasuizidale Verhaltensweisen maladaptive Problemlösungen auf für die Patienten überwältigende, extrem intensive, schmerzhafte Emotionen. In diesem Kontext werden bei Jugendlichen häufig auch depressive Symptome beobachtet.

DBT-A besteht aus einer Einzeltherapie, regelmäßigen Familiengesprächen, einem Fertigkeitentraining in der Gruppe unter Integration eines nahen Angehörigen, einer Telefonberatung durch den Einzeltherapeuten und einer Supervisionsgruppe. In der Abteilung für Psychiatrie und Psychotherapie im Kindes- und Jugendalter der Universität Freiburg wurde die amerikanische Version des DBT-A den deutschen Verhältnissen angepasst und übersetzt. Es wurde ein deutsches Therapiemanual und ein Arbeitsbuch erstellt (Böhme, Fleischhaker, Mayer-Bruns u. Schulz, 2001; Freiburger Arbeitsgruppe DBT-A, 2006) und in einer Pilotstudie evaluiert (Fleischhaker, Böhme, Sixt u. Schulz, 2005; Fleischhaker, Böhme u. Schulz, 2006a).

Die DBT-A besteht aus 16 wöchentlichen Einzel- und Gruppen-

therapiesitzungen (siehe Abbildung 1). Der primäre Behandlungs-
fokus ist die Reduktion von suizidalen und selbstschädigenden
Verhaltensweisen mit einem beständig wechselnden therapeutischen Fokus zwischen den Polen der Akzeptanz und der Veränderung. Der Therapeut oszilliert hierbei quasi zwischen problem-
orientierten Veränderungsstrategien (z. B. Verhaltensanalyse, Kontingenzmanagement zur Reaktionsverhinderung bzgl. heftiger
Gefühle, kognitive Veränderungen von dysfunktionalen Gedanken
und von dysfunktionalen Kommunikationsstategien) und akzep-
tierenden Strategien (z. B. Validierung des Patienten, direkter Intervention im Umfeld des Patienten, Klärung von familiären Konflikten, die die Symptomatik triggern).

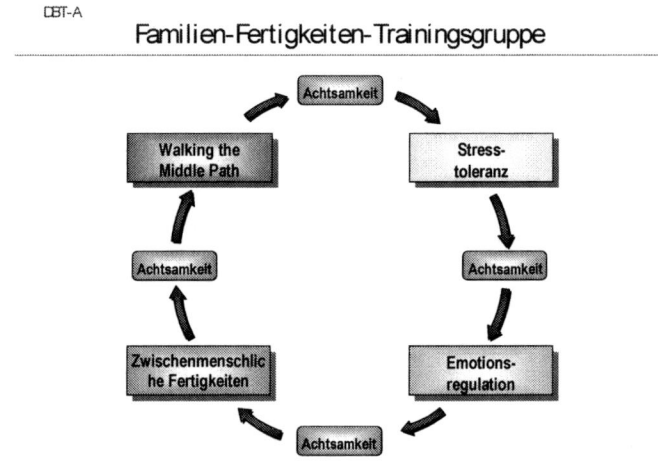

Abbildung 1: Die halboffene Familien-Fertigkeiten-Trainigsgruppe glie-
dert sich in vier dreiwöchige spezifische Module (Stresstoleranz, Emotionsregulation, Zwischenmenschliche Fertigkeiten und Walking the Middle
Path) und die einwöchigen Achtsamkeitsmodule, an denen neue Patienten einsteigen können.

Jugendliche mit suizidalen und parasuizidalen Verhaltensweisen
und vielen weiteren Schwierigkeiten benötigen eine effektive und

störungsspezifische Behandlung, die dahingehend strukturiert ist, dass die Behandlung stets auf das Problem mit der höchsten Priorität systematisch fokussiert. Dies bedeutet in der Praxis, dass sich der Therapeut an einer dynamisch organisierten Hierarchie pathologischer Verhaltensmuster orientiert (Suizidversuche vor Gefährdung der Therapie vor Probleme der Lebensqualität). Zusammen mit dem Patienten erarbeitet der Therapeut zum jeweils hochrangigsten Problemverhalten Verhaltensanalysen und wählt diejenige Ebene aus (auslösende Faktoren, körperliche Reaktionen, emotionale Ebene, kognitive Ebene oder Ebene der Konsequenzen), die eine Wiederholung des Problemverhaltens am wahrscheinlichsten erscheinen lässt. Die gewählte Ebene zieht die entsprechende Behandlungsstrategie nach sich. Probleme in der Ebene der Anfälligkeitsfaktoren fordern in der Regel eine konkrete Problemlösung oder Verbesserung der zwischenmenschlichen Fertigkeiten. Körperliche Reaktionen lassen sich teilweise mit einer psychopharmakologischen Behandlung oder durch spezifische Fertigkeiten zur Affektmodulation und Stresstoleranz verändern. Die kognitive Ebene mit dysfunktionalen Gedankenschemata bedarf Techniken der kognitiven Umstrukturierung, und die Emotionsebene kann mit Expositionsübungen in Kombination mit einem geschickten Kontingenzmanagement bearbeitet werden. Die Schwierigkeit, die Compliance der Patienten zu erhalten und die Patienten zu Veränderungsprozessen zu motivieren, bedarf spezifischer Therapietechniken, die sowohl auf einer kontinuierlichen Validierung der Patientensichtweisen beruhen als auch immer aktivierte konträre Schemata berücksichtigen sollte. Diese schwierige Balance von manifesten oder verborgenen Widersprüchen wird von Linehan als dialektische Strategie bezeichnet.

DBT-A bezieht in diese sensible Balance zwischen Akzeptanz und Sinngebung von dysfunktionalen Verhaltensweisen einerseits und der Verdeutlichung der Notwendigkeit einer Veränderung andererseits eine Integration der Familie in das Behandlungskonzept mit ein. Dies geschieht sowohl im Fertigkeitentraining durch die Teilnahme eines Elternteiles, der die Fertigkeiten gleichberechtigt erlernt, als auch durch regelmäßige Integration der Eltern in die Einzeltherapie mit dem Ziel, hierbei Dilemmata in der Jugend

(z. B.: Autonomieentwicklung versus Abhängigkeit) im jeweiligen familiären Kontext zu fokussieren und dysfunktionale Familieninteraktionen zu bearbeiten. DBT-A kombiniert also Methoden wie Expositionsverfahren, kognitive Umstrukturierung, Problemlösungstechniken, Vermittlung von Fertigkeiten und familientherapeutische Aspekte. Gerade das Vermitteln von neuen Fertigkeiten und Fertigkeitenketten beansprucht sehr viel Zeit auch in der Einzeltherapie und kollidiert damit häufig mit anderen therapeutischen Prozessen der Einzeltherapie, sodass eine gute Abstimmung und Prioritätensetzung in der Supervisionsgruppe unabdingbar sind. Aus diesem Grund und aus zeitökonomischen und motivationalen Aspekten heraus erfolgt das Erlernen von spezifischen Fertigkeiten wie Stressregulation, Emotionsregulation, soziale Kompetenz, Achtsamkeit und »der mittlere Weg« im Rahmen einer wöchentlich stattfindenden Gruppentherapie. Nach dem erfolgreichen Abschluss des 16-Wochenprogramms erhalten Patienten und Eltern ein Diplom für ihre erfolgreiche Teilnahme am Therapieprogramm. Auch die Einzeltherapie wird mit dem Ende des Gruppentherapieprogramms beendet. Der Jugendliche hat die Möglichkeit, an einer Selbsthilfegruppe teilzunehmen, in der die Jugendlichen sich wöchentlich treffen, um darüber zu diskutieren, wie sie die neu erlernten Fertigkeiten effektiv einsetzen können, um ihre aktuellen Schwierigkeiten zu bewältigen. Diese Gruppe hilft den Jugendlichen, die erlernten Fertigkeiten kontinuierlich einzusetzen und zu generalisieren, und unterstützt die Jugendlichen gleichzeitig, sich vom Therapeuten zu lösen.

Die Arbeitsgruppe von Miller und Rathus konnte, sowohl in einem Prä-/Post-Vergleich als auch in einer Vergleichsstudie zu einer Standardbehandlung, die Effektivität des Behandlungsprogrammes für Jugendliche nachweisen (Miller, 1999; Miller et al., 2007; Rathus u. Miller, 2002). Die evaluierten Veränderungen entsprechen den therapeutischen Effekten der dialektischen behavioralen Therapie im Erwachsenenalter. DBT-A kann hierbei als Beispiel für eine sich entwickelnde, störungsspezifische, multimodale Behandlungsform gelten, die in manualisierter Form sowohl den Bedürfnissen dieser schwierigen Patientengruppe gerecht wird, als auch dem Therapeuten den notwendigen Rückhalt in einem Behandlungsteam liefert. Im Folgenden werden die Ergebnisse einer erst Pilotstudie zur deutschen Version der DBT-A zusammengefasst präsentiert.

Erfahrungen in einer Pilotstudie zur deutschen Version der Dialektisch-Behavioralen Therapie für Adoleszente

Die Pilotstudie zur deutschen Version der DBT-A an der Universität Freiburg zeigt ähnliche positive therapeutische Effekte (Fleischhaker et al., 2005; Fleischhaker, Munz, Böhme, Sixt u. Schulz, 2006b), wie sie von Miller et al. (1999) berichtet werden. In die vorliegende Therapiestudie konnten alle Patienten eingeschlossen werden, die die Ein- und Ausschlusskriterien erfüllten und die aufgrund der Entfernung zum Wohnort in der Lage waren, die ambulanten Therapietermine wahrzunehmen.

Die Pilotstudie wurde zunächst auf weibliche Patienten beschränkt, um eine größere Homogenität der Stichprobe zu gewährleisten. Aus pragmatischen und inhaltlichen Gründen wurden folgende Ein- und Ausschlusskriterien definiert:

Einschlusskriterien:
- Alter zu Beginn der Therapie zwischen 13 und 19 Jahren
- Parasuizidale Verhaltensmuster in den letzten 16 Wochen und/oder aktuell bestehende Suizidgedanken
- Diagnose einer Borderline-Persönlichkeitsstörung oder Erfüllen von mindestens drei DSM-IV-Kriterien für eine Borderline-Persönlichkeitsstörung

Ausschlusskriterien:
- Kognitive Leistungsfähigkeit entsprechend einem Intelligenzquotienten (im CFT-20 oder HAWIK), der kleiner als 70 ist
- Aktuelle psychotische Erkrankung
- Aktuelle schwere depressive Episode oder Manie
- Suchterkrankung oder Essstörung als Erstdiagnose

– Deutliche Schwierigkeiten, zu lesen oder sich verbal auszudrük-
ken, da dies vor allem die Arbeit in der Fertigkeitengruppe sehr
behindert (mit diesen Familien arbeiten wir dann im Einzelset-
ting)

Im Rahmen der Gruppentherapie wurden neun Patientinnen
(75 %) von ihren Müttern begleitet. Bei den anderen drei Jugendlichen war es den Eltern aus unterschiedlichen Gründen nicht
möglich, an der Gruppentherapie teilzunehmen (z. B. Wohnort
der Eltern mehr als 200 km entfernt, keine zeitlichen Ressourcen).
Die Patientinnen waren bei Beginn der Behandlung im Mittel
16,25 Jahre alt (Standardabweichung: 1,75) mit einer Altersspanne
zwischen 13 und 19 Jahren. Die kognitive Leistungsfähigkeit der
Jugendlichen war mit einem Mittelwert des IQ von 112 (Standardabweichung: 14,6) und einer Spannweite zwischen 95 und 135 etwas in den oberen Bereich verschoben, wie dies für eine kleine uni-
versitäre Großstadt zu erwarten ist. Die durchgeführte standardisierte Diagnostik ergab bei jeder der behandelten Patientinnen
mindestens eine Achse I Lebenszeit-Diagnose. Im Mittel wurden
pro Patientin zwei Diagnosen vergeben (Spannweite: 1–5). Am
häufigsten fanden sich Neurotische und Belastungsstörungen (bei
66,7 % der Patienten), am zweithäufigsten affektive Störungen
(50 %), gefolgt von Essstörungen (41,7 %) und Drogenabusus.
Das Vorliegen von Persönlichkeitsstörungen wurde unter Verwendung des SKID-II evaluiert. Außer bei zwei Patientinnen ergab
sich im SKID-II mindestens eine Persönlichkeitsstörung. Bei zehn
Patientinnen waren die Kriterien für das Vorliegen einer Borderline-Störung (83,3 %) erfüllt und bei vier von diesen lag zusätzlich
eine ängstlich (vermeidende) Persönlichkeitsstörung (33,3 %) vor.
    Suizidversuche waren außer bei zwei Patientinnen bei allen in
der Vorgeschichte zu eruieren. Bei allen Patientinnen lagen bei Beginn der Therapie Suizidgedanken vor. Selbstverletzendes Verhalten, zumeist im Sinne von sich Schneiden und Ritzen, war bei allen außer einer der behandelten Jugendlichen vorhanden. Von
den zwölf Patientinnen, die das DBT-A Therapieprogramm be-
gonnen haben, beendeten neun Jugendliche (75 %) das Therapieprogramm vollständig.

Während und nach Abschluss des Therapieprogramms waren keine Suizidversuche zu verzeichnen. Selbstverletzende Verhaltensweisen reduzierten sich während der Behandlung signifikant. Das Globalniveau der psychosozialen Anpassung, erhoben anhand der GAF, verbesserte sich ebenfalls signifikant von vor Therapiebeginn (im Mittel 54) zu einem Monat nach Therapieende (im Mittel 76,9). Dieser positive Effekt, bezogen auf die psychosoziale Anpassung, bestätigt sich auch ein Jahr nach Therapieende (im Mittel 78,3).

Die Psychopathologie wurde unter anderem mittels der Symptom-Checkliste SCL-90-R gemessen. In der SCL-90-R gab es signifikante Verbesserungen unter der Therapie in den globalen Kennwerten Global Severity Index (Effektstärke d = 1,38; p-Wert des Wilcoxon-Tests = 0,008), Positive Symptom Distress Index (d = 1,32; p = 0,008) und Positve Symptom Total (d = 1,01; p = 0,025) (Abb. 2).

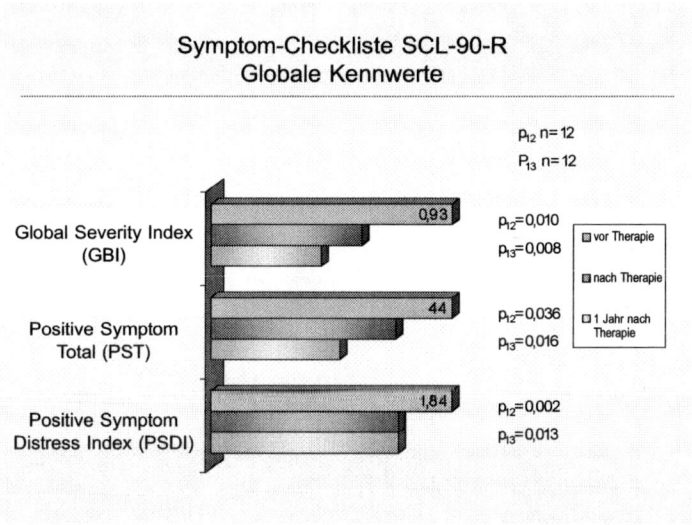

Abbildung 2: Die Symptom-Checkliste SCL-90-R zeigt sowohl nach Therapie als auch bei der Katamnese ein Jahr nach Therapieende eine signifikante Verbesserung der Symptomatik.

Die selbst berichtete Symptomatik der Jugendlichen reduzierte sich in den Skalen Zwanghaftigkeit (d = 1,08; p = 0,012), Depressivität (d = 1,69; p = 0,008), Ängstlichkeit (d = 1,49; p = 0,012) und Aggressivität/Feindseligkeit (d = 0,74; p = 0,035).

In den genannten Subskalen bleibt die signifikante Verbesserung der Symptomatik auch bei der Nachuntersuchung ein Jahr nach Therapieende stabil bestehen. Bei der Nachuntersuchung berichteten die Patientinnen, dass sie insbesondere von den Achtsamkeitsübungen und den Strategien zur Emotionsregulation profitiert hätten. Durch die konsequente Anwendung dieser Fertigkeiten sei es ihnen insbesondere gelungen, depressive Symptome besser zu regulieren. Einzelne Jugendliche berichteten auch, dass sie inzwischen eine Art von Fertigkeitengruppe selbstständig in ihrer Schule als AG angeboten hätten. Dies sei bei den Mitschülern auf sehr positive Resonanz gestoßen und bestätigt erste positive Erfahrungen von der Implementierung von Fertigkeitengruppen der DBT-A im schulischen Kontext zur Vermittlung von Basisfertigkeiten zur Stress- und Emotionsregulation und dem Aufbau von sozial kompetentem Verhalten.

Diskussion

In den vorliegenden Untersuchungen konnte gezeigt werden, dass die Dialektische Behaviorale Therapie für Adoleszente (DBT-A), auch in der durch unsere Arbeitsgruppe auf deutsche Verhältnisse angepassten Version, praktikabel durchgeführt werden kann. 75 Prozent der Patienten schließen die Therapie ab und können somit während der gesamten Behandlungszeit in der Therapie gehalten werden. Dies entspricht den positiven Erfahrungen bezogen auf die Abbruchquoten aus der Behandlung von Erwachsenen mit der DBT und zeigt die Überlegenheit der DBT diesbezüglich im Vergleich zur Standardbehandlung mit Abbruchquoten von über 50 Prozent.

Die in dieser Arbeit gezeigte Reduktion der in der DBT-A definierten Zielsymptomatik (suizidale Verhaltensweisen und selbstverletzendes Verhalten) und die gleichzeitige Verbesserung der Psychopathologie und des Globalniveaus der psychosozialen Anpassung sind sehr Erfolg versprechend und bestätigen die vorliegenden Untersuchungen zur Wirksamkeit der DBT bei Erwachsenen und Jugendlichen (Linehan et al., 1991; Linehan et al., 1994; Linehan et al., 2006; Miller et al., 2007; Miller u. Glinski, 2000).

Die DBT-A kann hierbei als Beispiel für eine sich entwickelnde, störungsspezifische, multimodale Behandlungsform gelten, die in manualisierter Form sowohl den Bedürfnissen dieser schwierigen Patientengruppe gerecht wird als auch dem Therapeuten den notwendigen Rückhalt in einem Behandlungsteam liefert.

Literatur

American Academy of Child and Adolescent Psychiatry (2001). Practice parameter for the assessment and treatment of children and adolescents with suicidal behavior. Journal of the American Academy of Child and Adolescent Psychiatry, 40, 24S–51S.

American Psychiatric Association (1994). Diagnostic and Statistic Manual of Mental Disorders (DSM-IV). Washington D. C.

Becker, D. F., Grilo, C. M., Edell, W. S., McGlashan, T. H. (2001). Applicability of personality disorder criteria in late adolescence: internal consistency and criterion overlap 2 years after psychiatric hospitalization. Journal of Personality Disorders, 15, 255–262.

Becker, D. F., Grilo, C. M., Edell, W. S., McGlashan, T. H. (2002). Diagnostic efficiency of borderline personality disorder criteria in hospitalized adolescents: comparison with hospitalized adults. The American Journal of Psychiatry, 159, 2042–2047.

Bernstein, D. P., Cohen, P., Velez, C. N., Schwab-Stone, M., Siever, L. J., Shinsato, L. (1993). Prevalence and stability of the DSM-III-R personality disorders in a community-based survey of adolescents. The American Journal of Psychiatry, 150, 1237–1243.

Birmaher, B., Brent, D. A., Kolko, D., Baugher, M., Bridge, J., Holder, D., Iyengar, S., Ulloa, R. E. (2000). Clinical outcome after short-term psychotherapy for adolescents with major depressive disorder. Archives of General Psychiatry, 57, 29–36.

Böhme, R., Fleischhaker, C., Mayer-Bruns, F., Schulz, E. (2001). Dialektisch-Behaviorale Therapie für Jugendliche (DBT-A) – Arbeitsbuch. Abt. für Psychiatrie und Psychotherapie im Kindes- und Jugendalter, Universität Freiburg. Freiburg: Selbstverlag.

Bohus, M., Haaf, B., Stiglmayr, C., Pohl, U., Bohme, R., Linehan, M. M. (2000). Evaluation of inpatient dialectical-behavioral therapy for borderline personality disorder–a prospective study. Behaviour Research and Therapy, 38, 875–887.

Brunner, R., Ceumern-Lindenstjerna, I. A., Renneberg, B., Resch, F. (2003). Borderline Persönlichkeitsstörung im Jugendalter: Klinische und Klassifikatorische Probleme der Diagnosesicherung. Verhaltenstherapie und Verhaltensmedizin, 24, 365–381.

Chabrol, H., Montovany, A., Chouicha, K., Callahan, S., Mullet, E. (2001). Frequency of borderline personality disorder in a sample of French high school students. Canadian Journal of Psychiatry, 46, 847–849.

Clarke, G. N., Rohde, P., Lewinsohn, P. M., Hops, H., Seeley, J. R. (1999). Cognitive-behavioral treatment of adolescent depression: efficacy of acute group treatment and booster sessions. Journal of the American Academy of Child and Adolescent Psychiatry, 38, 272–279.

Curry, J. F. (2001). Specific psychotherapies for childhood and adolescent depression. Biological Psychiatry, 49, 1091–1100.

Evans, K., Tyrer, P., Catalan, J., Schmidt, U., Davidson, K., Dent, J., Tata, P., Thornton, S., Barber, J., Thompson, S. (1999). Manual-assisted cognitive-behaviour therapy (MACT): a randomized controlled trial of a brief intervention with bibliotherapy in the treatment of recurrent deliberate self-harm. Psychological Medicine, 29, 19–25.

Favazza, A. R. (1998). The coming of age of self-mutilation. The Journal of Nervous and Mental Disease, 186, 259–268.

Fleischhaker, C., Böhme, R., Schulz, E. (2006a). Dialektisch – Behaviorale Therapie für Adoleszente (DBT-A). In F. Mattejat (Hrsg.), Lehrbuch der Psychotherapie Band 4: Verhaltenstherapie mit Kindern, Jugendlichen und ihren Familien (S. 633–647). München: CIP-Medien.

Fleischhaker, C., Böhme, R., Sixt, B., Schulz, E. (2005). Suizidalität, Parasuizidalität und selbstverletzende Verhaltensweisen von Patientinnen mit Symptomen einer Borderlinestörung – Erste Daten einer Pilotstudie zur Dialektisch-Behavioralen Therapie für Adolescente (DBT-A). Kindheit & Entwicklung, 14, 112–127.

Fleischhaker, C., Munz, M., Böhme, R., Sixt, B., Schulz, E. (2006b). Dialektisch-Behaviorale Therapie für Adoleszente (DBT-A) – Eine Pilotstudie zur Therapie von Suizidalität, Parasuizidalität und selbstverletzenden Verhaltensweisen bei Patienten mit Symptomen einer Borderlinestörung. 9104. Zeitschrift für Kinder- und Jugendpsychiatrie und Psychotherapie, 34, 15–27.

Freiburger Arbeitsgruppe DBT-A (2006). Dialektisch-Behaviorale Therapie für Jugendliche (DBT-A) – Therapeuten-Manual. Abt. für Psychiatrie und Psychotherapie im Kindes- und Jugendalter, Universität Freiburg. Freiburg: Selbstverlag.

Garnet, K. E., Levy, K. N., Mattanah, J. J., Edell, W. S., McGlashan, T. H. (1994). Borderline personality disorder in adolescents: ubiquitous or specific? The American Journal of Psychiatry, 151, 1380–1382.

Koerner, K., Miller, A. L., Wagner, A. W. (1998). Dialectical Behavior Therapy: Part I. Principle-Based Intervention for Patients with Multiple Problems. Journal of Practical Psychiatry and Behavioral Health, January: 28–36.

Levy, K. N., Becker, D. F., Grilo, C. M., Mattanah, J. J., Garnet, K. E., Quinlan, D. M., Edell, W. S., McGlashan, T. H. (1999). Concurrent and predictive validity of the personality disorder diagnosis in adolescent inpatients. The American Journal of Psychiatry, 156, 1522–1528.

Lieb, K., Zanarini, M. C., Schmahl, C., Linehan, M. M., Bohus, M. (2004). Borderline personality disorder. Lancet, 364, 453–461.

Linehan, M. M. (1993a). Cognitive behavioral treatment of borderline personality disorder. New York: Guilford Press.

Linehan, M. M. (1993b). Skills Training Manual for Treating Borderline Personality Disorder. New York: Guilford Press.

Linehan, M. M., Armstrong, H. E., Suarez, A., Allmon, D., Heard, H. L. (1991). Cognitive-behavioral treatment of chronically parasuicidal borderline patients. Archives of General Psychiatry, 48, 1060–1064.

Linehan, M. M., Comtois, K. A., Murray, A. M., Brown, M. Z., Gallop, R. J., Heard, H. L., Korslund, K. E., Tutek, D. A., Reynolds, S. K., Lindenboim, N. (2006). Two-year randomized controlled trial and follow-up of dialectical behavior therapy vs therapy by experts for suicidal behaviors and borderline personality disorder. Archives of General Psychiatry, 63, 757–766.

Linehan, M. M., Tutek, D. A., Heard, H. L., Armstrong, H. E. (1994). Interpersonal outcome of cognitive behavioral treatment for chronically suicidal borderline patients. The American Journal of Psychiatry, 151, 1771–1776.

Mattanah, J. J., Becker, D. F., Levy, K. N., Edell, W. S., McGlashan, T. H. (1995). Diagnostic stability in adolescents followed up 2 years after hospitalization. The American Journal of Psychiatry, 152, 889–894.

Meijer, M., Goedhart, A. W., Treffers, P. D. (1998). The persistence of borderline personality disorder in adolescence. Journal of Personality Disorders, 12, 13–22.

Miller, A. L. (1999). Dialectical behavior therapy: a new treatment approach for suicidal adolescents. American Journal of Psychotherapy, 53, 413–417.

Miller, A. L., Glinski, J. (2000). Youth suicidal behavior: assessment and intervention. Journal of Clinical Psychology, 56, 1131–1152.

Miller, A. L., Koerner, K., Kanter, J. (1998). Dialectical Behavior Therapy: Part II. Clinical Application of DBT for Patients with Multiple Problems. Journal of Practical Psychiatry and Behavioral Health, March, 84–101.

Miller, A. L., Rathus, J. H., Linehan, M. M. (1997). Dialectical behavior therapy adapted for suicidal adolescents. Journal of Practical Psychiatry and Behavioral Health, 3, 78–86.

Miller, A. L., Rathus, J. H., Linehan, M. M. (2007). Dialectical Behavior Therapy with Suicidal Adolescents. New York: Guilford Press.

Rathus, J. H., Miller, A. L. (2002). Dialectical behavior therapy adapted for suicidal adolescents. Suicide & Life-threatening Behavior, 32, 146–157.

Resch, F. (2001). Der Körper als Instrument zur Bewältigung seelischer Krisen: Selbstverletzendes Verhalten bei Jugendlichen. Deutsches Ärzteblatt 98:A 2266-A 2271.

Rotheram-Borus, M. J., Piacentini, J., Miller, S., Graae, F., Castro-Blanco, D. (1994). Brief cognitive-behavioral treatment for adolescent suicide attempters and their families. Journal of the American Academy of Child and Adolescent Psychiatry, 33, 508–517.

Zanarini, M. C., Williams, A. A., Lewis, R. E., Reich, R. B., Vera, S. C., Marino, M. F., Levin, A., Yong, L., Frankenburg, F. R. (1997). Reported pathological childhood experiences associated with the development of borderline personality disorder. The American journal of psychiatry, 154, 1101–1106.

Gerhard Libal und Paul L. Plener

Pharmakotherapie selbstverletzenden Verhaltens im Jugendalter

Dieses Kapitel beschreibt medikamentöse Therapieoptionen für Jugendliche mit selbstverletzendem Verhalten (SVV). Wir konzentrieren uns dabei auf diejenigen bereits vorhandenen Studien, die sich mit der psychopharmakologischen Behandlung des selbstverletzenden Verhaltens bei Erwachsenen und – so vorhanden – bei Jugendlichen beschäftigen, und beziehen in unsere Überlegungen auch die für die Entstehung und das Aufrechterhalten des selbstverletzenden Verhaltens relevanten neurobiologischen Mechanismen ein. Auch beschränken wir uns dabei auf Jugendliche und Erwachsene mit »moderatem selbstverletzendem Verhalten« nach den Definitionen von Favazza (1992) und Petermann und Winkel (2005) und werden die hoch repetitiven oder schweren Formen, wie sie etwa im Rahmen von mentaler Retardierung oder Psychosen auftreten können, nicht behandeln.

So individuell die Biographien von Menschen mit selbstverletzendem Verhalten und somit auch die Ursachen für diese Symptomatik sind, so spezifisch sind auch die jeweiligen therapeutischen Bedingungen. Auch die Entscheidung für eine Therapie mit Psychopharmaka und die Auswahl des jeweils geeigneten Medikaments muss diesen individuellen Hintergrund berücksichtigen. Wer daher in diesem Kapitel eine einfache Strategie für die medikamentöse Behandlung des selbstverletzenden Verhaltens erwartet, muss gleich an dieser Stelle enttäuscht werden, denn einen einfachen Zugang gibt es – wie bei vielen psychischen Erkrankungen – auch für die medikamentöse Therapie des selbstverletzenden Verhaltens nicht ohne weiteres. Ebenso wie für alle anderen – psychotherapeutischen oder psychosozialen − Interventionen bedarf es einer eingehenden Diagnostik unter Einbezug aller Rahmenbedingungen sowie einer genauen Therapieplanung.

Es gibt mehrere Zugänge, sich den (neurobiologischen) Grundlagen des Phänomens des selbstverletzenden Verhaltens anzunähern. Ein entwicklungspsychopathologischer Zugang geht davon aus, dass die jeweils aktuelle Verfassung eines Gehirns mit den dazugehörenden Verhaltensmustern die Endstrecke einer Entwicklung in einem spezifischen Lebenskontext repräsentiert. Diese individuelle Entwicklung ist vorerst einmal durch das genetische Potenzial des Individuums bestimmt, das bei spezifischen Einflüssen (life events) ein erhöhtes Risiko für die Entwicklung ganz bestimmter Störungen mit sich bringen kann (Vulnerabilität).

Diese Einflüsse (frühe Vernachlässigung, Gewalterfahrungen, emotionaler oder sexueller Missbrauch) können im Weiteren zur Bahnung einer manifesten Störung führen. Die Art und Ausprägung dieser psychischen Störung und somit auch die jeweils ausgebildeten Symptome (z. B. SVV) sind somit einerseits von genetischen Faktoren wie Temperament, andererseits auch von Bindungsmustern, von Lebensereignissen, von Lernerfahrungen, dem sozialen Umfeld und von den bereits ausgebildeten individuellen Verhaltensmustern mitbestimmt.

Aufbauend auf diesen Zugang gehen wir im Weiteren in Anlehnung an einen neurobiologischen Zugang davon aus, dass sich das Gehirn eines Menschen mit dem Phänomen des selbstverletzenden Verhaltens aktuell in einer spezifischen Verfassung mit dysfunktionaler Neurotransmission befindet, was die häufig assoziierten Symptome (z. B. Depressivität, Ängstlichkeit, Gespanntheit) greifbarer macht.

Über vielfältige biologische und psychologische Mechanismen, die zusammenfassend als »Feedback« bezeichnet werden können, wirken die vorbeschriebenen Verhaltensweisen und die daraus folgenden Konsequenzen wieder auf das Gehirn inklusive der Neurotransmission und Proteinsynthese zurück. Dadurch kann die dysfunktionale Verfassung des Gehirns im Sinne eines autoregulatorischen Prozesses weiter aufrechterhalten oder auch verändert werden.

Eine medikamentöse Intervention soll nun über Beeinflussung der Neurotransmission primär die Verfassung des Gehirns und somit auch die jeweils kritischen Verhaltensweisen beziehungsweise Symptome sowie sekundär die Feedback-Mechanismen verändern.

Sowohl die Modifikation der Neurotransmission als auch der Feedback-Mechanismen soll es dem Gehirn ermöglichen, nunmehr auch sensorischen Zustrom quantitativ (z. B. weniger intensiv) und qualitativ (z. B. positiv gestimmt) anders zu erfahren und zu verarbeiten. Neue Lernerfahrungen und im Besonderen auch therapeutische Erfahrungen sollen dann den sensorischen Zustrom sowie dessen (neuronale) Verarbeitung dauerhaft beeinflussen und somit in letzter Konsequenz auch die Verfassung des Gehirns dauerhaft verändern (neuronale Plastizität). Zusammenfassend ausgedrückt soll also durch Pharmakotherapie das Gehirn für einen bestimmten Zeitraum lernbereiter gemacht werden, um so therapeutische Prozesse zu erleichtern und letztlich Gehirnstrukturen im Sinne der neuronalen Plastizität dauerhaft in eine positive Richtung zu beeinflussen.

Modelle für die Integration von Psychopharmaka in die Therapie

Die von Kapfhammer (2003) für die medikamentöse Behandlung von Persönlichkeitsstörungen vorgeschlagenen Modelle können auch in modifizierter Form als Orientierung für eine mehrdimensionale psychopharmakologische Vorgangsweise bei selbstverletzendem Verhalten dienen (s. Tab. 1, S. 171). Demnach können Psychopharmaka auf drei Ebenen wirken:

Das erste Modell geht davon aus, dass eine psychopharmakologische Intervention die dem selbstverletzenden Verhalten zugrunde liegende psychische Störung behandelt. So ist etwa die Auswahl des Medikamentes bei selbstverletzendem Verhalten im Rahmen einer schizophrenen Psychose als Grunderkrankung relativ einfach. Schwieriger wird die Auswahl des geeigneten Medikamentes, wenn als zugrunde liegende psychische Störung etwa eine depressive Erkrankung, eine posttraumatische Belastungsstörung oder eine Persönlichkeitsstörung diagnostiziert wird. Wir können an dieser Stelle hierzu nur auf die jeweiligen Leitlinien der Behandlung dieser Störungsbilder verweisen. Bei schwierigen Konstellationen empfehlen wir jedoch auch einen symptomorientierten Zugang, wie er im zweiten Modell beschrieben wird.

Das zweite Modell geht nun davon aus, dass Psychopharmaka die mit dem selbstverletzenden Verhalten assoziierten Symptome oder Symptomcluster beeinflussen. Da besonders im Jugendalter zudem auch oft Unsicherheiten hinsichtlich einer endgültigen diagnostischen Einschätzung der in vielen Fällen nur über einen Zeitraum manifesten und somit häufig wechselnden Symptomatik bestehen, ist aus entwicklungspsychopathologischer Sicht dieses Modell, das die Zielsymptome bei der medikamentösen Behandlung in den Mittelpunkt stellt, für die Praxis besonders relevant. Viele Jugendliche beschreiben, dass dem selbstverletzenden Verhalten Spannungszustände vorangehen, die sich entweder über den Tag allmählich aufbauen oder durch Stimmungsschwankungen plötzlich entstehen können. In diesem Zusammenhang ist es wichtig vor Therapiebeginn zu klären, ob zusätzliche Probleme im Bereich der Impulskontrolle oder der Emotionsregulation vorliegen und ob suizidale Ideen bis hin zu suizidalen Krisen mit konkreten Suizidplänen eine Rolle spielen. Neben diesen können auch Ängste (meist so genannte frei flottierende und soziale Ängste), sich aufdrängende Erinnerungen (Flashbacks) bis hin zu dissoziativen Zuständen, Ein- und Durchschlafstörungen, Essstörungen mit anorektischer und bulimischer Symptomatik sowie Substanzmissbrauch als häufig assoziierte Symptomcluster eine wichtige Rolle spielen. Weiterhin werden die selbstverletzenden Handlungen auch in ritualisierter Form, die an Zwänge erinnern, durchgeführt.

Im dritten Modell soll die medikamentöse Intervention das selbstverletzende Verhalten direkt beeinflussen. Dies spielt in erster Linie in Akutsituationen mit schweren Spannungszuständen, »Ritzdruck« oder Suizidalität eine Rolle und kann durch Psychopharmaka (z. B. niedrig potente Neuroleptika) über Beruhigung und Müdigkeit bis zur Sedierung erreicht werden. Andererseits reduzieren diese Medikamente auch die gefühlte Anspannung und ermöglichen eine kognitive Distanzierung von Gedankengängen. So führen beide Wege direkt zu einer Unterbrechung der zum selbstverletzenden Verhalten führenden dysfunktionalen kognitiven und emotionalen Mechanismen. Ein zweiter Ansatz in diesem dritten Modell geht von dem von vielen Patienten (vor allem nach längerem Verlauf angegebenen) suchtartigen Charakter des selbstverletzenden Verhaltens aus (Resch et al., 1993). Ursprünglich für den Einsatz in der Drogentherapie entwickelte so genannte Opiatantagonisten sollen verhindern, dass die »suchtauslösende«, als positive Verstärkung erlebte Wirkung der nach Selbstverletzungen ausgeschütteten Endorphine (vom Körper selbst erzeugte Opiate), zu verspüren ist. Die Blockade dieses positiven Feedbacks kann somit auch als direkte Beeinflussung des selbstverletzenden Verhaltens gesehen werden.

Tabelle 1: Modelle für eine psychopharmakologische Vorgangsweise

Modell	Therapeutisches Ziel
1. Psychopharmaka behandeln die dem SVV zugrunde liegende psychische Störung	Behandlung der Grunderkrankung
2. Psychopharmaka beeinflussen die mit dem SVV assoziierten Symptome oder Symptomcluster	Behandlung der Symptome/Symptomcluster
3. Psychopharmaka beeinflussen direkt das SVV	Behandlung des Suchtcharakters des SVV oder Risikominderung durch Sedierung

SVV: selbsverletzendes Verhalten

Alle drei Modelle basieren letztlich auf der Annahme einer Beeinflussung der Neurotransmission. Im folgenden Abschnitt soll kurz auf die dabei hauptsächlich beteiligten Systeme der Neurotransmission und ihre Bedeutung für den Einsatz von Medikamenten bei selbstverletzendem Verhalten eingegangen werden.

Neurobiologische Grundlagen der medikamentösen Intervention

Die neurobiologischen Erklärungsmodelle des selbstverletzenden Verhaltens beziehen sich im Wesentlichen auf die Neurotransmittersysteme des Gehirns. Für die Erklärung von selbstverletzenden Verhaltensweisen und der daraus für die Praxis ableitbaren psychopharmakologischen Interventionen sind vor allem drei Neurotransmittersysteme von primärer Bedeutung: das serotonerge, das dopaminerge und das opioide System.

Bedeutung des serotonergen Systems

Eine Störung im serotonergen System findet sich in der Literatur als häufigstes biologisches Erklärungsmodell des selbstverletzenden Verhaltens (Russ, 1992; Pies u. Popli, 1995; Winchel u. Stanley, 1991; Roberts, 2003). Auch Stanley, Winchel, Molcho, Simeon und Stanley (1992) nehmen an, dass Störungen mit gesteigerter Impulsivität als Hauptmechanismus eine serotonerge Störung zugrunde liegt. Sie sehen selbstverletzendes Verhalten in der Mitte einer kontinuierlichen Achse verschiedener klinischer Bilder mit Trichotillomanie und Suizid an den gegenüberliegenden Polen.

Weitere Hinweise für eine serotonerge Dysregulation bei selbstverletzendem Verhalten finden sich in mehreren Studien. So beschrieben Lopez-Ibor, Saiz-Ruiz, Peres de los Cobos (1985) einen erniedrigten Spiegel des Serotonin-Metaboliten 5-Hydroxyindolessigsäure (HIAA) im Liquor bei Auftreten von selbstverletzendem Verhalten. Auch bei Patienten und Patientinnen mit impulsiv-aggressivem Verhalten wurde eine Erniedrigung der Serotoninspiegel im peripheren Blut gefunden (Coccaro et al., 1989). Diese gestörte Serotoninfunktion konnte auch in einer Vergleichsuntersuchung von Patienten mit gesteigerter Impulsivität im Rahmen einer Persönlichkeitsstörung und gesunden Probanden durch eine verminderte Ausschüttung des Hormons Prolaktin nach Stimulation mit Fenfluramin (partieller Serotonin-Agonist; erhöht den extrazellulären Serotoninspiegel) demonstriert werden (Coccaro et al., 1989; Coccaro, Astill, Szeeley u. Malkowicz, 1990; Herpertz, Steinmeyer, Marx, Oidtmann u. Sass, 1995). Bei Patienten mit Persönlichkeitsstörungen korrelierten das Auftreten von Suizidversuchen sowie erhöhte Werte für impulsive Aggressivität mit einer verminderten Prolaktinausschüttung. Eine erhöhte Impulsivität scheint somit das Bindeglied zwischen Aggressivität und selbstverletzendem Verhalten darzustellen.

Auch bei Kindern fanden Stoff, Pollock, Vitiello, Behar und Bridger (1987) einen Zusammenhang zwischen impulsiven und aggressiven Verhaltensweisen mit einer Reduktion der Rezeptorbindungsstellen für das trizyklische Antidepressivum Imipramin an Thrombozyten. Diese Reduktion der Imipramin-Bindungsstellen wurde als peripherer Marker der präsynaptischen Serotonin-Ausschüttung herangezogen. Zu einem ähnlichen Ergebnis kamen Simeon et al. (1992) bei ihrer Untersuchung an erwachsenen Patienten mit selbstverletzendem Verhalten. Nach Kontrolle für vorhergegangene Suizidversuche unterscheiden sich auch hier Patienten mit selbstverletzendem Verhalten signifikant von der Kontrollgruppe in der Reduktion der Imipramin-Bindungsstellen an Thrombozyten. Darüber hinaus wird auf eine signifikante Korrelation zwischen dem Schweregrad von selbstverletzendem Verhalten und Werten für Impulsivität, chronische Wut sowie somatische Angst verwiesen (Simeon et al., 1992).

Eine weitere Hypothese zur Beteiligung des serotonergen Systems an selbstverletzenden Verhaltensweisen bezieht sich auf die Ähnlichkeit, die selbstverletzendes Verhalten mit zwanghaften Verhalten aufweist. So finden sich bei vielen Patienten und Patientinnen beider Störungsbilder der unwiderstehliche Zwang etwas zu tun, was dem Betroffenen unter Umständen selbst widersinnig erscheint, eine Spannungssteigerung beim Versuch dem Verhalten zu widerstehen und ein Abfallen von Angst nach Durchführung des selbstverletzenden beziehungsweise zwanghaften Aktes (Winchel u. Stanley, 1991). Auch scheint die Behandlung mit selektiven Serotonin-Wiederaufnahmehemmern (SSRI) selbstverletzendes Verhalten bei zwanghaften Patienten zu bessern (Primeau u. Fontaine, 1987). Bei Zwangsstörungen hat sich die Therapie mit SSRI etabliert und es besteht für diese Indikation in Deutschland auch eine Zulassung für den SSRI Fluvoxamin im Kindes- und Jugendalter.

Medikamente mit primärem Ansatz am serotonergen System

Es gibt eine Vielzahl von Psychopharmaka, die das Serotonin-system beeinflussen. Für die Praxis relevant ist hier die Gruppe der Antidepressiva, die in die »älteren« tri- und tetrazyklischen Antidepressiva (TCA) und in die »neueren« selektiven Serotonin-und/oder Noradrenalin-Wiederaufnahmehemmer (SSRI, NSRI, SNRI) eingeteilt werden kann.

So konnte etwa für das tetrazyklische Antidepressivum Clomi-pramin die Wirksamkeit in einer Doppelblind-Studie bei Tricho-tillomanie (Swedo, Leonhar u. Rapoport, 1989) und in einem Fallbericht über zwei Patienten mit selbstverletzendem Verhalten und Zwangsstörung (Primeau u. Fontaine, 1987) beschrieben wer-den. Trazodon, ein atypisches Antidepressivum mit dosisabhängi-gen Effekten am Alpha-1- und am 5-HT2-(Serotonin-)Rezeptor der Zellmembran, wirkt als ein Antagonist (Blocker der Übertra-gung) in niedrigen und als ein Agonist (Förderer der Transmis-sion) in hohen Dosen. Gedye (1991) und Patel, Bruza und Yeraga-ni (1988) berichten von einer Besserung des selbstverletzenden Verhaltens unter Trazodontherapie bei einem 17-jährigen autisti-schen Jugendlichen sowie bei einem Patienten mit selbstverletzen-dem Verhalten im Rahmen einer schweren depressiven Störung. Aus einer plazebokontrollierten Studie an 58 Erwachsenen mit suizidalem Verhalten berichten Montgomery, Roy und Montgo-mery (1983) keinen Effekt des tetrazyklischen Antidepressivums Mianserin auf suizidales Verhalten während eines sechsmonatigen Beobachtungszeitraumes.

Am häufigsten wird in der Literatur die Gabe von *SSRI* als Mit-tel der ersten oder zweiten Wahl bei der medikamentösen Be-handlung des selbstverletzenden Verhaltens empfohlen (Pies u. Popli, 1995; Roberts, 2003; Libal, Plener, Ludolph u. Fegert, 2005). Diese Empfehlungen basieren jedoch vor allem auf Anwendungen im Rahmen von offenen Studien und Falldarstellungen. Randomi-sierte, kontrollierte Studien (s. Tab. 2) sind rar und liegen aus-schließlich für Erwachsene vor.

Tabelle 2: Studien mit Antidepressiva

Substanz	Studie	Zielsymptome	Design	n	Alter (mean) in Jahren	Dosis mg/d	Dauer (mean)	Ergebnisse
Mianserin	Montgomery et al. 1983	Suizidales Verhalten	RCT	58	35,7	30	6 Mon.	Mianserin = Plazebo
Fluoxetin	Markovitz et al. 1991	SVV	OL	22	Erw.	80	12 Wo.	SVV ↓
Paroxetin	Verkes et al. 1998	Suizidales Verhalten	RCT	91	35,6	40	1 Jahr	Wiederholungsrate von Suizidversuchen ↓

SVV: selbstverletzendes Verhalten; RCT: randomisierte, kontrollierte Studie

So beschrieben Cornelius, Soloff und Perel (1991) in einer Fallstudie bei allen fünf Patientinnen mit Borderline-Persönlichkeitsstörung eine Besserung des selbstverletzenden Verhaltens unter Fluoxetin. Cook, Rowlett und Jaselskis (1992) beobachteten eine Reduktion von Aggression, Agitation und selbstverletzendem Verhalten bei zehn von 16 erwachsenen und jugendlichen Patienten mit Autismus und selbstverletzendem Verhalten unter Behandlung mit Fluoxetin.

In einer doppelblinden plazebokontrollierten Studie mit Paroxetin fanden Verkes et al. (1998) bei Patienten mit weniger als fünf vorangegangenen Suizidversuchen eine signifikant deutlichere Reduktion von erneuten Suizidversuchen in der Behandlungsgruppe im Vergleich zur Plazebogruppe.

Markovitz, Calabrese, Schulz und Meltzer (1991) setzten Fluoxetin in einer zwölf Wochen dauernden, offenen Behandlungsstudie bei 22 Patienten mit Borderline- oder schizotyper Persönlichkeitsstörung ein. Von zwölf Patienten mit selbstverletzendem Verhalten in dieser Gruppe reduzierten zehn ihr Verhalten signifikant. Weiterhin beschreibt Markowitz (1992) eine Verbesserung von selbstverletzendem Verhalten, Aggression, Agitation und Ruhelosigkeit unter Fluoxetinbehandlung bei 19 von 21 geistig retardierten Patienten im Alter zwischen 17 bis 56 Jahren.

Hawton et al. (2006) betonen jedoch, dass die gepoolten Odds Ratios für die Studien mit Antidepressiva versus Plazebo, die für einen Einschluss in eine Cochrane Review der Forschergruppe geeignet waren, auf keinen Vorteil für die Patienten mit Deliberate Self-Harm hinsichtlich der Reduktion ihres Verhaltens hinweisen.

Bedeutung des dopaminergen Systems

Neuroleptika sind Medikamente, die zu einer Blockade an dopaminergen Rezeptoren führen, wobei die Wirksamkeit von Neuroleptika davon abhängt, welcher Rezeptortyp mit dem Medikament blockiert wird. Konventionelle, niedrig- und hochpotente Neuroleptika (KN) wirken vor allem über Dopaminrezeptoren vom Typ D2 antipsychotisch und führen zu einer Distanzierung von dysfunktionalen Gedankengängen und einer Verminderung von Häufigkeit und Intensität der daraus resultierenden Verhaltensweisen (Stahl, 2004). Über die Blockade anderer Rezeptoren wie etwa des histaminergen H1-Rezeptors können sie Müdigkeit bis hin zur Sedierung bewirken. Darüber hinaus besitzen sie jedoch keine spezifische Wirkung auf das selbstverletzende Verhalten (Thompson, Hackenberg u. Schaal, 1991). Atypische Neuroleptika (AN) wie Clozapin und Risperidon binden dagegen an eine größere Zahl von Rezeptoren wie etwa die (serotonergen) 5-HT2- oder die D1-Rezeptoren. Sie wirken somit stärker antidepressiv und anxiolytisch und können auf diesem Weg das selbstverletzende Verhalten zusätzlich reduzieren (Schroeder et al., 1995; Zarcone et al., 2001).

Medikamente mit primärem Ansatz am dopaminergen System

Neben einer Vielzahl von tierexperimentellen Studien mit Neuroleptika bei selbstverletzendem Verhalten seit den 1980er-Jahren (Breese, Criswell u. Duncan, 1989; Goldstein, Kuga u. Kusano, 1986; Criswell, Mueller u. Breese, 1989; Wagner et al., 2003), existieren auch einige Berichte über die Anwendung von Neuroleptika bei Patienten mit selbstverletzendem Verhalten. So beschreiben Gulatieri und Schroeder (1989) die erfolgreiche Behandlung von 15 mental retardierten Patienten mit dem konventionellen Neuroleptikum Fluphenazin.

Insgesamt zeigt sich wie zuvor für die Antidepressiva auch für die Neuroleptika, dass die Erfahrungen vor allem auf Anwendungen im Rahmen von offenen Studien und Falldarstellungen beruhen, die wenigen randomisierten, kontrollierten Studien (s. Tab. 3) liegen nur für Erwachsene vor. Ein weiteres Problem bei der Übertragung dieser Studien in den klinischen Alltag mit jugendlichen Patienten liegt darin, dass eine Reduktion von selbstverletzendem Verhalten per se meist nicht als primäres Ergebnis (primary outcome) gemessen wurde. Vielmehr wurde meist eine verminderte Impulsivität als indirektes Maß für eine Reduktion des selbstverletzenden Verhaltens herangezogen. Außerdem wurde die Mehrzahl der Studien an erwachsenen Patienten mit einer Borderline-Persönlichkeitsstörung (BPS) nach DSM-III-R durchgeführt – einer diagnostischen Kategorie, die laut ICD-10 erst ab 16 Jahren vergeben werden sollte und die vermutlich eine Vielzahl der Patienten in der Praxis nicht (ausreichend) gut beschreibt.

Als plazebokontrollierter Ansatz liegt etwa die Studie von Cornelius, Soloff, Perel und Ulrich (1993) vor, der bei Patienten mit BPS Haloperidol sowie das Antidepressivum Phenelzin (Monoaminooxidase-Hemmer, in Deutschland nicht zugelassen) mit Plazebo verglich und bis auf den Nachweis einer Reduktion von »Irritabilität« (als indirektes Maß für SVV) keinen Therapieeffekt nachweisen konnte.

In ihrer plazebokontrollierten Doppelblind-Untersuchung mit Haloperidol beziehungsweise Amitryptilin versus Plazebo fanden Soloff et al. (1986) eine Verbesserung bei vielen Symptomen der BPS (z. B. Depression, Angst, Feindseligkeit, paranoide Gedanken) in der Haloperidol-Gruppe, wiederum jedoch ohne selbstverletzendem Verhalten als primäre Ergebnisvariable zu messen. In einer weiteren Studie fanden Soloff et al. (1993) unter Haloperidolmedikation eine Reduktion von Impulsivität als primäres Ergebnis.

Die Aussagen über Wirksamkeit von Haloperidol bei der Behandlung von BPS-Patienten mit selbstverletzendem Verhalten sind somit ungenau und widersprüchlich. Wenn man nun die potenziell schweren Nebenwirkungen (von akuten schmerzhaften Dystonien bis hin zur schwer beeinträchtigenden Spätdyskinesie) in Betracht zieht, erscheint es sehr fragwürdig, Haloperidol und andere konventionelle hochpotente Neuroleptika weiterhin zu den Mitteln der ersten Wahl bei der Behandlung des selbstverletzenden Verhaltens im Besonderen bei Jugendlichen zu zählen. Ganz anders ist die Datenlage bei den niedrigpotenten Neuroleptika, die von vielen Autoren für die Behandlung von akuten Spannungszuständen oder (auto)aggressiven Impulsdurchbrüchen weiterhin als Mittel der ersten Wahl empfohlen werden (Libal, Plener, Fegert u. Kölch, 2006).

In Hinblick auf die neuere Literatur zu den Neuroleptika spricht sehr viel dafür, künftig den Fokus auf die Stoffgruppe der atypischen Neuroleptika (AN) zu legen. Atypische Neuroleptika haben im Vergleich zu den konventionellen Neuroleptika hinsichtlich der akuten extrapyramidal-motorischen Syndrome (EPMS) ein deutlich besseres Nebenwirkungsprofil (Miller et al., 1998), wenngleich betont werden muss, dass Aussagen zum Langzeitrisiko der Spätdyskinesien schlichtweg noch nicht endgültig möglich sind. Im Vergleich zu den konventionellen Neuroleptika haben einige atypische Neuroleptika jedoch ein wesentlich größeres Potenzial für Appetitsteigerung und Gewichtszunahme sowie für Störungen des Glukose- und Lipidstoffwechsels mit einem relativ hohen Risiko für die Entwicklung eines Diabetes mellitus. Dies könnte bei bestimmten Patientengruppen künftig zu noch mehr Vorsicht bei der Anwendung führen (Klein, Cottingham, Sorter, Barton u. Morrison, 2006). Ein zusätzlicher Vorteil der atypischen Neuroleptika ist jedoch ihr breiteres Rezeptorprofil, das vor allem auch das serotonerge System über die 5HT-Rezeptoren mit beeinflussen kann.

Im Erwachsenenalter liegen Studien zu verschiedenen atypischen Neuroleptika für Gruppe der BPS-Patienten vor: Chengappa, Ebeling, Kang, Levine und Parepally (1999) berichten von einer signifikanten Reduktion des selbstverletzenden Verhaltens bei sieben Patienten nach Clozapin-Behandlung, Rocca, Marchiaro, Cocuzza und Bogetto (2002) beschrieben eine Abnahme von impulsiv-aggressivem Verhalten unter Risperidontherapie, Bellino Paradiso und Borgeto (2006) fanden bei elf Patienten unter der Behandlung mit Quetiapin eine Reduktion von Impulsivität, jedoch nicht von »parasuizidalem Verhalten«, und auch für Olanzapin wurde eine Reduktion des selbstverletzenden Verhaltens bei BPS-Patienten (Zanarini u. Frankenburg, 2001; Hough, 2001) beschrieben.

Tabelle 3: Studien mit Neuroleptika – Erwachsene

Substanz	Studie	Ziel-symptome	Design	n	Alter (mean) in Jahren	Dosis mg/d	Dauer (mean)	Ergebnisse
Haloperidol	Soloff et al. 1993	BPS (Impulsive-aggressive Ward Scale)	RCT	92	16–36	4	5 Wo.	Haloperidol nur besser bei ↓ von impulsiver Aggression
	Cornelius et al. 1993			54	27,6	<6	+ 16 Wo. Erhal-tungs-therapie	Kein Vorteil der Erhaltungstherapie außer für Irritabilität
Clozapin	Chengappa et al. 1999	SVV bei BPS mit Psychose	CR	7	26–47 (36.6)	300–550	4–12 Mon.	SVV ↓
Olanzapin	Zanarini u. Frankenburg 2001	BPS (Symptom Checklist 90)	RCT	19	27,6 (7,7)	2,5–	6 Mon.	Impulsivität ↓, Angst ↓
Risperidon	Rocca et al. 2002	BPS Impulsiv-aggressives (SI) Verhalten (Aggression Questionaire)	OL	13	(31,9 +/- 5,6)	3,3 +/- 0.5	8 Wo.	Impulsivität ↓
Quetiapin	Bellino et al. 2006	BPS – (Impulsivität als indirektes Maß für SVV)	OL	11	18–50	200–400	12 Wo.	Impulsivität ↓, aber kein Effekt auf parasuizidales Verhalten

SVV: selbstverletzendes Verhalten; BPS: Borderline-Persönlichkeitsstörung;
RCT: randomisierte, kontrollierte Studie

Im Gegensatz zu diesen Studien im Erwachsenenalter, sind im Jugendalter Berichte über Anwendungen von atypischen Neuroleptika zur Behandlung von selbstverletzendem Verhalten selten (s. Tab. 4). Für konventionelle Neuroleptika fanden Kutcher, Papatheodorou, Reiter und Gardner (1995) in einer offenen Studie mit 13 Jugendlichen eine reduzierte Impulsivität unter Flupenthixoltherapie, ohne wiederum explizit selbstverletzendes Verhalten als primäres Ergebnis zu messen.

Zu den atypischen Neuroleptika findet sich eine Fallbeschreibung einer polypharmazeutisch behandelten 16-Jährigen mit Gilles-de-la-Tourette-Syndrom, deren selbstverletzendes Verhalten sich unter einer Kombinationstherapie mit Risperidon und Aripiprazol verbesserte (Hood, Baptista-Neto, Beasley, Lobis u. Pravdova, 2004). In einer eigenen retrospektiven Studie konnten wir eine deutliche Reduktion von selbstverletzendem Verhalten bei acht jugendlichen Mädchen unter Ziprasidontherapie feststellen, wobei es (im Vergleich zur Kontrollgruppe der mit anderen konventionellen Neuroleptika oder atypischen Neuroleptika behandelten acht Jugendlichen) zu keiner Gewichtszunahme kam (Libal et al., 2005). Das atypische Neuroleptikum Ziprasidon scheint somit für Jugendliche den wesentlichen Vorteil zu haben, dass es zu keiner Gewichtszunahme zu kommen scheint.

In einem weiteren Fallbericht beschreibt Good (2006) die Reduktion von selbstverletzendem Verhalten bei zwei weiblichen Jugendlichen mit Major Depressive Disorder (DSM-IV), nachdem die antidepressive Therapie mit Quetiapin kombiniert wurde.

Bei Jugendlichen können atypische Neuroleptika aufgrund ihrer zusätzlichen Wirkung auf andere Rezeptorsysteme und ihren geringeren Nebenwirkungen bei der Behandlung des Zielsymptoms selbstverletzendes Verhalten empfohlen werden, vor allem auch bei Vorliegen von assoziierten Symptomen wie Impulsivität, Spannungszuständen und frei flottierenden Ängsten. Als bedeutender limitierender Faktor muss hier noch einmal das große Potenzial einiger atypischer Neuroleptika für bestimmte Nebenwirkungen von starker Gewichtszunahme bis zum relativ hohen Risiko für die Entwicklung eines Diabetes mellitus hervorgehoben werden. Dies führte in der letzten Zeit nicht nur zu strengeren Empfehlungen für begleitende Kontrolluntersuchungen (Fegert u. Herpertz-Dahlmann, 2004), sondern vor allem bei jugendlichen Patientinnen muss die Gewichtszunahme als wichtiger limitierender Faktor für die Compliance in Betracht gezogen werden (Libal et al., 2005).

Tabelle 4: Studien mit Neuroleptika – Jugendliche

Substanz	Studie	Zielsymptome	Design	n	Alter (mean) in Jahren	Dosis mg/d	Dauer (mean)	Ergebnisse
Flupenthixol	Kutcher et al. 1995	BPS (Impulsivität als indirektes Maß für SVV)	OL	13	14–22 (17,2)	3	6 Wo.	Impulsivität ↓
Ziprasidon	Libal et al. 2005	SVV	CR	8	13–18 (15,3)	40–80	n.a.	SVV ↓

SVV: selbstverletzendes Verhalten; BPS: Borderline-Persönlichkeitsstörung

Bedeutung des opioiden Systems

Endogene Opioide wie β-Endorphine und Metenkephaline spielen bei der Schmerzwahrnehmung sowie beim Suchtverhalten eine bedeutende Rolle, und somit scheinen sie auch beim Aufrechterhalten des selbstverletzenden Verhaltens eine wichtige Bedeutung zu haben. Viele Patienten berichten vor allem nach den ersten selbstverletzenden Handlungen von einem Hochgefühl (»high«). Wie bei verschiedenen anderen Stressreaktionen könnte dies mit einer Endorphinausschüttung in Zusammenhang stehen (Richardson u. Zaleski, 1986), die oft auch mit einer Hypoalgesie einhergeht (Willer, Dehen u. Cambier, 1981). So wurden bei BPS-Patienten erhöhte β-Endorphinspiegel nach Hautschnitten beschrieben (Konicki u. Schulz, 1989). Auch gibt es verschiedene Berichte von Hypoalgesie bei Patienten mit selbstverletzendem Verhalten (Russ et al., 1996; Kempermann et al., 1997), die auch mit zentralnervösen Prozessen in Zusammenhang zu stehen scheinen (Schmahl et al., 2006). Hohe Metenkephalinspiegel im Blut von Patienten mit selbstverletzendem Verhalten würden die Hypothese eines primären Einflusses der endogenen Opioide unterstützen, jedoch können sie auch sekundäre Marker von Schmerzen und Stressreaktionen sein (Coid, Allolia u. Rees, 1983; Dubois et al., 1981).

Viele Patienten beschreiben ihr selbstverletzendes Verhalten im weiteren Verlauf als »suchtartig«. Auch hierbei könnte das endogene Opioidsystem eine Rolle spielen (Nixon, Cloutier u. Aggarwal, 2002). Der Einsatz von Medikamenten, wie den aus der Drogentherapie bekannten so genannten Opiatantagonisten, um die Wirkung dieser endogenen Opioide zu blockieren, liegt somit nahe.

Im Bereich von selbstverletzendem Verhalten bei mentaler Retardierung existiert eine größere Anzahl von Berichten über positive Erfahrungen mit dem Opiantantagonisten Naltrexon (z. B. Sandyk, 1985; White u. Schultz, 2000), was auch in der von Symons, Thompson und Rodriguez (2004) durchgeführten Metaanalyse bestätigt wird. Im Vergleich dazu gibt es über erfolgreiche Einsätze für die Patienten ohne mentale Retardierung (s. Tab. 5) nur bei Erwachsenen wenige Einzelfallberichte (Griengl, Sendera u. Dantendorfer, 2001; Sandman, Barron, Crinella u. Donnely, 1988; Sandman et al., 2000) und eine kleine offene Studie (Roth, Ostroff u. Hoffman, 1996).

Tabelle 5: Studien mit Naltrexon

Substanz	Studie	Zielsymptome	Design	n	Alter (mean) in Jahren	Dosis mg/d	Dauer (mean)	Ergebnisse
Naltrexon	Roth et al. 1996	SVV	OL	7	18–50	50	(10,7 Wo.)	SVV ↓
	Griengl et al. 2001	SVV (bei BPS)	CR	1	39	50	32 Wo.	SVV ↓

SVV: selbstverletzendes Verhalten; BPS: Borderline-Persönlichkeitsstörung

Benzodiazepine und Antihypertensiva

Es scheint ungewohnt, diese beiden Substanzgruppen in einem Abschnitt abzuhandeln, dies ist jedoch sinnvoll, sieht man den Einsatzzweck beider Stoffgruppen, der primär in einer Entspannung bis hin zur Sedierung liegt.

Die Ergebnisse über den Einsatz von Benzodiazepinen bei selbstverletzendem Verhalten sind widersprüchlich. Während Midazolam bei drei mental retardierten Patienten selbstverletzendes

Verhalten reduzierte (Bond, Mandos u. Kurtz, 1989), berichten Cowdry und Gardner (1988) über eine Zunahme von »Dysfunktionalem Verhalten« und auch von selbstverletzendem Verhalten unter Alprazolamtherapie bei Patienten mit BPS. Der Einsatz von Benzodiazepinen kann aber auch schon aufgrund des hohen Potenzials für die Entwicklung von Abhängigkeit sowohl für diese Patientengruppe als auch für Jugendliche zur Beeinflussung von selbstverletzenden Verhaltensweisen und von assoziierten Symptomen nicht empfohlen werden. Sie haben zwar weiterhin einen Stellenwert bei der Behandlung von akuten Spannungszuständen oder (auto)aggressiven Impulsdurchbrüchen, ihr Einsatz sollte aber ausgewählten Indikationen vorbehalten sein (Libal et. al., 2006).

In einer Studie an 14 weiblichen Patienten mit einer Borderline-Persönlichkeitsstörung konnten Philipsen et al. (2004) durch den Einsatz des Antihypertensivums Clonidin (zentraler Alpha-2-Rezeptoragonist sowie Stimulation der Imidazolrezeptoren) eine Reduktion von innerer Anspannung, dissoziativer Symptome, dem Druck sich selbst zu verletzen sowie suizidaler Gedanken beobachten.

Antiepileptika (Mood stabilizers)

In der Literatur finden sich einige Berichte über den Einsatz von Antiepileptika bei selbstverletzendem Verhalten, die in der Psychiatrie ansonsten auch als so genannte Mood stabilizer (MS) eingesetzt werden.

So beschreiben Cowdry und Gardner (1988) bei Patienten mit BPS nach einer Behandlung mit Carbamazepin eine Reduktion von »dysfunktionalem Verhalten«, das auch selbstverletzendes Verhalten einschließt. Auch liegen Fallberichte über erfolgreiche Behandlungen zu Valproinsäure (Kastner, Finesmit u. Walsh, 1993) und zu Topiramat (Cassano et al., 2001; Shapira, Lessig, Murphy, Driscoll u. Goodman, 2002) vor.

Empfehlungen für die klinische Praxis

Wenn man sich bei Empfehlungen für psychopharmakologische Interventionen bei selbstverletzendem Verhalten im Jugendalter an den Evidenzstufen des Oxford Centre for Evidence-
based Medicine (2001) orientiert, so existieren in der Literatur für
das Erwachsenenalter – bis auf die randomisierten, kontrollierten
Studien mit der indirekten Ergebnisvariablen »Impulsivität« –
hauptsächlich Studien der Stufe 2 und Stufe 3. Im Jugendalter lassen sich sogar bis auf eine Ausnahme (Kutcher et al., 1995)
nur Fallberichte (Stufe 4) und Expertenmeinungen (Stufe 5) finden.

Da jedoch Richtlinien in der klinischen Praxis dringend benötigt werden, wurden trotz der Defizite in der Literatur mehrere
Versuche unternommen, Behandlungsalgorithmen zu entwickeln.
Pies und Popli (1995) und darauf aufbauend Villalba und Harrington (2000) entwarfen psychopharmakologische Behandlungs-
empfehlungen. Sie alle betonen dabei, dass vor jeglicher Behandlung eine gründliche Diagnostik stehen sollte, um die assoziierte
Symptomatik und die zugrunde liegende Psychopathologie abzu-
klären. Auch Harper (2006) hebt hervor, dass bei der psychopharmakologischen Behandlung von selbstverletzendem Verhalten in
der klinischen Praxis neben der umfassenden Anamnese besonderes
Augenmerk auf das aktuelle Verhalten der Patienten (Verhaltensanalyse), die assoziierten klinischen Symptome und den aktuellen
Lebenskontext mit Erhebung des psychosozialen Funktionsniveaus
gelegt werden sollte.

Sowohl Villalba und Harrington (2000) als auch Pies und Popli
(1995) empfehlen, mit einem atypischen Neuroleptikum zu beginnen, falls als zusätzliche Symptomatik eine Psychose, epileptische
Anfälle oder Schmerzen vorliegen. Bei einer affektiven oder
zwanghaften Begleitsymptomatik empfehlen sie SSRIs als Medikamente der 1. Wahl. Falls bei Therapieresistenz ein Wechsel auf einen weiteren SSRI noch keine Besserung bringt, empfehlen sie die
Anwendung eines atypischen Neuroleptikums, das mit einem
SSRI oder auch mit Naltrexon kombiniert werden kann. Bei weiterer Therapieresistenz sollten dann Lithium oder andere Mood

stabilizer, β-Blocker und Monoaminooxidase-(MAO-)Hemmer versucht werden.

In ihren Therapieempfehlungen finden sich auch Antiepileptika (Mood stabilizer), Benzodiazepine und Analgetika. Roberts entwickelte 2003 den ersten Behandlungsalgorithmus für Jugendliche. Er empfiehlt insbesondere bei den assoziierten Symptomen von Zwängen, Depression oder Manie, mit einem SSRI oder Mood stabilizer zu beginnen. Nach einem Versuch mit einem SSRI sollte bei Therapieresistenz nach acht Wochen (mit ausreichenden Wirkspiegeln) zuerst auf einen 2. SSRI gewechselt werden, bevor – vor allem bei erhöhter Impulsivität – der Wechsel auf ein atypisches Neuroleptikum erfolgen sollte. Als nächsten Schritt findet sich auch bei Roberts ein Versuch mit Lithium oder einem weiteren Mood stabilizer.

Seit den Warnungen von FDA and EMEA (Brent, 2004; Isacsson, Holmgren u. Ahlner, 2005; Whittington et al., 2004) wurde die Behandlung mit SSRIs im Jugendalter wegen des möglicherweise erhöhten Risikos für das Entstehen von suizidalen Ideen und Handlungen wiederholt infrage gestellt. Da Jugendliche mit selbstverletzendem Verhalten als Hochrisikogruppe für die Entwicklung von Suizidalität anzusehen sind (Zahl u. Hawton, 2004) und es auch Berichte früheren Datums über das Auslösen von selbstverletzendem Verhalten nach Antidepressiva-Gabe gibt (Teicher, Glod u. Cole, 1993; Donovan et al., 2000), sollten aus Sicherheitsgründen die Empfehlungen, SSRI im Jugendalter als Medikamente der 1. Wahl einzusetzen, aus unserer Sicht revidiert werden.

Da wir auch in einer eigenen retrospektiven Untersuchung an 16 jugendlichen Mädchen mit selbstverletzendem Verhalten eine Korrelation zwischen der Einnahme von SSRI und Suizidversuchen fanden (Plener, Fegert u. Libal, 2005, S. 312), entwickelten wir für die klinische Praxis in Anlehnung an Roberts (2003) und Kapfhammer (2003) einen modifizierten Behandlungsalgorithmus des selbstverletzenden Verhaltens im Jugendalter.

Wichtig scheint, dass die medikamentöse Einstellung von einem Arzt der einschlägigen Fachrichtungen durchgeführt wird. Alle infrage kommenden Medikamente sind nicht zur spezifischen

Behandlung des selbstverletzenden Verhaltens oder der damit assoziierten Symptome zugelassen und bis auf wenige Ausnahmen
für den Gebrauch vor dem 18. Lebensjahr generell nicht zugelassen. Eine Anwendung kann daher nur als »off label use« erfolgen
und darf daher in Deutschland nur im Rahmen eines so genannten
»individuellen Heilversuchs« durchgeführt werden. Vor jeder Me-
dikamentengabe muss somit eine besonders ausführliche Aufklä-
rung des Jugendlichen und seiner Eltern beziehungsweise Sorgeberechtigten über die erwünschten Wirkungen, Voraussetzungen einer guten Wirksamkeit (z. B. Art und Zeitpunkt der Einnahme),
über notwendige Kontrolluntersuchungen im Verlauf der Einnahme sowie über möglicherweise auftretende unerwünschte Medika-
mentenwirkungen erfolgen. Diese Medikamentenaufklärung muss
unbedingt schriftlich dokumentiert werden, wobei eine Aufklä-
rung über einen »individuellen Heilversuch« noch dazu eine spezifische und somit besonders genaue Dokumentation erfordert.

Rechtzeitiges Erkennen von Nebenwirkungen und angemesse-
nes Reagieren darauf sowie Kontrolluntersuchungen müssen
ebenfalls von einem mit diesem Medikament erfahrenen Arzt geleistet werden.

Algorithmus der medikamentösen Therapie
des selbstverletzenden Verhaltens im Jugendalter

Der im Folgenden dargestellte Behandlungsalgorithmus (s. Tab. 6,
S. 187) sieht eine psychopharmakologische Intervention vor allem
als Unterstützung von langfristigen psychotherapeutischen Maßnahmen auf der Basis eines umfassenden psychosozialen Behand-
lungsplans.

In einem der Therapie vorangehenden diagnostischen Schritt
muss geklärt werden, ob eine umschriebene psychiatrische Störung (z. B. Schizophrenie) vorliegt. In diesem Fall muss die Behandlung gemäß den jeweiligen Leitlinien erfolgen.

Falls sich als Erklärung für das selbstverletzende Verhalten keine
klar umschriebene psychische Störung diagnostizieren lässt und/

oder eine Vielzahl von assoziierten Symptomen vorliegt, sollte die medikamentöse Intervention primär auf dasjenige Symptom abzielen, das den Patienten, seine Familie oder auch die Psychotherapie am meisten belastet.

Als ersten Behandlungsschritt empfehlen wir vor allem auch beim Vorliegen von affektiver Labilität, Spannungszuständen, Impulskontrolldefiziten, Angst, depressiver Symptomatik mit Schlafstörungen und Suizidgedanken sowie bei einer anorektischen Symptomatik den Einsatz eines atypischen Neuroleptikums. Wir halten uns dabei wenn möglich an den Grundsatz »start low, go slow and taper slow«. Eine Einmaldosis pro Tag ist für die meisten atypischen Neuroleptika ausreichend, nur bei Ziprasidon und Quetiapin ist eine zweimalige Dosierung notwendig, um stabile Serumspiegel zu erreichen. Wir haben jedoch auch in Einzelfällen die Erfahrung gemacht, dass eine Einmaldosierung ausreichend sein kann. Wir bevorzugen eine Einnahme (der höheren Dosis) am Abend. So kann das Medikament seine Wirkung dann entfalten, wenn es von den Patienten am meisten benötigt wird, da Spannungszustände und »Ritzdruck« meist in den Abendstunden auftreten. Außerdem kann so die Belastung durch die am häufigsten auftretenden Nebenwirkungen Müdigkeit, Sedierung, Benommenheit und Konzentrationsprobleme reduziert werden, da sie – falls sie auftreten – in die Zeit des Nachtschlafes fallen (und somit teilweise auch erwünscht sind).

Vor Beginn der Einnahme sollte besonders Wert auf eine umfassende und altersentsprechende Medikamentenaufklärung gelegt werden. Informationen über die geplante Dauer der Medikation (»so kurz wie möglich, aber so lange wie nötig«) sowie über gewünschte Wirkungen und Nebenwirkungen sollten unbedingt Bestandteil eines Aufklärungsgespräches sein. Dabei sollte auch explizit auf eine mögliche Appetitsteigerung und Gewichtszunahme als häufigste Nebenwirkung der atypischen Neuroleptika eingegangen werden. Wir bevorzugen daher auch die Anwendung eines gewichtsneutrales atypisches Neuroleptikum, da in dieser Altersgruppe eine Gewichtszunahme ein enormes Problem darstellt. Nur wenn eine anorektische Symptomatik zusätzlich im Vordergrund steht und eine Gefährdung darstellt, wählen wir bewusst

ein atypisches Neuroleptikum mit einem hohen Potenzial für eine
Gewichtszunahme.

Wenn besonders in Fällen mit anhaltender depressiver Symptomatik, Ängsten, Flashbacks oder bulimischer Symptomatik ein atypisches Neuroleptikum keine ausreichende Besserung bringt, setzten wir als 2. Schritt einen SSRI meist in Kombination mit dem atypischen Neuroleptikum ein. Wir empfehlen in fast allen Fällen den Einsatz eines atypischen Neuroleptikums vor der Gabe eines SSRI, da somit die Wahrscheinlichkeit des Auftretens von Suizidgedanken unter SSRI-Therapie durch das sedierende und distanzierende Potenzial der atypischen Neuroleptika ausreichend reduziert sein sollte. Besonders bei Jugendlichen ist es jedoch dennoch unumgänglich, während der ersten vier Wochen nach Therapiebeginn Suizidgedanken engmaschig zu kontrollieren, das heißt mindestens einmal pro Woche genau abzufragen (Fegert u. Herpertz-Dahlmann, 2004).

Sollte das selbstverletzende Verhalten mit dieser Kombinationstherapie reduziert werden können, jedoch die kritischen assoziierten Symptome noch weiter bestehen, empfehlen wir eine schrittweise Reduktion des atypischen Neuroleptikums sowie eine Fortsetzung der SSRI-Gabe als Monotherapie. In unserer klinischen Praxis entschieden sich aber auch einige Jugendliche für die Fortsetzung der Einnahme des atypischen Neuroleptikums und das Absetzen des SSRI.

Sollte sich bei einem Patienten primär oder im Therapieverlauf ein suchtartiger Charakter des selbstverletzenden Verhaltens herausstellen, so empfehlen wir in einem nächsten Behandlungsschritt einen Therapieversuch mit dem Opiatantagonisten Naltrexon in Form einer Monotherapie oder in Kombination mit einem atypischen Neuroleptikum oder SSRI. Im Gespräch mit dem Patienten und seinen Sorgeberechtigten muss nicht nur über den Off-Label-Einsatz von Naltrexon und somit über einen »individuellen Heilversuch« aufgeklärt werden, sondern die Behandlung muss aufgrund der schlechten Datenlage zu Wirksamkeit und Therapiedauer auch explizit als ein Therapieversuch thematisiert werden.

Als letzten Schritt in unserem Behandlungsschema empfehlen wir bei persistierender schwerer affektiver Labilität und Aggressi-

vität sowie bei schweren Therapie-resistenten Fällen von selbstverletzendem Verhalten auch an den Einsatz von Mood stabilizers –
primär in Kombination mit einem atypischen Neuroleptikum
aber auch als Monotherapie – zu denken. Obwohl die positiven
Effekte von Lithium bei chronischer Suizidalität wiederholt beschrieben wurden, raten wir wegen seiner hohen Toxizität vom
Einsatz bei Jugendlichen mit selbstverletzendem Verhalten ab, da
diese auch als Hochrisikogruppe für impulsive parasuizale Handlungen – bevorzugt mit Medikamenten – zu gelten haben. Wir
empfehlen daher in diesen Fällen, in erster Linie an Valproinsäure
oder neuere Mood stabilizer wie Topiramat und Lamotrigin zu
denken.

In allen Behandlungsstufen kann es auch zu akuten Spannungszuständen und drängendem »Ritzdruck«, aber auch zu Schlafstörungen kommen. In diesen Fällen empfehlen wir aufgrund der relativ rasch eintretenden sedierenden und distanzierenden Wirkung den kurzfristigen Einsatz von niedrig potenten Neuroleptika
im Sinne einer »pro re nata« oder Bedarfsmedikation. Überlegenswert erscheint hier auch der Einsatz von Antihypertensiva wie etwa Clonidin.

Tabelle 6: Behandlungsalgorithmus

Behandlungsschritt	Psychopharmakologische Intervention	Zielsymptome
Stufe 0 (Bedarfsmedikation oder PRN in Akutsituationen)	Niedrig potente Neuroleptika (primär sedierend)	Akute Spannungszustände, „Ritzdruck", aggressive Impulsdurchbrüche, Schlafstörungen
Stufe 1	Atypische Neuroleptika	Spannungszustände, Impulskontrolldefizite, affektive Labilität, Angst, depressive Zustände, Schlafstörungen, Suizidgedanken, anorektische Symptomatik
Stufe 2	SSRI	Depressive Zustände, Flashbacks, Zwänge, Angst, bulimische Symptomatik, Impulskontrolldefizite
Stufe 3	Opiatantagonisten	Suchtartiger Charakter des SVV, dissoziative Zustände
Stufe 4	Mood stabilizer	Aggression, Störungen der Impulskontrolle, affektive Labilität, chronische Suizidalität

SVV: selbstverletzendes Verhalten; PRN: pro re nata; SSRI: selektiver Serotonin-Wiederaufnahmehemmer

Dieser auf der Grundlage der Empfehlungen in der Literatur und unserer eigenen klinischen Erfahrung entwickelten Algorithmus der medikamentösen Therapie des selbstverletzenden Verhaltens soll flexibel auf möglichst viele individuelle Fragestellungen in der Praxis anwendbar sein. Das primäre Ziel des Einsatzes von Medikamenten im Rahmen eines umfassenden psychosozialen Therapieplans liegt in einer Reduktion oder zumindest Milderung der Symptomatik, um so Fortschritte in der begleitenden Psychotherapie und bei der Entwicklung von neuer Motivation beziehungsweise neuen Zielen zu fördern. Letztlich sollen die Patienten durch eine zeitlich begrenzte medikamentöse Intervention wieder offener für neue Lernprozesse und somit auch für neue Erfahrungen in der Psychotherapie und im Alltag werden. Für die Dauer der Behandlung gilt das Prinzip »so kurz als möglich, aber so lange wie nötig«, das heißt, diese sollte so lange andauern, bis das selbstverletzende Verhalten die betroffenen Jugendlichen nicht mehr von einer umfassenden Teilhabe am Leben abhält.

Literatur

Bellino, S., Paradiso, E., Borgeto, F. (2006). Efficacy and tolerability of quetiapine in the treatment of borderline personality disorder: A pilot stufy. Psychiatry, 67 (7), 1042–1046

Bond, W., Mandos, L., Kurtz, M. (1989). Midazolam for aggressivity and violence in three mentally retarded patients. Psychiatry, 146 (7), 925–926.

Breese, G. R., Criswell, H. E., Duncan, G. E. (1989). Dopamine deficiency in self-injurious behaviour. Psychopharmacology Bulletin, 25 (3), 353–357.

Brent, D. A. (2004). Antidepressants and pediatric depression – The risk of doing nothing. Med, 351 (16), 1598–1601.

Cassano, P., Lattanzi, L., Pini, S., Dell'Osso, L., Battistini, G., Cassano, G. B. (2001). Topiramate for self-mutilation in a patient with borderline personality disorder. Bipolar Disorders, 3 (3), 161.

Chengappa, K. N. R., Ebeling, T., Kang, J. S., Levine, J., Parepally, H. (1999). Clozapine reduces severe self-mutilation and aggression in psychotic patients with Borderline Personality Disorder. Psychiatry, 60 (7), 477–484.

Coccaro, E. F., Astill, J. L., Szeeley, P. J., Malkowicz, D. E. (1990). Serotonin in personality disorder. Psychiatric Annals, 20, 587–592.

Coccaro, E. F., Siever, L. J., Klar, H. M., Maurer, G., Cochrane, K., Cooper, T. B., Mohs, R. C., Davis, K. L. (1989). Serotonergic studies in patients with affective and personality disorders. Correlates with suicidal and impulsive aggressive behavior. Archives of General Psychiatry, 46 (7), 587–599.

Coid, J., Allolia, B., Rees, L. H. (1983). Raised plasma metenkephalin in patients who habitually mutilate themselves. Lancet, 2 (8349), 545–546.

Cook, E. H., Rowlett, R., Jaselskis, C. (1992). Fluoxetine treatment of children and adults with autistic disorder and mental retardation. Psychiatry, 31 (4), 739–745.

Cornelius, J. R., Soloff, P. H., Perel, J. M. (1991). A preliminary trial of fluoxetine in refractory borderline patients. Journal of Child and Adolescent Psychopharmacology, 11 (2), 116–120.

Cornelius, J. R., Soloff, P. H., Perel, J. M., Ulrich, R. F. (1993). Continuation Pharmacotherapy of Borderline Personality Disorder with Haloperidol and Phenelzine. Psychiatry, 150 (12), 1843–1848.

Cowdry, R. W., Gardner, D. L. (1988). Pharmacotherapy of borderline personality disorder. Alprazolam, carbamazepine, trifluoperazine, and tranylcypromine. Archives of General Psychiatry, 45 (2), 111–119.

Criswell, H. E., Mueller, R. A., Breese, G. R. (1989). Clozapine antagonism of D-1 and D-2 dopamine receptor-mediated behavior. European Journal of Pharmacology, 159, 141–147.

Donovan, S., Clayton, A., Beeharry, M., Jones, S., Kirk, C., Waters, K., Gardner, D., Faulding, J., Madeley, R. (2000). Deliberate self-harm following antidepressant drugs. Psychiatry, 177, 551–556.

Dubois, M., Pickar, D., Cohen, M. R., Roth, Y. F., Manamara, T., Bunney, W. E. jr. (1981). Surgical stress in humans is accompanied by an increase in plasma beta-endorphin immunoreactivity. Life Sciences, 29 (12), 1249–1254.

Favazza A. R. (1992) . Repetitive Self-Mutilation. Psychiatric Annals, 22, 60–63.

Fegert, J. M., Herpertz-Dahlmann, B. (2004). Zur Problematik der Gabe von selektiven Serotoninwiederaufnahmehemmern (SSRI) bei depressiven Kindern und Jugendlichen. Nervenarzt 75 (9); 908–910.

Goldstein, M., Kuga, S., Kusano, N. (1986). Dopamine agonist induced self mutilative biting behavior in monkeys with unilateral ventromedial tegmental lesions of the brainstem: possible pharmacological model for Lesch-Nyhan syndrome. Brain Research, 367 (1–2): 114–120.

Good, C. R. (2006). Adjunctive Quetiapine targets self-harm behaviors in adolescent females with major depressive disorder. J. Child Adolesc. Psychopharmacol. (3): 235–236.

Griengl, H., Sendera, A., Dantendorfer, K. (2001). Naltrexone as a treatment of self-injurious behavior-a case report. Acta Psychiatrica Scandinavica, 103 (3), 234–236.

Gulatieri, C. T., Schroeder, S. R. (1990). Pharmacology for self-injurious behavior: preliminary test of the D1 hypothesis. Progress in neuro-psychopharmacology & biological psychiatry, 14, Suppl., 81–107.

Harper, G. (2006) . Psychopharmacological treatment. In B. W. Walsh (Eds.), Treating Self-Injury. A Practical Guide. New York, S. 212–220.

Harris, J. C., Lee, R. R., Jinnah, H. A., Wong, D. F., Yaster, M., Bryan, N. (1998). Craniocerebral magnetic resonance imaging measurement and findings in Lesch-Nyhan syndrome. Archives of Neurology, 55 (4), 547–553.

Hawton, K., Townsend, E., Arensmann, E., Gunnel, D., Hazell, P., House, A., van Heeringen, K. (2006). Psychosocial versus pharmacological treatments for deliberate self harm. Cochrane Database Syst Rev. 2000; (2):CD001764.

Herpertz, S., Steinmeyer, S. M., Marx, D., Oidtmann, A., Sass, H. (1995). The significance of aggression and impulsivity for self-mutilative behavior. Pharmacopsychiatry, 28, Suppl., 2, 64–72.

Hood, K. K., Baptista-Neto, L., Beasley, P. J., Lobis, R., Pravdova, I. (2004). Case study: severe self-injurious behavior in comorbid Tourette's disorder and OCD. Psychiatry, 43 (10), 1298–1303.

Hough, D. W. (2001). Low-dose olanzapine for self-mutilation behavior in patients with borderline personality disorder. Psychiatry, 62 (4), 296–297.

Isacsson, J., Holmgren, P., Ahlner, J. (2005). Selective serotonin reuptake inhibitor antidepressants and the risk of suicide: a controlled forensic database study of 14,857 suicides. Acta Psychiatrica Scandinavica, 111 (4), 286–290.

Kapfhammer, H. P. (2003). Pharmakotherapie bei Persönlichkeitsstörungen. In S. C. Herpertz, H. Saß (Hrsg.), Persönlichkeitsstörungen. Stuttgart u. New York.

Karwautz, A., Resch, F., Wöber-Bingöl, C., Schuch, B. (1996). Self-mutilation in adolescence as addictive behaviour. Wiener klinische Wochenschrift, 108 (3), 82–84.

Kastner, T., Finesmit, R., Walsh, K. (1993). Long-term administration of valproic acid in the treatment of affective symptoms in people with mental retardation. Journal of Child and Adolescent Psychopharmacology, 13 (6), 448–451.

Kemperman, I., Russ, M. J., Clark, W. C., Kakuma, T., Zanine, E., Harrison, K. (1997). Pain assessment in self-injurious patients with borderline personality disorder using signal detection theory. Psychiatry Research, 70 (3), 175–183.

Klein, D. J., Cottingham, E. D., Sorter, M., Barton, B. A., Morrison, J. A. (2006). A randomized, double-blind, placebo controlled trial of metformin treatment of weight gain associated with initiation of atypical antipsychotic therapy in children and adolescents. The American Journal of Psychiatry, 163, 2072–2079.

Konicki, P. E., Schulz, S. C. (1989). Rationale for clinical trials of opiate antagonists in treating patients with personality disorders and self-injurious behavior. Psychopharmacology Bulletin, 25 (4), 556–563.

Kutcher, S., Papatheodorou, G., Reiter, S., Gardner, D. (1995). The successful pharmacological treatment of adolescents and young adults with Borderline Personality Disorder: a preliminary open trial of Flupenthixol. Journal of Psychiatry & Neuroscience, 20, 113–118.

Libal, G., Plener, P. L., Fegert, J. M., Kölch, M. (2006). Chemical restraint: »Pharmakologische Ruhigstellung« zum Management aggressiven Verhaltens im stationären Bereich in Theorie und Praxis Prax. Praxis der Kinderpsychologie und Kinderpsychiatrie, 55, 783–801.

Libal, G., Plener, P. L., Ludolph, A. G., Fegert J. M. (2005). Ziprasidone as a weight-neutral treatment alternative in the treatment of self-injurious behavior in adolescent females. Chil., Adolescent Psychopharmacology News, 10, 1–6.

Lopez-Ibor, J. J., Saiz-Ruiz, J., Peres de los Cobos, J. C. (1985). Biological correlates of suicide and aggressivity in major depression (with melancholia): 5-Hydroxyindoleacetic acid and cortisol in cerebral spinal fluid,dexamethasone suppression test and therapeutic response to 5-hydroxytryptophan. Neuropsychobiology, 14 (2), 67–74.

Lycaki, H., Josef, N. C., Munetz, M. (1979). Stimulation and arousal in self-mutilators. Psychiatry, 136 (9), 1223–1224.

Markovitz, P. J., Calabrese, J. R., Schulz, C., Meltzer, H. Y. (1991). Fluoxetine in the treatment of Borderline and Schizotypal Personality Disorders. Psychiatry, 148 (8), 1064–1067.

Markowitz, P. I. (1992). Effect of fluoxetine on self-injurious behavior in the developmentally disabled: a preliminary study. Journal of Child and Adolescent Psychopharmacology, 12 (1), 27–31.

Miller, C. H., Mohr, F., Umbricht, D., Woernei, M., Flcischhacker, W. W., Liebermann, J. A. (1998) . The prevalence of acute extrapyramidal signs and symptoms in patients treated with clozapine, risperidone and conventional antipsychotics. Psychiatry, 59 (2), 69–75.

Montgomery SA; Roy, D., Montgomery DB. (1983). The prevention of recurrent suicidal acts. British Journal of Clinical Pharmacology, 15, Suppl., 2, 183S-188S.

Nixon, M. K., Cloutier, P. F., Aggarwal, S. (2002). Affect regulation and addictive aspects of repetitive self-injury in hospitalized adolescents. Psychiatry, 41 (11), 1333–1341.

Oxford Centre for Evidence-based Medicine (2001). Zugriff am 18.1.2007
    unter http://www.cebm.net/levels_of_evidence.asp

Patel, H., Bruza, D., Yeragani, V. K. (1988). Treatment of self-abusive be-
    havior with trazodone. Psychiatry, 33 (4), 331–332.

Petermann, F., Winkel, S. (2005). Selbstverletzendes Verhalten. Göttin-
    gen.

Philipsen, A., Richter, H., Schmahl, C., Peters, J., Rusch, N., Bohus, M.,
    Lieb, K. (2004). Clonidine in acute aversive inner tension and self-inju-
    rious behavior in female patients with borderline personality disorder.
    The Journal of Clinical Psychiatry, 65, 1414–1419.

Pies, R. W., Popli, A. P. (1995). Self-injurious behavior: pathophysiology
    and implications for treament. Psychiatry, 56 (12), 580–588.

Plener, P. L., Fegert, J. M., Libal, G. (2005). SSRIs bei jugendlichen Mäd-
    chen mit selbstverletzendem Verhalten. gibt es Auswirkungen auf die
    Suizidalität? In Die Sprache in der Kinder- und Jugendpsychiatrie.
    XXIX. Kongreß der DGKJPP – die Abstracts. Göttingen.

Primeau, F., Fontaine, R. (1987). Obsessive disorder with self-mutilation:
    a subgroup responsive to pharmacotherapy. Psychiatry, 32 (8),
    699–701.

Resch, F., Karwautz, A., Schuch, B., Leng, E. (1993). Can self-injury be
    viewed as an addictive behavior in adolescents? Aspects of the pathogen-
    esis of self-injury behavior. Z. Kinder Jugendpsychiatr. 21: 253–259.

Richardson, J. S., Zaleski, W. A. (1986). Endogenous Opiates and self-
    mutilation. Psychiatry, 143 (7), 938–939.

Roberts, N. (2003). Adolescent self-mutilatory behavior: psychopharma-
    cological treatment. Chil., Adolescent Psychopharmacology News, 8,
    10–12.

Rocca, P., Marchiaro, L., Cocuzza, E., Bogetto, F. (2002). Treatment of
    Borderline Personality Disorder with Risperidone. Psychiatry, 63 (3),
    241–244.

Roth, A. S., Ostroff, R. B., Hoffman, E. R. (1996). Naltrexone as a treat-
    ment for repetitive self-injurious behaviour: an open-label trial. Psych-
    iatry, 57 (6), 233–237.

Russ, M. J. (1992). Self injurious behavior in patients with Borderline
    Personality Disorder: biological perspectives. Journal of Personality
    Disorders, 6, 64–81.

Russ, M. J., Clark, W. C., Cross, L. W., Kempermann, I., Kakuma, T.,
    Harrison, K. (1996). Pain and self-injury in borderline patients: senso-
    ry decision theory, coping strategies, and locus of control. Psychiatry
    Research, 63 (1), 57–65.

Sandman, C. A., Barron, J. L., Crinella, F. M., Donnely, J. F. (1988). Influ-
    ence of naloxone on brain and behavior of a self-injurious woman.
    Biological Psychiatry, 22 (7), 899–906.

Sandman, C. A., Hetrick, W., Taylor, D. V., Marion, S. D., Touchette, P., Barron, J. L., Martinezzi, V., Steinberg, R. M., Crinella, F. M. (2000). Long-term effects of naltrexone on self-injurious behavior. American Journal of Mental Retardation, 105 (2), 103–117.

Sandyk, R. (1985). Naloxone abolishes self-injuring in a mentally retarded child. Annals of Neurology, 17 (5), 520.

Schmahl, C., Bohus, M., Esposito, F., Treede, R. D., Di Salle, F., Greffrath, W., Ludaescher, P., Jochims, A., Lieb, K., Scheffler, K., Hennig, J., Seifritz, E. (2006). Neural Correlates of antinociception in Borderline Personality Disorder. Archives of General Psychiatry, 63 (6), 659–667.

Schroeder, S. R., Oster-Granite, M. L., Berkson, G., Bodfish, J. W., Breese, G. R., Cataldo, M. F., Cook, E. H., Crnic, L. S., DeLeon, I., Fisher, W., Harris, J. C., Horner, R. H., Iwata, B., Jinnah, H. A., King, B. H., Lauder, J. M., Lewis, M. H., Newell, K., Nyhan, W. L., Rojahn, J., Sackett, G. P., Sandman, C., Symons, F., Tessel, R. E., Thompson, T., Wong DF. (1995). Clinical traits of D1 and D2 dopamine modulating drugs and self-injury in mental retardation and developmental disability. Mental Retardation and Developmental Disabilities Research Reviews, 7 (1), 3–12.

Shapira, N. A., Lessig, M. C., Murphy, T. K., Driscoll, D. J., Goodman, W. K. (2002). Topiramate attenuates self-injurious behaviour in Prader-Willi Syndrome. The International Journal of Neuropsychopharmacology, 5, 141–145.

Simeon, D., Stanley, B., Frances, A., Mann, J. J., Winchel, R., Stanley, M. (1992). Self-mutilation in personality disorders: psychological and biological correlates. Psychiatry, 149 (2), 221–226.

Soloff, P. H., Cornelius, J., George, A., Nathan, S., Perel, J. M., Ulrich, R. F. (1993). Efficacy of Phenelzine and Haloperidol in Borderline Personality Disorder. Archives of General Psychiatry, 50, 377–385.

Soloff, P. H., George, A., Nathan, R. S., Schulz, P. M., Ulrich, R. F., Perel J. M. (1986). Progress in Pharmacotherapy of Borderline Disorders. Archives of General Psychiatry, 43, 691–697.

Stahl, S. M. (2004). Essential Psychopharmacology. 2. Auflage. Cambridge u. a.

Stanley, B., Winchel, R., Molcho, A., Simeon, D., Stanley, M. (1992). Suicide and the self-harm continuum: phenomenological and biochemical evidence. International Review of Psychiatry, 4, 149–155.

Stoff, D. M., Pollock, L., Vitiello, B., Behar, D., Bridger, W. H. (1987). Reduction of (3H)-imipramine binding sites on platelets of conduct-diordered children. Neuropsychopharmacology, 1 (1), 55–62.

Swedo, S. E., Leonhar, H. L., Rapoport, J. L. (1989). A double-blind comparison of clomipramine and desipramine in the treatment of trichotillomania (hair pulling). Med, 321 (8), 497–501.

Symons, F. J., Thompson, A., Rodriguez, M. C. (2004). Self-injurious be-
    haviour and the efficacy of naltrexone treatment: a quantitative synthe-
    sis. Mental Retardation and Developmental Disabilities Research Re-
    views, 10 (3), 193–200.

Teicher, M. H., Glod, C. A., Cole, J. O. (1993). Antidepressant drugs and
    the emergence of suicidal tendencies. Drug Safety, 8 (3), 186–212.

Thompson, T., Hackenberg, T. D., Schaal, D. W. (1991). Pharmacological
    treatments for behavior problems in developmental disabilities. In
    Treatment of destructive behaviors in persons with developmental dis-
    abilities. Washington, NIH Publication No. 91–2410; S. 343–440.

Verkes, R. J., Van der Mast, R. C., Hengeveld, M. W., Tuyl, J. P., Zwinder-
    man, A. H., Van Kempen, G. M. (1998). Reduction by paroxetine of
    suicidal behavior in patients with repeated suicide attempts but not
    major depression. Psychiatry, 155 (4), 543–547.

Villalba, R., Harrington, C. J. (2000). Repetitive Self-Inujurious Behavior:
    a neuropsachiatric perspective and review of pharmacologic treat-
    ments. Seminars in Clinical Neuropsychiatry, 5 (4), 215–226.

Wagner, G. C., Avena, N., Kita, T., Nakashima, T., Fisher, H., Halladay,
    A. K. (2003). Risperidone reduction of amphetamine-induced self-in-
    jurious behavior in mice. Neuropharmacology, 46 (5), 700–708.

White, T., Schultz, S. K. (2000). Naltrexone treatment for a 3-year-old
    boy with self-Injurious behavior. Psychiatry, 157 (10), 1574–1582.

Whittington, C. J., Kendall, T., Fonagy, P., Cottrell, D., Cotgrove, A.,
    Boddington, E. (2004). Selective Serotonin Reuptake Inhibitors in
    childhood depression: systematic review of published versus un-
    published data. Lancet, 363 (9418), 1341–1345.

Willer, J. C., Dehen, H., Cambier, J. (1981). Stress-induced analgesia in
    humans: endogenous opioids and naloxone-reversible depression of
    pain reflexes. Science, 212 (4495), 689–691.

Winchel, M. W., Stanley, M. (1991). Self-injurious behavior: a review of
    the behavior and biology of self-mutilation. Psychiatry, 148 (3),
    306–317.

Zahl, D. L., Hawton, K. (2004). Repetition of deliberate self-harm and
    subsequent suicide risk: long-term follow-up study of 11 583 patients.
    Psychiatry, 185, 70–75.

Zanarini, M. C., Frankenburg, F. R. (2001). Olanzapine treatment of fema-
    le Borderline Personality Disorder patients: a double-blind, placebo-
    controlled pilot study. Psychiatry, 62 (11), 849–854.

Zarcone, J. R., Hellings, J., Crandall, K., Reese, R. M., Marquis, J., Fle-
    ming, K., Shores, R., Williams, D., Schroeder, S. R. (2001). Effects of
    risperidone on aberrant behavior of persons with developmental dis-
    abilities: I. a double-blind crossover study using multiple measures.
    American Journal of Mental Retardation, 106 (6), 525–538.

Marc Schmid

Stationärer Kontext und Kooperation zwischen stationärer Kinder- und Jugendpsychiatrie und stationärer Jugendhilfe bei Adoleszenten mit einer Borderline-Persönlichkeitsstörung

Relevanz der Thematik

Die Kooperation zwischen Kinder- und Jugendpsychiatrie und Jugendhilfe ist etwas Alltägliches (Fegert u. Schrapper, 2004). Zwischen 20 und 35 Prozent der Kinder und Jugendlichen, die stationär in der Kinder- und Jugendpsychiatrie behandelt werden, gehen von dort direkt in eine Fremdunterbringung (Martin, 2003). Beide Bereiche benötigen einander. Die Jugendhilfe benötigt die diagnostische Kompetenz und die daraus resultierenden Behandlungsansätze. Die Kinder- und Jugendpsychiatrie bedarf der Jugendhilfemaßnahmen zur nachhaltigen Rehabilitation, zur Fortsetzung der Milieutherapie und zum Schutz vor psychosozialen Belastungen in den Ursprungsfamilien. Der Gesetzgeber hat 1991 mit der Einführung des §35a in das Kinder- und Jugendhilfegesetz (KJHG – SGB-VIII) die Eingliederungshilfe beziehungsweise die Hilfe zur Teilhabe von Kindern und Jugendlichen mit einer seelischen Behinderung oder von Kindern, welche von einer seelischen Behinderung bedroht sind, in den Zuständigkeitsbereich der Jugendhilfe übertragen, um die interdisziplinäre Kooperation bei der Versorgung psychisch belasteter Kinder zu fördern.

Bei Jugendlichen mit einer Borderline Störung ist dieser Aspekt von einer besonders großen Bedeutung, da diese häufig besonders starken psychosozialen Belastungen und invalidierenden Umweltbedingungen in ihren Familien ausgesetzt sind (Überblick bei Fruzzetti, Shenk u. Hoffman, 2005). Andererseits stellt die Psychodynamik dieser Jugendlichen, die Struktur des Familiensystems und das Ausmaß der Symptomatik häufig eine besondere Herausforderung für die Zusammenarbeit zwischen stationären Jugendhilfeeinrichtungen und kinder- und jugendpsychiatrischen Abteilungen dar.

Die Ergebnisse der Jugendhilfe-Effekte-Studie (Schmidt et al., 2003) und der JULE-Studie (Baur et al., 1998) zeigen eindeutig, dass die prinzipiell sehr erfolgreiche Heimerziehung bei den am stärksten psychopathologisch belasteten Kindern an ihre Grenzen stößt und wesentlich geringere Erfolge erzielt. Empirische Untersuchungen zur Prävalenz von Persönlichkeitsstörungen in der Jugendhilfe mit standardisierten klinischen Interviews liegen noch nicht vor, die hohe Prävalenz kinder- und jugendpsychiatrischer Störungen in Verbindung mit einer hohen Komorbidität lässt aber auf eine weite Verbreitung von komplexen Störungen in der Jugendhilfe schließen (Schmid, 2007; Meltzer, Lader, Corbin, Goodman u. Ford, 2003; McCann, James, Wilson u. Dunn, 1996; Blower, Addo, Hodgson, Lamington u. Towlson, 2004; Burns et al., 2004; Schmid, Goldbeck u. Fegert, 2006). Über ein Fünftel der Heimunterbringungen werden vorzeitig abgebrochen (Schmidt et al., 2003; Statistisches Bundesamt, 2004). Häufig entstehen Verschiebebahnhöfe (Gintzel u. Schone, 1990) zwischen mehreren Kostenträgern beziehungsweise Sozialgesetzbüchern (Lempp, 1990), Jugendhilfeeinrichtungen und kinder- und jugendpsychiatrischen/ -psychotherapeutischen Kliniken. Die häufigen Wechsel der Bezugspersonen verstärken dabei die Symptomatik der Jugendlichen und die damit verbundenen Beziehungserfahrungen sogar noch. In Großbritannien hatten 19 Prozent der Kinder in Heimen bereits drei gescheiterte Fremdplatzierungen vor ihrer aktuellen Unterbringung (vgl. Polnay, Glaser u. Dewhurst, 1997; Polnay u. Ward, 2000).

Die Untersuchungen zur Evaluation Erzieherischer Hilfen (EVAS; Institut für Kinder- und Jugendhilfe, 2003, 2004) berichten, dass Kinder mit psychischen Störungen, welche bereits Erfahrungen in der Kinder- und Jugendpsychiatrie haben, ihre Jugendhilfemaßnahmen signifikant häufiger abbrechen oder diese von den betreuenden Institutionen vorzeitig beendet werden. Einige Autoren haben sich intensiv mit Borderline-Störungen im Rahmen der Jugendhilfe auseinandergesetzt und beschreiben insbesondere das Bedürfnis nach Bindungskontinuität und die emotionale Belastung der pädagogischen Teams (Hofmann, 2002; Natho, 2002; Adam u. Peters, 2003).

Für die große Relevanz von Störungen der Emotionsregulation in der Jugendhilfe spricht auch, dass die Dialektisch Behaviorale Therapie für Jugendliche (DBT-A; Fleischhaker, Bohme, Sixt u. Schulz, 2005) von Einrichtungen der Jugendhilfe sehr schnell aufgegriffen und implementiert wurde. Vermutlich spricht die Grundhaltung der DBT gerade auch sozialpädagogische Teams an und die Einführung von Fertigkeitentrainingsgruppen stellt ein umgrenztes Angebot dar, welches sich gut in den Institutionsalltag integrieren lässt und in der pädagogischen Alltagsarbeit immer wieder aufgegriffen werden kann. Wichtig ist aber festzuhalten, dass eine alleinige Durchführung von Fertigkeitentrainingsgruppen keine DBT ist und die spezifische Einzelpsychotherapie und Telefonsprechstunden nicht vernachlässigt werden sollten.

Berufliche und schulische Qualifikation scheint in dieser kritischen Lebensphase ein wichtiger Prädiktor für die Stabilisierung im weiteren Lebensweg zu sein. Eine misslungene Integration in die schulische und berufliche Ausbildung in dieser Phase führt häufig zu einer chronischen Teilhabebeeinträchtigung unterhalb des beruflichen Potenzials der betroffenen Jugendlichen, weshalb eine adäquate Einbeziehung geeigneter und tragender beruflicher und schulischer Angebote in ein multimodales Behandlungs-/Betreuungskonzept essenziell ist (vgl. Adam u. Peters, 2003).

Die Bedeutung von einer intensiven Kooperation zwischen unterschiedlichen Helfersystemen in der Jugendhilfe, auch schulischen und beruflichen, kann dabei nicht hoch genug eingeschätzt werden und ist für männliche Jugendliche mit Persönlichkeitsentwicklungsstörungen wohl von noch größerer Relevanz (Bürger, 1999).

Für die Bedeutung einer besonders engen Vernetzung von Jugendhilfe, schulischen und beruflichen Angeboten und intensiver Betreuung der Familie spricht auch die Wirksamkeit der Multisystemischen Therapie nach Suizidversuchen von Jugendlichen (Huey et al., 2004).

Borderlineentwicklungsstörungen und ihre psychosozial belasteten Familien

Die Familien von Borderline-Patienten sind häufig kumulierten psychosozialen Belastungen ausgesetzt. Die Familieninteraktionen sind in der Regel massiv belastet und die Eltern sind aufgrund eigener psychischer Belastung nicht in der Lage, eine emotional validierende Umgebung herzustellen (Fruzetti et al., 2005; Linehan, 1996). Gerade die wichtigen Fähigkeiten der Emotionsregulation und Mentalisierung können nur mit einer ausreichend emotional verfügbaren und feinfühligen Bezugsperson entwickelt werden (vgl. Fonagy, Gergerly, Jurist u. Target, 2004; Downing, 2006). Ein Ausfall beider Elternteile scheint mit einer besonders starken Psychopathologie und ausgeprägten Borderline-Symptomatik einherzugehen (Zanarini et al., 2000). Die psychopathologische Belastung der Ursprungsfamilien ist immens, wobei affektive Störungen, Abhängigkeitserkrankungen und emotional-instabile Persönlichkeitsstörungen überwiegen (Zanarini, Frankenburg, Hennen, Reich u. Silk, 1990; Ruiz-Sancho u. Gunderson, 2000). Ein Großteil der Borderline-Patienten berichtet über Erlebnisse von sexuellem Missbrauch und körperlicher Misshandlung (Zanarini et al., 2006; Zanarini, Gunderson, Marino u. Schwartz, 1989; Paris, 2000). Es handelt sich daher mehrheitlich um chronische und kumulierte Typ-II-Traumata (Terr, 1985).

Cierpka und Reich (2000) teilen die Familien von Borderline-Patienten in drei Gruppen ein: vernachlässigende Familien, aktiv misshandelnde Familien und Mischformen.

Die Generationengrenzen scheinen in diesen Familien fast aufgehoben zu sein. Borderline-Patienten stehen häufig am Rande des Familiensystems, sind aber trotz großer Probleme, vielen emotional belastenden familiären Interaktionen und einer konkreten Gefahr, erneut traumatischen Erlebnissen ausgesetzt zu werden, emotional sehr stark mit ihrer Familie verbunden (Reich, 2003; Ruiz-Sancho u. Gunderson, 2000). Jugendliche mit einer Borderline-Störung können häufig nicht gut mit ihren Familien leben, haben aber eben auch keine Vorstellung davon, ohne diese zu leben. Die Familien haben in der Regel auch keine Idee davon, wie eine

Neudefinition der Beziehung zu einem selbstständigeren Jugendlichen aussehen könnte.

In der Adoleszenz sind Eltern häufig nicht in der Lage, ihre Kinder zu begrenzen und mit ihnen in einen kritischen Dialog zu treten. In gewisser Weise kann man Suizidversuche und selbstverletzendes Verhalten durchaus als einen Schrei nach einer Reaktion der Eltern interpretieren (Mangold u. Seidl, 1974). Viele Borderline-Familiensysteme sind von einer derartigen Sprachlosigkeit im emotionalen Bereich geprägt, dass es kaum möglich ist, sich in emotionalen Krisen Unterstützung zu holen beziehungsweise den Jugendlichen emotionale Unterstützung zu geben, wenn sie mehr oder weniger deutlich zeigen, dass es ihnen schlecht geht.

Diese Schwierigkeiten im Umgang mit Emotionen ziehen sich in den meisten Fällen über mehrere Generationen hin, häufig haben die Eltern in ihrer Kindheit ebenfalls traumatische Erziehungsbedingungen, sexuellen Missbrauch und körperliche Misshandlung erlebt. Quinton und Rutter (1988) beschrieben die intergenerationalen Kreisläufe von Armut, früher Elternschaft, elterlicher Überforderung, psychosozialen Stressoren, Eltern-Kind-Konflikten und institutionellen Hilfebedarf eindrücklich. Pears und Capaldi (2001) erarbeiteten ein Modell, welches die Traumatisierung von Kindern selbst traumatisierter Eltern erklärt.

Diese Kombination aus psychosozialer Belastung mit Gefühlen der Überforderung und einer intensiven Bindung an die Ursprungsfamilie löst den Teufelskreislauf von Bindung und Ausstoßung (Stierlin, 1980; Schweitzer-Rothers, 2001) aus. Nach Konflikten, welche die Lösungsmöglichkeiten der Familie überfordern, kommt es häufig zu dramatischen Ausstoßungen aus den Familien mit Heimaufnahmen und stationärer Behandlung. Durch die vermeintliche Entlassung aus der Verantwortung und die Entlastung im erzieherischen Alltag wird das Bindungsbedürfnis wieder sehr stark aktiviert, die früheren Probleme werden ausgeklammert und zukünftige Schwierigkeiten unterschätzt. Da sich die Besuchskontakte unbelastet darstellen, wird häufig eine zu schnelle Rückführung erwogen, obwohl die Familie in dieser knappen Zeit eigentlich noch nicht die notwendigen Fertigkeiten für ein konfliktfreieres Zusammenleben entwickeln konnte.

Durch die Entlastung der stationären Behandlung fällt es Familien häufig schwer, Position für die Einleitung einer stationären Jugendhilfemaßnahme zu beziehen. Die Ambivalenz der Familie kann von dieser in der Regel kaum ausgesprochen werden, was sich meistens in nachvollziehbaren aber doppeldeutigen Aussagen widerspiegelt (»Meine Tochter kann natürlich immer bei uns wohnen, sie muss nur wieder gesund sein, darf sich nie mehr …«).

Schwierigkeiten und Chancen von stationären Settings

Die stationäre Behandlung von Borderline-Patienten löst häufig Befürchtungen aus. Man denkt schnell an den »Ansteckungscharakter« von selbstverletzendem Verhalten mit einer Eskalation der Symptomatik, welche in einem unausgesprochenen, unbewussten Wettbewerb über die gravierendste Art der Selbstverletzung mündet, begleitet von Sorgen über ständige Teamkonflikte und Spaltungstendenzen. Es werden häufige, hoch emotionale Konflikte zwischen den Mitpatienten und eine ständige Diskussion um Gruppenregeln assoziiert. Man befürchtet derart enge Beziehungen der Patienten untereinander, dass therapeutische Interventionen ins Leere laufen. Außerdem lauert in den intensiven Beziehungen der Mitpatienten die Gefahr, dass durch den verbalen Austausch hoch belasteten Materials in den Gesprächen mit Mitpatienten der sekundären Traumatisierung Vorschub geleistet wird und eigene traumatische Erlebnisse getriggert werden, welche wiederum die Symptomatik auslösen könnten. Außerdem denkt man rasch an eine sehr starke Belastung des Teams durch intensivste Gegenübertragungsgefühle sowie beispielsweise die Sorge, dass sich die gesamte Energie des Teams auf die Borderline-Patienten konzentriert, sodass andere Patienten weniger oder nicht ausreichend Aufmerksamkeit bekommen werden und das Team über Gefühle der Überforderung und des »Versagens« langsam aber sicher in den »Burn-out« driftet.

Spezialisierte Behandlungssettings

Im Erwachsenenbereich entwickeln sich daher in psychiatrischen und psychosomatischen Kliniken und Polikliniken spezialisierte Behandlungssettings für Borderline-Patienten (vgl. Dulz u. Schneider, 1995; Dulz, 2003; Bolm, Dulz u. Thomasius, 2002). Ziel jedes stationären Aufenthaltes ist es, eine ambulante Psychotherapie einzuleiten und eine ambulante Therapiefähigkeit herzustellen. Die Grundversorgung von Borderline-Patienten findet dennoch in der Regel auf nicht spezialisierten Stationen statt (Jerschke, Meixner, Richter u. Bohus, 1998).

Die Indikationen für eine stationäre Psychotherapie sind eng umschrieben, zumal bisher der empirische Nachweis fehlt, dass stationäre Behandlungen einer spezifischen ambulanten Psychotherapie überlegen wären. Gerade bei Patienten mit einer Borderline-Symptomatik gibt es aber mannigfaltige Gründe – wie Suizidalität, selbstgefährdende Selbstverletzung, Fremdgefährdung, drohende oder bereits bestehende Drogenabhängigkeit, frei florierende Ängste, dissoziative Symptome – die eine stationäre Behandlung oder Krisenintervention notwendig machen. Eine weitere Indikation für einen stationären Aufenthalt kann eine Reihe von geplanten stationären Behandlungen mit dem Ziel der gezielten Traumatherapie sein, wenn zu befürchten wäre, dass selbst eine Traumakonfrontation nach den »Regeln der Kunst« die Symptomatik wieder auslöst und den Patienten erneut labilisieren könnte, eine spezifische Traumatherapie aber für einen langfristigen Therapieerfolg sinnvoll und notwendig erscheint. Zudem scheint eine Kette von geplanten Aufnahmen den Patienten zusätzlich Halt zu geben und das Risiko von Notaufnahmen zu reduzieren und der malignen Regression entgegenzuwirken (vgl. Sachsse, Vogel u. Leichsenring, 2006). Psychosoziale Gefährdung durch unzureichend geschützte Sexualkontakte, Delinquenz, chronische sowie eskalierende Familienkonflikte sprechen für eine Fremdplatzierung in einer geeigneten Jugendhilfeeinrichtung.

Diese Spezialisierung ist in der Kinder- und Jugendpsychiatrie nahezu unmöglich, da sämtliche Störungsbilder und stationären

Indikationen auf einer Station behandelt werden müssen und
häufig schon eine räumliche Trennung zwischen Kriseninterventionen und längerer stationärer Psychotherapie nur schwer realisiert werden kann. Eine weitere Schwierigkeit, aber auch eine
Chance, besteht darin, dass bei Adoleszenten zumeist Bezugspersonen involviert sind. Diese haben häufig einen erheblichen Lei-
densdruck und sind die Initiatoren des Behandlungsversuches
und drängen oft auf eine stationäre Behandlung, weshalb eine zu
hohe Schwelle für psychotherapeutische Angebote mit entsprechenden Anforderungen an die Eigenmotivation der Jugendlichen
in der Regel kaum aufrechterhalten werden kann.

Prinzipiell scheint aber gerade im Bereich der Borderline-Störungen eine deutliche Unterscheidung zwischen Krisenintervention und stationärer Psychotherapie unabdingbar, weshalb sehr
wünschenswert wäre, wenn sich spezifische Therapieangebote für
Adoleszente mit einer Borderline-Störung herausbilden könnten,
in welchen unter vertraglich geregelten Therapievorrausetzungen
ein realistisches Therapieziel (klarer Fokus für die Psychotherapie)
in einem begrenzten, genau definierten Zeitraum intensiv mit spezifischen, evaluierten Psychotherapieverfahren gearbeitet werden
könnte und diese im Anschluss an die stationäre Therapie in einem Netzwerk ambulanter Therapeuten und gegebenenfalls mit
kooperierenden spezialisierten Wohngruppen weiter betreut werden könnten.

Die Vorteile eines spezialisierten therapeutischen-pädagogi-
schen Settings liegen anlässlich dieser drohenden Schwierigkeiten
auf der Hand (vgl. Dulz u. Schneider, 1995; Bolm et al., 2002;
Dulz, 2001; Bohus u. Höschel, 2006).

– Eine entsprechende Teamstruktur von Pflegern, Betreuern und
  Therapeuten, die gerne mit Borderline-Störungen arbeiten,
  kann sich entwickeln. Dies wird zu einer höheren personellen
  Kontinuität und einem höheren Ausbildungsstand des Teams
  führen.
– Eine standardisierte, symptomspezifische psychotherapeutische
  Gruppenintervention und Psychoedukation kann einfacher
  implementiert werden. Körpertherapeutische, kunsttherapeuti-
  sche oder musiktherapeutische Interventionen können ebenfalls

leichter an die spezifischen Schwierigkeiten dieser Patientengruppe adaptiert werden.

- Setting und Stationsregeln können variabler gestaltet und die
Psychodynamik des einzelnen Patienten kann im Umgang mit
Grenzen eher reflektiert werden. Reinszenierungen von Schei-
terverläufen kann entgegengewirkt werden, indem das Team
diese antizipiert und entsprechend reagiert. »Regeln sind dazu
da, Ausnahmen zu begründen« (Bohus u. Höschel, 2006).

- Durch ein ähnlich hohes psychosoziales Funktionsniveau lässt
sich die Alltagsstruktur für alle Patienten/Bewohner ähnlicher
gestalten.

- Klare Regeln sollten aber für den Umgang mit Fremdaggressivi-
tät, Suizidalität, die Kommunikation von Selbstverletzung, Parasuizidalität und Suizidgedanken sowie den Umgang mit psy-
chotropen Substanzen gelten.

- Durch den Ausbildungsstand des Teams wäre es besser möglich, alltägliches »Agieren« zu begrenzen und ins Gespräch zu
holen.

- Durch tägliche Teambesprechungen kann die Teamspaltung reduziert und alle Teammitglieder können in ihrer Wahrnehmung solcher Tendenzen sensibilisiert werden. Das Verhalten
des Teams kann dann spontan oder geplant abgestimmt werden, wobei es durchaus sinnvoll sein kann, auch bewusst mit
der Spaltung zu arbeiten.

- Die Patienten können sich in ihren Therapien eher gegenseitig
unterstützen und fühlen sich weniger von anderen Störungsbildern bedroht. Der Vorteil liegt hier wohl vor allem darin,
dass sich die Borderline-Patienten weniger gegen andere Patienten zusammenrotten müssen (Dulz, 2001; Dulz u. Schneider,
1995).

- Eine häufige, ganz konkrete Validierung der Gefühle der Borderline-Patienten und der Wahrnehmung und kognitiven Re-
präsentation von den Gefühlen und Gedanken anderer Menschen durch das Team und die Gruppe der Mitpatienten ist
ebenfalls von hoher Bedeutung für Therapiefortschritte (vgl.
Bateman u. Fonagy, 2005; Votsmeier-Röhr, 2001) und kann auf
einer homogenen Station einfacher realisiert werden.

– Durch spezifische Supervision und Intervision kann die Psychohygiene des Teams eher gewährleistet werden.

Schwierigkeiten in der pädagogisch-therapeutischen Beziehungsgestaltung

Für unerfahrene idealistische Mitarbeiter und Therapeuten besteht die Gefahr, in die »Narzissmusfalle« (Lohmer, 2001; Lohmer, 2002) zu tappen. Gerade Jugendliche mit einer Borderline-Persönlichkeitsentwicklung versuchen eine exquisite Beziehung aufzubauen und dem Gegenüber das Gefühl zu geben, nur er/sie sei in der Lage ihn/sie zu retten, nur er/sie würde ihn/sie verstehen, was zu einer Intensivierung der Beziehung führt, die beide Parteien nicht aushalten können. Meistens testet der/die Jugendliche dann die Beziehung immer stärker aus, worauf sich der Mitarbeiter dann, bei Zeichen und Gefühlen der Überforderung, aus der Beziehung zurückzieht, was häufig zu heftigen emotionalen Anspannungszuständen und zu einem erneuten Ausbruch der Symptomatik bei dem/der Jugendlichen führt (z. B. Aggression, Weglaufen, Selbstverletzung). Insbesondere unerfahrene Mitarbeiter in stationären Settings müssen vor sekundären Traumatisierungen geschützt werden und eine konkrete Anleitung zur Beziehungsgestaltung mit der Borderline-Symptomatik erhalten, um der unbewussten Reinszenierung von pathologischen Beziehungserfahrungen aus der Ursprungsfamilie entgegenwirken zu können.

Als Modell für eine gute Beziehungsgestaltung könnte die Grundhaltung der Dialektisch Behavioralen Therapie von Marsha Linehan (Linehan, 1996a; Bohus, 2002) herangezogen werden und das Bild einer professionellen mittleren Distanz, welche aktiv reguliert werden muss, um die Balance zwischen reflektierender Distanz und persönlichem Engagement (Dammann, 2006) zu halten. Es ist praktisch unmöglich, bei diesen traumatisierten und schwer bindungsgestörten Kindern im Rahmen eines stationären Settings eine wirkliche einzigartige positive Bindung aufbauen, die nur annähernd vergleichbar ist zu Beziehungen, wie sie nicht traumatisierte Kinder zu ihren »ausreichend guten Eltern« aufbauen. Ziel ist es daher, diesen Kindern und Jugendlichen »ein Gerüst aus hoffnungsvollen Bindungen« (vgl. Hart, 2005) anzubieten.

Der Replikations-Hypothese folgend (vgl. z. B. Schweitzer, 1987) werden Jugendliche im Lebensumfeld Heim oder in anderen stationären Settings sehr schnell ähnliche zwischenmenschliche Reaktionen auslösen, wie sie ihnen bereits aus ihren Familien bekannt sind, dies bedeutet, dass die Jugendlichen häufig ihren Rauswurf reinszenieren können und es deswegen wichtig ist, Regelübertretungen auch vor diesem Hintergrund zu betrachten und gegebenenfalls zu deuten. Regelübertretungen sind ein Symptom. Würde es den Jugendlichen gelingen, sich sofort an die Regeln zu halten, würden diese keine stationäre Behandlung oder stationäre Jugendhilfemaßnahme benötigen. Teams sollten daher ihre nachvollziehbare Tendenz, den schwierigsten Jugendlichen immer engere Grenzen oder gar ein Ultimatum zu setzen, auch vor diesem Hintergrund reflektieren – zudem sollten die pädagogischen Mitarbeiter bestrebt sein, eine gute Balance zwischen Konfrontation versus empathischen Support und Holding sowie dem Pochen auf das Einhalten von Regeln und der Flexibilität des Settings zu finden und aufrechtzuerhalten.

Möglichkeiten zum Umgang mit Selbstverletzungen in stationären Settings

Für die Betreuungsteams in stationären Settings stellt selbstverletzendes Verhalten eine große Herausforderung dar. Eine besondere Schwierigkeit besteht in der Gratwanderung zwischen ausreichend emotionaler Beachtung des Leidens (Wiederholung von Erlebnissen der Nichtbeachtung) und der Vermeidung von Verstärkung der Symptomatik durch zu starkes Eingehen auf das Verhalten. Das wichtigste Behandlungselement ist das Verhindern von positiver Zuwendung nach selbstverletzendem Verhalten, das heißt keine Explorationen mit der Suche nach Ursachen für die Selbstverletzung direkt im Anschluss an selbstdestruktive Verhaltensweisen. Gespräche zwischen Mitbewohnern und Mitpatienten über selbstverletzendes Verhalten sollten ebenfalls verhindert werden und eine entsprechende Regel aufgestellt werden. Die Zuwendung und das Lob des Betreuungsteams sollten aber für die Suche nach alternativen Lösungsmöglichkeiten erfolgen. Die Faustregel lautet, der Patient erhält alle Zuwendung vor dem selbstverletzenden Verhalten, möglichst zur Verhinderung dieses Verhaltens, und keine nach selbstdestruktivem Verhalten. Wenn man von der Hypothese ausgeht, dass selbstverletzendes Verhalten eine Möglichkeit der Emotionsregulation und Wahrnehmung darstellt, sollte jegliche Art des alternativen adäquaten Emotionsausdrucks wahrgenommen und von den Betreuern verstärkt werden. Nach selbstverletzendem Verhalten sollte sehr sachlich und in einer im Team abgestimmten Routine umgegangen werden. Das Schreiben eines Protokolls mit einer detaillierten Verhaltensanalyse hat den Vorteil, dass man sein Interesse zeigt, der Therapie Vorschub leistet, aber die Symptomatik nicht durch persönliche Zuwendung verstärkt wird. Es können auch Nicht-Selbstschädigungsverträge erarbeitet werden, in welchen die auslösenden Faktoren, alternative Verhaltensweisen und anzuwendende Fertigkeiten aufgenommen werden (Psychosomatische Klinik Bad Grönenbach, 1998; vgl. Votsmeier-Röhr, 1998; 2001). Für den Fall der Nichteinhaltung des Vertrages werden positive Sanktionen aufgenommen, das heißt, der Patient muss ein mit der Symptomatik unvereinbares Verhalten durchführen (z. B. mehrere Mitpatienten um Hilfe bitten). Antizipiert man mit einem Klienten alternative Verhaltensweisen, ist es wichtig, die konkrete Umsetzung exakt durchzugehen. Eventuell bestehende Hürden können so aus dem Weg geräumt werden, insbesondere wenn diese eine soziale Kontaktaufnahme beinhalten, bieten sich Rollenspiele oder ein Testlauf in einer entspannten Situation an. Da viele soziale Fähigkeiten in Anspannungssituationen nur schwer aktiviert werden können, sollten diese gebahnt sein und der Klient die Erfahrung gemacht haben, dass er sich mit seinen Sorgen an das Team oder andere Personen wenden kann.

Selbstverletzungen sind ein Signal für ein seelisches Leid und sollten deshalb psychotherapeutisch behandelt werden. Aufgrund der interaktionellen Dimension selbstverletzenden Verhaltens ist es wichtig, dass der/die Jugendliche etwas dagegen zu unternehmen versucht und deshalb eine psychotherapeutische Hilfe in Anspruch nimmt. Dies schützt ein Team auch vor der Situation, Selbstverletzungen zu analysieren, da man den Klienten dann auf die Therapiestunden verweisen kann. Aufgrund der tendenziellen Unterversorgung mit Kinder- und Jugendpsychotherapeuten (Löcherbach et al., 1999) sowie häufigen Therapieabbrüchen bei diesem Störungsbild (Jerschke, Meixner, Richter u. Bohus, 1998), ist es nicht einfach, für Jugendliche geeignete Therapeuten mit Kenntnissen in den für die Borderline-Störung evaluierten Therapieverfahren zu finden. Jugendliche mit komplexen Störungen oder Persönlichkeitsentwicklungsstörungen spielen im Diagnose- und Altersspektrum niedergelassener Kinder- und Jugendverhaltenstherapeuten eine vergleichsweise geringe Rolle, wenn man die Teilhabebeeinträchtigung und klinische Relevanz dieses Störungsbildes zugrunde legt (Sinzig, Plück u. Schmidt, 2006).

Gestaltung eines Gesprächs mit Jugendlichen mit »Ritzdruck«

Ein guter Einstieg in ein Gespräch ist es, den Klienten für den Schritt zu loben, dass er die Hilfe der Betreuer vor der Selbstverletzung sucht. Im Gespräch sollte dann die auslösende Situation und daraus resultierende emotionale Anspannung »validiert« werden. Im Folgenden ist es eine Möglichkeit, sich den »Ritzdruck« auf einer Skala von 0–10 skalieren zu lassen (dadurch wird die Selbstwahrnehmung geschult und dem dichotomen Denken des Klienten entgegengewirkt). Es ist wichtig, mit dem Klienten zu explorieren, was ihm früher geholfen hat, mit solchen Spannungszuständen zurechtzukommen, und ihn diese Dinge ausprobieren zu lassen. Das Deklarieren der Vorschläge als Ausprobieren ist von entscheidender Bedeutung. Der Klient kennt sich selbst am Besten, weshalb er auf reine Vorschläge vermutlich eher abwehrend reagiert und sich auch sehr unverstanden fühlen kann (wenn bei ihm ankommt: »Mach halt einen Spaziergang, dann wird alles gut«). Es kommt letztlich vor allem darauf an, den Zeitpunkt der höchsten Anspannung zu überwinden, weshalb es sinnvoll ist, den Klienten in verschiedenen Aktivitäten zu halten, am besten anfangs mit Kontakt zum Betreuer ohne viel zu reden (Bewegung, Spiele, Malen, Spaziergang etc.).

Während des Gespräches und hauptsächlich nach einer ablenkenden Aktivität zur Spannungsreduktion kann man den Klienten seine Anspannung immer wieder auf eine Skala einschätzen lassen (wie hoch der Ritzdruck jetzt ist). Ist die innere Anspannung deutlich abgesunken, kann man ihm nach Absprache, wie er die verbleibende Zeit verbringen möchte, in den Gruppen- oder Stationsalltag entlassen. Ein möglicher Fehler ist es, mit den Jugendlichen in der Anspannungsphase zu viel problemfokussiert zu reden, sie haben in dieser Zeit wenig verbal-kognitive Lösungsmöglichkeiten zur Verfügung und es besteht die Gefahr, dass sie, wenn sie einfach unvorbereitet auf belastende Gedanken oder Probleme angesprochen werden, weiter dissoziieren und sich die Anspannung eher verstärkt. Die genaue Analyse der Situation sollte daher mit etwas Abstand in der nächsten »regulären« Therapiestunde erfolgen. Nach einer Selbstverletzung ist es jedoch sehr sinnvoll, die Jugendlichen den Ablauf und Auslöser kurz aufschreiben zu lassen. Es kann nach dem Verstreichen eines gewissen Zeitintervalls wertvoll sein, wenn diese Analyse in einem Forum mit den Bewohnern und dem Team lösungsorientiert besprochen wird. Als Faustregel gilt: die Jugendlichen loben und im Kontakt halten, falls sie sich mit Druck melden und dieses Verhalten auch in Zukunft immer wieder anbieten, aber zeitgleich selbstständige Bewältigungsversuche fördern und im Laufe der Zeit auch zunehmend mit der nötigen Empathie aus einer sorgenden Haltung heraus fordern. Gespräche in Krisensituationen sollten keinen therapeutischen Charakter haben, sondern »nur« im Hier und Jetzt stabilisieren.

Spezifische Probleme der Kinder- und Jugendpsychiatrie

Gerade auf kinder- und jugendpsychiatrischen Stationen ist der Aufnahmedruck sehr groß. Die Klientel hat vielfältige Störungen und ist zudem häufig sehr altersheterogen. Viele Borderline-Pa-

tienten werden erstmals in einer suizidalen Krise vorgestellt, sodass es schwer ist, mittel- und langfristige therapeutische Ziele zu
vereinbaren. Die extreme emotionale und psychosoziale Belastung
löst bei der Aufnahme daher den Impuls aus, den stationären Aufenthalt eher als ein »erstmal zur Ruhe« kommen zu definieren.
Die Übergangs- und Therapiekontraktphase hin zu einer zielgerichteten Therapie und der aktiven Erarbeitung einer Lebensper-
spektive wird teilweise vernachlässigt und den Patienten nicht
deutlich genug gemacht. Die Patienten werden dann im Therapieverlauf von der plötzlichen vehementen Forderung nach Fort-
schritten und der Erarbeitung einer Perspektive für die Zeit nach
der Entlassung überrascht und fühlen sich zum Teil überfordert
und ausgestoßen. Durch den Aufnahmedruck müssen schnell An-
schlussmaßnahmen gefunden werden, das ambulante psychotherapeutische Netz für diese Patienten ist aber eher dünn. Spezialisierte Jugendhilfeeinrichtungen, die sich diese Patienten zutrauen,
sind ebenfalls selten. Durch die Notaufnahme wird zudem eine
Konditionierung suizidalen Verhaltens angestoßen, die einer Re-
hospitalisierung Vorschub leisten kann und auf die bei dem
Schritt in eine Jugendhilfeeinrichtung durch parasuizidales Verhalten in der Institution immer wieder zurückgegriffen werden
kann.

Spezifische Probleme der Jugendhilfe

Durch die Art der Beziehungsgestaltung mit Borderline Patienten
ist es für Pädagogen im Allgemeinen schwer, ihre gewohnten erzieherischen Strategien und Methoden zu nutzen, da traumatisierte und bindungsgestörte Kinder selten von einer Intensivierung
der pädagogischen Beziehung profitieren, sondern in ihrer Ambivalenz aus dem Wunsch nach Nähe und der Furcht vor dem Verlust der Autonomie oder des Verlassenwerdens die Beziehung
dann häufig entwerten müssen. Geringste Konfrontationen der
Klienten können als Entwertung interpretiert werden und zu hef-

tigsten Reaktionen führen. Borderline-Patienten haben ein sehr
feines Gespür für Beziehungen, Transparenz, die uneingeschränk-
te Wahrheit. Sie sind außerdem sehr sensibel für jegliche Form
der erlebten Ungerechtigkeit (was nicht bedeutet, dass sie ihre eigene Ungerechtigkeit deshalb reflektieren können), was den alltäglichen Umgang auch nicht unbedingt erleichtert. Dissoziative Phänomene bei konfrontativen Gesprächen können dazu führen, dass
sich die Jugendlichen kaum an Absprachen erinnern können. Die
versteinerte Mimik und Sprachlosigkeit kann dazu führen, dass
die Gedanken und Gefühle des Klienten nur schwer zu interpretieren sind und man durch die fehlende Reaktion des Klienten
dann dazu neigt, heftiger zu reagieren, oder immer weiter redet,
obwohl dies von dem Klienten gar nicht mehr verarbeitet werden kann.

Für die Jugendhilfe ist eine chronische Suizidalität oder rezidi-
vierende akute Suizidalität schon aus rechtlichen Gründen kaum
ohne Unterstützung durch approbierte Psychotherapeuten oder
Kinder- und Jugendpsychiater/-psychotherapeuten zu bewältigen
(Colla, 1999; Käsler, 1999). Es ist sicherlich auch ein Versäumnis
der Kinder- und Jugendpsychiatrie/-psychotherapie, die Entwicklung und Evaluation milieutherapeutischer und pädagogischer
Konzepte für spezifische Störungsbilder voranzutreiben. Die konkrete Nutzung des Alltages und des Spiels zur spezifischen Förderung der Kinder und Jugendlichen beschränkt sich meist auf
Verstärkerpläne und Verstärkerentzug (Time-out, Entzug von po-
tenziellen Belohnungen). Das Aufkommen von traumapädagogischen Konzepten (Vogt u. Kühn, 2003; Schubbe, 2003; Boyd-
Webb, 2006; Schmid et al., 2007) scheint für traumatisierte Kinder
und Jugendliche, die in erheblicher Gefahr sind, eine Borderline-
Persönlichkeitsstörung zu entwickeln, eine Möglichkeit zu bieten,
das Wissen der Psychotraumatologie im pädagogischen Alltag an-
zuwenden, emotionale und soziale Fertigkeiten zu vermitteln und
ein besseres Körpergefühl aufzubauen (traumatisierte Menschen
haben zumeist Defizite in der Wahrnehmung ihres Körpers) (Joraschky u. Pohlmann, 2005; Joraschky, von Arnim u. Pohlmann,
2006). Dadurch können die Kinder und Jugendlichen dauerhaft
stabilisiert werden und in der Wohngruppe gehalten werden.

Schwierige Übergänge

Übergänge aus einer stationären kinder- und jugendpsychiatrischen Behandlung in eine Jugendhilfeeinrichtung oder auch vor der Entlassung nach Hause fallen Familien von Adoleszenten Borderline-Patienten in der Regel besonders schwer (vgl. Bohus u. Höschel, 2006). Ein großer Vorteil von spezialisierten Stationen ist sicherlich die Möglichkeit, Aufnahmen zu steuern und die wertvolle Ressource der stationären Behandlung zeitlich zu begrenzen. Therapeutische Zuwendung sollte daher vor allem für die Unterstützung von Schritten in die Verselbstständigung gegeben werden. Für eine Eskalation oder einen Rückfall der Symptomatik sollten keine zusätzlichen Psychotherapietermine oder eine Verlängerung der stationären Behandlungszeit gewährt werden. Eine Verlängerung der stationären Behandlungszeit stellt eine absolute Ausnahme dar und kann allenfalls durch einen positiven Therapieverlauf erreicht werden. Die Angst vor Übertritten und Austritten kann mehrere persönliche und systemische Ursachen haben.

Mögliche intrapersonelle Gründe sind:
- Massive Ängste vor dem Alleinsein. In der Wahrnehmung eines Menschen mit einer Borderline-Symptomatik bedeutet der Wechsel in eine Wohngruppe mit noch unbekannten Menschen absolute Einsamkeit.
- Die vertrauten professionellen Bezugspersonen sind verlässlich und drohen auch bei gravierendstem Fehlverhalten nicht mit einem Beziehungsabbruch.
- Angst vor dem Verlust von verständnisvollen Mitpatienten. Aufgrund der mangelnden Bindungsrepräsentation fällt es schwer, diese Beziehung nach einer räumlichen Trennung aufrechtzuerhalten.
- Viele Borderline-Patienten haben erhebliche soziale Ängste und fürchten sich einfach vor einer neuen Gruppe, neuen Lehrern, Schulwegen und bestimmten Jugendlichen.
- Es kann die Sorge bestehen, den Leistungsdruck im Beruf oder Schule nicht bewältigen zu können.

– Eventuell besteht eine diffuse oder sehr konkrete, reale Angst
vor Tätern oder mit Trauma assoziierten Situationen (Trigger).
– Durch die Hospitalisierung erfolgt die Bestätigung des Selbstbil-
des, verrückt oder abartig zu sein.

Systemische Gründe sind:
– Die Jugendlichen haben eine besonders wichtige Rolle in der
Familie eingenommen und können ihre Familie oder Familien-
mitglieder nicht im Stich lassen.
– Viele Eltern haben selbst schwierige Erfahrungen in Heimen
(z.T. noch vor der Heimreform) gemacht und haben irrationale
Vorstellungen vom Erziehungsalltag in Wohngruppen.
– Nicht selten stand eine potenzielle Jugendhilfemaßnahme mehr
oder weniger explizit schon immer im Raum und die Eltern haben trotz aller wahrgenommenen Schwierigkeiten sehr viel
Energie aufgebracht, eine stationäre Jugendhilfemaßnahme zu
vermeiden. Eine Einwilligung in eine stationäre Maßnahme
wird von den Eltern als persönliche Niederlage erlebt.
– Die Familie ist durch die stationäre Behandlung vorübergehend
entlastet (s.o.) und kann keine eindeutige Position formulieren,
ob eine Rückkehr in die Familie möglich ist oder nicht.
– Aufgrund der wenigen Grenzen in der Familie ist die Rückkehr
insbesondere für Jugendliche mit delinquenten Anteilen oft
sehr attraktiv.

Bei Widerstand gegen die Entlassung aus der stationären Behandlung ist es wie bei jeder Widerstandsanalyse wichtig zu prüfen, ob
es sich um ein Informationsdefizit handelt, ob das Ziel klar und
ausreichend attraktiv ist, ob es sich um Kompetenzdefizite (z.B.
soziale Kompetenzen, Angst vor Schulweg, Alleinsein) oder irrationale Vorstellungen handelt (Kanfer, Reinecker u. Schmelzer,
1999).

Gestaltung der Übergänge

Für die Gestaltung der Übergänge gelten im Prinzip dieselben Richtlinien, wie sie auch für andere Jugendliche beschrieben worden sind – aufgrund der oben beschriebenen Schwierigkeiten aber vermutlich in ganz besonderem Maße. Schweitzer-Rothers (2000) schlägt für Hilfeplanung und Gespräche zwischen den Eltern und den beteiligten professionellen Helfern ein Vorgehen mit zirkulärem-hypothetischem Fragen vor. Dies hat den Vorteil, dass die betroffene Familie sich aktiv mit den Gedanken, Plänen, Sorgen und Motiven der professionellen Helfer auseinandersetzen muss und eine »Nein-Haltung« und das »Ja-aber-Spiel« schwerer aufrechtzuerhalten sind und unterschiedliche Haltungen und Ziele der professionellen Helfer sich gut ergänzen können. Nicht anwesende professionelle Helfer können in diese hypothetischen Fragen miteinbezogen werden (»Was denken Sie, würde sich der leider nicht anwesende Klassenlehrer für ... wünschen?«). Schweitzer-Rothers (2000, 2001) plädiert außerdem dafür, dass sich alle Kooperierenden in einer gemeinsamen Verantwortung für den Fall fühlen, bis der Kreis einen Helfer entlässt. Dies ist für die Zusammenarbeit zwischen Heimeinrichtungen und kinder- und jugendpsychiatrischen Kliniken von besonderer Bedeutung, da dies heißt, dass die Bezugsbetreuer den Kontakt für die Zeit der stationären Behandlung möglichst aufrechterhalten sollten. Schweitzer-Rothers (2000) warnt außerdem vor zynischen Überweisungen und Aufträgen an andere Helfer (»... sind wir mal gespannt, wann der Klient da rausfliegt, die werden den auch nicht packen«) und plädiert dafür, dass Erwartungen und Erfahrungen transparent ausgetauscht werden.

Insgesamt erscheint es von großem Vorteil, Familiengespräche über die Zukunftsplanung mit mehreren Personen zu führen. Durch die Beteiligung mehrerer Professioneller kann die Spaltung aufgegriffen werden. Die professionellen Helfer können dadurch besser bestimmte Positionen vertreten und mit der häufig dichotom denkenden Familie über einen Dialog der Positionen einen Kompromiss finden. Der Einzeltherapeut gefährdet die therapeutische Beziehung nicht, da er den Klienten in seiner Vorstellung unterstützen kann und andere professionelle Helfer stärker auf

Schritte der Verselbstständigung hinarbeiten können und eine
konfrontativere Position einnehmen können. Gespräche über die
weitere Planung lösen häufig einen erheblichen Stress aus, unter
diesem Stress neigen Borderline-Patienten häufig zur Dissoziation
und können daher häufig wichtige Elemente des Gesprächs nicht
vollständig und korrekt verarbeiten, weshalb es wichtig ist, diese
Gespräche gut vorzubereiten (Fragen schriftlich vorbereiten, Ent-
scheidungsprozesse mit Pro- und Contralisten ebenfalls schriftlich
erarbeiten und auf Anzeichen von Dissoziation achten, um evtl.
gegensteuern zu können).

Von großer praktischer Relevanz zur Einbeziehung der Eltern
in das stationäre Setting und der Vermeidung des Teufelskreises
aus Bindung und Ausstoßung sind die Ansätze von Michael Durrant (1996; vgl. Walter, 2001). Die Grundidee ist es, jeden stationären Aufenthalt als einen Übergang zu definieren. Im Idealfall
wird von einer Rückführung nach Erlernen der nötigen Kompetenzen aller Familienmitglieder ausgegangen. Die Eltern bleiben
auch während des stationären Aufenthalts weitgehend in ihrer
Verantwortung, dies bedeutet, sie werden in Entscheidungen über
den Umgang mit Regelverstößen miteinbezogen, in welchen zum
Beispiel mehrere alternative Reaktionsmöglichkeiten des Teams
mit dem »Für und Wider« mit ihnen diskutiert werden. Ein Wettbewerb darüber, wer die besseren Eltern sind, muss verhindert
werden, indem für die Eltern ebenfalls Ziele für den stationären
Aufenthalt definiert werden (Rotthaus, 1998). Alle Ziele sollten
positiv und verhaltensnah definiert werden, besser mit Anspannung umgehen können – statt nie mehr Ritzen oder keine Drogen
mehr nehmen. Es scheint sehr sinnvoll zu sein sich den gewünsch-
ten Zielzustand genau und verhaltensnah beschreiben zu lassen.
Alle beteiligten professionellen Helfer und die Eltern überlegen,
was sie zum Erreichen der gemeinsamen Ziele des stationären
Aufenthaltes beitragen können. Viele Anregungen für die Einbeziehung der Eltern in die Heimerziehung findet man bei
Schindler (1999).

Nach Durrant (1996) bestehen stationäre Maßnahmen aus einer Trennungsphase, einer Übergangsphase und einer Wiederein-
gliederungsphase.

Juchmann (2002) verwendet das Bild einer Brücke für eine stationäre Behandlung oder Jugendhilfemaßnahme. Sie plädiert dafür, die Übergänge zwischen den einzelnen Phasen mit Begrüßungs- und Einzugsritualen, einem Übergangsritual und einem Verabschiedungsritual zu begehen. Diese Rituale bestehen aus konkreten Handlungen (gemeinsames Einrichten des neuen Zimmers), symbolischen Handlungen und Bildern (Anzünden von Kerzen etc.), Metaphern und Reden. Der Vorteil eines solchen Vorgehens ist, dass man den Schritt und die Entscheidung der Familie würdigt, die Bedeutung der Trennung betont und dadurch im Verlauf einen guten positiv besetzten Anker für das »Ja« zur Maßnahme hat.

Für Kinder und Jugendliche, die sehr viele Stationen durchlaufen haben oder bei welchen die Eltern mit ihren Erziehungsaufgaben an die Grenzen ihrer Leistungsfähigkeit stoßen, sollte man gerade in der Vorpubertät und der Pubertät versuchen, über Biographiearbeit (vgl. Ryan u. Walker, 1997; Weiß, 2006) einer Identitätsentwicklung Vorschub zu leisten. Insbesondere die von Ryan und Walker sehr transparent, ehrlich, mit lebendigen Bildern vermittelten verschiedenen Aufgaben von Eltern und Betreuern sowie die Wertschätzung, die ressourcenorientierte Besetzung der eigenen Geburt, der eigenen Biographie und Aufarbeitung aller vorherigen Stationen scheinen eine wichtige Entwicklungsaufgabe für derart psychosozial belastete Jugendliche auf dem Weg in die Verselbstständigung darzustellen.

Vermeidung und Reduktion von Krisensituationen durch vorausschauende Kooperation

Die Qualität der Kooperation zwischen Jugendhilfeeinrichtungen und kinder- und jugendpsychiatrischen Kliniken wird leider häufig nur reflektiert, wenn Schwierigkeiten auftreten. Gute reibungslose Zusammenarbeit wird kaum beachtet und gewürdigt. Schwierigkeiten gibt es sehr oft bei besonders schwierigen Familien, die die beiden Institutionen leicht triangulieren können. Gravierend

wirkt sich vor allem die Nichteinhaltung von Zusagen auf das Vertrauen der Kooperationspartner aus (Jungmann, 2004). Selbstverständlich hängt gelungene Kooperation immer auch sehr stark
von dem Engagement einzelner Mitarbeiter und deren persönli-
cher Passung zueinander ab; Institutionen sind aber verpflichtet,
diese Mitarbeiter durch geeignete Kooperationsstrukturen zu
schützen (Fegert u. Schrapper, 2004). Häufig herrschen unrealisti-
sche Erwartungen an den jeweiligen Kooperationspartner vor. Die
Jugendhilfe hat teilweise die Vorstellung, dass ein Klient, der für
die Mitarbeiter kaum mehr erreichbar ist und keinerlei Bindungen
im pädagogischen Bereich zulässt, zu einem externen Psychotherapeuten plötzlich eine therapeutische Beziehung eingeht und sich
durch diese Psychotherapie dann sehr schnell im Alltag stabilisiert. Die Kinder- und Jugendpsychiatrie hat andererseits häufig
die Erwartung, dass Jugendliche in der offenen Jugendhilfe gehalten werden können, die auf kinder- und jugendpsychiatrischen
Stationen mit wesentlich besserer Personalausstattung nur sehr
schwer zu führen waren. Ziel einer jeden Kooperation sollte eine
gemeinsame Falldefinition sein, in der alle beteiligten psychosozialen Helfer und die betroffene Familie ihre Aufgaben definieren
(und von den anderen abgrenzen). Alle Beteiligten sollen die Bedeutung ihrer Arbeit an einem positiven Verlauf realisieren und
möglichst gut auszufüllen versuchen.

Entscheidend für eine gute Kooperation in Krisensituationen
scheinen mehrere Punkte zu sein.

1. Etablierung einer ambulanten Behandlungsstruktur,
gemeinsame Falldefinition

Es sollte abgestimmt werden, welche Art von kinder- und jugend-
psychiatrischen/-psychotherapeutischen Interventionen ein Jugendlicher benötigt, einrichtungsintern oder durch einen externen
Psychotherapeuten oder Kinder- und Jugendpsychiater. Außerdem sollten die wichtigsten Entscheidungen bezüglich Schule, Fe-
rienregelungen, Verlegungen oder Veränderung der Gruppe et ce-
tera miteinander abgestimmt werden. Bedeutsame pädagogische

Entscheidungen, die im Zusammenhang mit der Symptomatik stehen, sollten ebenfalls besprochen werden. Finden externe Behandlungen statt, muss festgelegt werden, welcher Wohngruppenmitarbeiter den Jugendlichen regelmäßig begleitet und den Psychotherapeuten über das Verhalten auf der Wohngruppe informiert und wie die Elternarbeit gestaltet wird. Um eine Spaltung zwischen Therapeuten und Team zu vermeiden, ist es unabdingbar, dass das Problemverhalten auf der Wohngruppe zum Gegenstand der Psychotherapie wird, da Therapie und Pädagogik die gleichen Ziele verfolgen müssen und die Bedeutung beider Professionen für den Verlauf gegenseitig wertgeschätzt werden muss.

2. Rechtzeitige kinder- und jugendpsychiatrische/
-psychotherapeutische Vorstellung und Antizipation von Krisen

Die Festlegung der Kooperation kann in einem oder mehreren ruhigen Gesprächen, unabhängig vom Einzelfall und einer akuten Krise, leichter festgelegt werden.

Es scheint unabdingbar, dass die Kooperation mit der Kinder- und Jugendpsychiatrie frühzeitig gesucht wird und auch in einer ruhigeren Phase zumindest gelegentliche Gesprächstermine stattfinden. Es ist sehr schwer, in einer Krisensituation eine unbelastete Beziehung zu dem Jugendlichen und dem Team aufzubauen und die Ressourcen der Jugendhilfeeinrichtung adäquat einzuschätzen, weshalb es von unschätzbarem Vorteil ist, den Jugendlichen und dessen Entwicklung in der Wohngruppe gut zu kennen. Ein anderes Problem einer zu späten Konsultation ist, dass die Wohngruppe oder Teile der Wohngruppe teilweise schon kapituliert haben und nicht eindeutig zu einer Rückführung oder dem Verbleib stehen und dem Behandlungsversuch daher skeptisch gegenüberstehen. Selbstverständlich ermöglicht eine frühzeitige Kenntnis der Dynamik auch eine gemeinsame Antizipation von Krisen, die somit vielleicht gar nicht mehr auftreten müssen.

3. Transparenz und Standardisierung des einrichtungsinternen
Krisenmanagements

Es scheint wichtig zu sein, dass eine gemeinsame Definition der
stationären Behandlungsbedürftigkeit im Vorfeld erfolgt. Außerdem sollte das einrichtungsinterne Krisenmanagement für die
Kinder- und Jugendpsychiatrie transparent sein. Hier scheint in
der Jugendhilfeeinrichtung und der Kinder- und Jugendpsychiatrie ein gestuftes Vorgehen angebracht, zuerst sollte ein individueller Krisenplan abgearbeitet werden. Die Leistungsebene der
Jugendhilfeeinrichtung sollte sich ein Bild von der Situation machen und erwägen, ob alle einrichtungsinternen Ressourcen aus-
geschöpft sind. Die Ansprechpartner in der Jugendhilfe und deren
Kriterien für eine Krisenvorstellung sollten den diensthabenden
(Ober-)Ärzten bekannt sein, eventuell kann man dann auch Rollen im Rahmen des Krisengespräches definieren, die es leichter ermöglichen, die Situation ambulant zu lösen oder einen Impuls in
Richtung einer Veränderung zu geben. Durch gute Kenntnis und
Vertrauen in die Qualität der klinischen Einschätzung des Koope-
rationspartners können Konflikte über die Indikationsstellung
vermieden werden.

4. Individueller Krisenplan

Mit jedem kritischen Jugendlichen sollten in der Einrichtung in
Absprache mit dem Therapeuten und gegebenenfalls mit den Sorgeberechtigten mögliche Krisen antizipiert werden. Es sollte möglichst ein individueller abgestufter Notfallplan erarbeitet und
schriftlich festgehalten werden. Dieser sollte bei Fertigkeiten der
Selbstregulation zum Beispiel mit verschiedenen Methoden wie
Ablenkung, Selbstzuwendung, Rückzug ins Zimmer oder Kontaktaufnahme beginnen und bei der Krisenintervention in der Klinik enden.

5. Detaillierte Absprachen zum Vorgehen im Fall einer stationären
Aufnahme

Die gewöhnliche Dauer einer Krisenintervention sollte im Vorfeld
festgelegt werden. Es sollte vereinbart werden, wie der/die Jugendliche wieder von der Station abgeholt wird und wann die Krisensituation auf welche Art und Weise analysiert wird. Kinder- und ju-
gendpsychiatrische Stationen müssen angehalten werden, auf Kriseninterventionen entsprechend zu reagieren, und sollten keine
Behandlungsangebote oder Beziehungsangebote machen (wer sind
die besseren Betreuer?). Die Milieutherapie erfolgt ausschließlich
in der Jugendhilfeeinrichtung (Probleme müssen dort mit den
Personen gelöst werden, wo sie entstehen!), die weitere Hilfeplanung (welche zusätzlichen Hilfen werden benötigt?) sollte in der
Regel ebenfalls ambulant erfolgen, was auch bedeutet, dass während einer stationären kinder- und jugendpsychiatrischen Behandlung keine Entlassung aus der Heimeinrichtung möglich ist.

Fazit

Die Notwendigkeit intensiver Forschung zur Gestaltung der Übergänge zwischen stationärer kinder- und jugendpsychiatrischer Behandlung und Jugendhilfeangeboten wird deutlich. Außerdem
sollten milieutherapeutische und pädagogische Interventionen
sowie die Implementierung von psychotherapeutischen Versor-
gungsnetzwerken für Adoleszente mit Borderline-Störungen entwickelt und untersucht werden. Forschung an den Schnittstellen
der Kinder- und Jugendpsychiatrie sollte unbedingt ausgeprägter
betrieben werden. Neuere Studien zeigen, dass ein früher Beginn
einer Borderline-Störung und eine relativ späte störungsspezifische Behandlung einen eher schlechteren Verlauf zur Folge hat
(Zanarini et al., 2006), was nahe legt, dass eine intensivere Kooperation und spezifische ambulante (teil)stationäre Therapie sowie
Betreuungsangebote für Jugendliche sich gesundheitsökonomisch
rentieren würden – was in Anbetracht der immensen Kosten, die

Borderline-Störungen im Vergleich zu ihrer Prävalenz verursachen, ein wichtiges Argument ist (Jerschke et al., 1998). Dulz (2001) legte für den Erwachsenenbereich eindrücklich dar, dass spezialisierte Stationen helfen können, Behandlungskosten zu reduzieren, was für den Jugendbereich vermutlich in noch größerem Maße zutreffen wird. Die Jugendhilfe versucht vermehrt und erfolgreich, die volkswirtschaftliche Bedeutung ihrer Hilfen nachzuweisen (Zinkl, Roos u. Macsenaere, 2004; Roos, 2002).

Die Möglichkeiten des Kinder- und Jugendhilfegesetzes in der Betreuung von einer seelischen Behinderung bedrohten Kindern sollten auch in der stationären Jugendhilfe besser genutzt werden (Schmid u. Fegert, 2006; Fegert, 1994) und ein Zuständigkeitsgerangel zwischen den Sozialgesetzbüchern sollte vermieden werden (Lempp, 1990). Die Übergänge sind in der Regel häufig eine Überforderung der Patienten und führen nicht selten zu Rehospitalisierungen, weshalb innovative Angebote etabliert und evaluiert werden sollten. Die starke Ausrichtung der sozialpsychiatrischen Angebote im Erwachsenenbereich auf Patienten mit schizophrenen Erkankungen wurde von einigen Autoren kritisch angemerkt und es wurde gefordert, die spezifischen Bedürfnisse von Adoleszenten mit Persönlichkeitsstörungen bei der Planung von sozialpsychiatrischen Angeboten stärker zu berücksichtigen (Dammann, 2007).

Nachtklinische Angebote könnten es den Patienten beispielsweise ermöglichen, sich außerhalb der Klinik wieder eine Tagesstruktur aufzubauen, und die schwierigen Phasen in den unstrukturierten Abendstunden könnten anfangs noch im Schutz der Klinik verbracht werden. So könnte die Belastung des Überganges besser dosiert werden und zumeist früher einsetzen. Außerdem sollten in der Jugendhilfe von Kinder- und Jugendpsychiatern/ -psychotherapeuten aufsuchende Sprechstunden aufgebaut werden, welche ein niederschwelliges Behandlungsangebot für die Jugendhilfeeinrichtungen darstellen.

Des Weiteren müsste man unbedingt im kinder- und jugendpsychotherapeutischen Bereich Netzwerke mit spezifisch auf dieses Störungsbild ausgerichteten Einzel- und Gruppentherapieangeboten (z. B. DBT-Fertigkeitentrainingsgruppen nach Linehan, 1996b, für Erwachsene und Miller et al., 2007, für Jugendliche) und mit der Möglichkeit von stationären Kriseninterventionen aufbauen (vgl. Gunia, Huppertz, Friedrich u. Ehrenthal, 2000). Die Kosten für den enormen Zeitaufwand für die Kooperation mit Institutionen müssten selbstverständlich entsprechend gegenfinanziert werden. Bei der Implementierung von Fertigkeitentrainingsgruppen wäre es sehr interessant zu evaluieren, wie weit auch männliche Adoleszente mit externalisierenden Störungen von diesen Skills profitieren, erste Ergebnisse sind hier durchaus ermutigend.

Sicherlich wäre es ein weiterer interessanter Ansatz, mischfinanzierte Gruppen zu installieren, in welchen anfangs noch eine sehr enge medizinische Betreuung erfolgt, die als Krankenkassenleistung finanziert wird und dann immer mehr in Leistungen der Jugendhilfe übergeht, was ebenfalls den Vorteil hätte, dass man Übergänge ohne den Wechsel der Bezugspersonen erreichen und die Jugendlichen früher in längerfristige Arbeitsprozesse oder eine adäquate Beschulung integrieren könnte.

Bei Jugendlichen, die nicht in eine offene Jugendhilfeeinrichtung zu integrieren sind, denen ein Verschiebebahnhof mit häufigen Wechseln der Bezugspersonen droht, die ein erhebliches delinquentes Potenzial zeigen, die in ihrer Entwicklung psychosoziale Risiken aufweisen und deren Gesundheit massiv gefährdet ist, kommt man an vorübergehend geschlossenen Maßnahmen nicht vorbei. Unter Beachtung der ethischen und rechtlichen Grundlagen bietet eine freiheitsentziehende Maßnahme oft die einzige Möglichkeit, diesen Jugendlichen eine haltende Umgebung zu bieten, eine fundierte Hilfeplanung mit einer sozialpädagogischen und kinder- und jugendpsychiatrischen Diagnostik durchzuführen und eine erfolgversprechende pädagogisch-therapeutische Maßnahme einleiten zu können. Interessant ist, dass viele Mädchen geschlossene Maßnahmen retrospektiv außerordentlich positiv bewerten (Stadler, 2005).

Literatur

Adam, A., Peters, M. (2003). Störung der Persönlichkeitsentwicklung bei Kindern und Jugendlichen. Stuttgart: Kohlhammer.

Bateman, A., Fonagy, P. (2005). Psychotherapy for Borderline Personality Disorders – Mentalization Based Treatment. Oxford: Oxford University Press.

Baur, D., Finkel, M., Hamberger, M. Kühn, A. D. (1998). Leistungen und Grenzen der Heimerziehung. Ergebnisse einer Evaluationsstudie stationärer und teilstationärer Erziehungshilfen (Vol. 170). Stugart: Kohlhammer.

Blower, A., Addo, A., Hodgson, J., Lamington, L., Towlson, K. (2004). Mental Health of ›Looked After‹ Children: A Needs Assessment. Clinical Child Psychology and Psychiatry, 9 (1), 117–129.

Bohus, M. (2002). Borderlinestörung. Göttingen: Hogrefe.

Bohus, M., Höschel, K. (2006). Die Dialektisch-Behaviorale Psychotherapie. In A. Remmel, O. Kernberg, W. Vollmoeller, B. Strauss (Hrsg.), Handbuch Körper und Persönlichkeit (S. 255–271). Stuttgart: Schattauer.

Bolm, T., Dulz, B., Thomasius, R. (2002). Stationäre Therapie von Borderline-Patienten. PTT: Persönlichkeitsstörungen Theorie und Therapie, 6 (1), 4–16.

Boyd Webb, N. (Ed.) (2006). Working with traumatized youth in child welfare. New York: Guilford Press.

Brisch, K. H., Hellbrügge, T. (2006). Kinder ohne Bindung. Stuttgart: Klett-Cotta.

Bürger, U. (1999). Heimerziehung und Arbeit. In G. Colla, S. Millham, S. Müller-Teuser, M. Winkler (Hrsg.), Handbuch der Heimerziehung und Pflegekinderwesen in Europa. Neuwied: Luchterhand.

Burns, B. J., Phillips, S. D., Wagner, H. R., Barth, R. P., Kolko, D. J., Campbell, Y., et al. (2004). Mental Health Need and Access to Mental Health Services by Youths Involved With Child Welfare: A National Survey. Journal of the American Academy of Child and Adolescent Psychiatry, 43 (8), 960–970.

Colla, H. E. (1999). Suizidales Verhalten junger Menschen – eine nicht wahrgenommene Aufgabe in der Heimerziehung. In H. Colla, T. Gabriel, S. Millham, S. Müller-Teusler, M. Winkler (Hrsg.), Handbuch Heimerziehung und Pflegekinderwesen in Europa. Neuwied: Luchterhand.

Dammann, G. (2006). Kombination von TFP und einem DBT-Skilltraining im stationären Setting. Vortrag auf der Fachtagung Borderline – Persönlichkeitsstörungen – Kinder- und jugendpsychotherapeutische Behandlungsansätze. Basel, 11.–12. Oktober 2006.

Dammann, G. (2007). Für eine »Neue Sozialpsychiatrie«: Aktuelle Brennpunkte und Entwicklungslinien der psychiatrischen Versorgung im Spannungsfeld von integrativen und gesundheitsökonomischen Perspektiven. Fortschritte der Neurologie Psychiatrie, 10, 593–605.

Downing, G. (2006). Frühkindlicher Affektaustausch und dessen Beziehung zum Körper. In G. Marlock, H. Weiss (Hrsg.), Handbuch der Körperpsychotherapie (S. 333–351). Stuttgart: Schattauer.

Dulz, B. (2001). Warum misslingen stationäre psychiatrisch-psychotherapeutische Borderline-Therapien so oft. In G. Dammann, P. Jansen (Hrsg.), Psychotherapie der Borderline-Störung. Stuttgart: Thieme.

Dulz, B., Schneider, A. (1995). Borderline-Störungen. Theorie und Therapie. Stuttgart: Schattauer.

Durrant, M. (1996). Auf die Stärken kannst du bauen. Lösungenorientierte Arbeit in Heimen und anderen stationären Settings. Dortmund: Verlag Modernes Lernen.

Fegert, J. M. (1994). Was ist seelische Behinderung? Anspruchsgrundlage und kooperative Umsetzung von Hilfen nach § 35a KJHG. Münster: Votum.

Fegert, J. M., Schrapper, C. (2004). Handbuch Jugendhilfe und Jugendpsychiatrie. Weinheim: Juventa.

Fleischhaker, C., Bohme, R., Sixt, B., Schulz, E. (2005). Suizidalität, Parasuizidalität und selbstverletzende Verhaltensweisen von Patientinnen mit Symptomen einer Borderline-Störung. Erste Daten einer Pilotstudie zur Dialektisch-Behavioralen Therapie fur Adoleszente (DBT-A). Kindheit und Entwicklung, 14 (2), 112–127.

Fonagy, P., Gergerly, G., Jurist, G. L., Target, M. (2004). Affektregulierung, Mentalisierung und die Entwicklung des Selbst. Stuttgart: Klett-Cotta.

Fruzzetti, A. E., Shenk, C., Hoffman, P. D. (2005). Family interaction and the development of borderline personality disorder: A transactional model. Development and Psychopathology, 17 (4), 1007–1030.

Gintzel, U., Schone, R. (1990). Zwischen Jugendhilfe und Kinder- und Jugendpsychiatrie. Münster: Votum.

Gunia, H., Huppertz, M., Friedrich, J., Ehrenthal, J. (2000). Dialektisch Behaviorale Therapie von Borderline-Persölichkeitsstörungen in einem ambulanten Netzwerk. Verhaltenstherapie und Psychosoziale Praxis, 32 (4), 651–662.

Hart, A. (2006). Die alltäglichen kleinen Wunder – Bindungsorientierte Therapie zur Förderung der psychischen Widerstandsfähigkeite (Resilienz) von Pflege- und Adoptivkindern. In K. H. Brisch, T. Hellbrügge (Hrsg.), Kinder ohne Bindung (S. 190–222). Stuttgart: Klett-Cotta.

Hofmann, R. (2002). Bindungsgestörte Kinder und Jugendliche mit einer Borderline-Störung. Stuttgart: Klett-Cotta.

Huey, S. J., Jr., Henggeler, S. W., Rowland, M. D., Halliday-Boykins, C. A., Cunningham, P. B., Pickrel, S. G., et al. (2004). Multisystemic therapy effects on attempted suicide by youths presenting psychiatric emergencies. Journal of the American Academy of Child and Adolescent Psychiatry, 43(2), 183–190.

IKJ – Institut für Kinder und Jugendhilfe Mainz. (2003). Evas – Highlights 2. Zugriff unter http://www.ikj-mainz.de

IKJ – Institut für Kinder und Jugendhilfe Mainz. (2004). Evas – Highlights 1. Zugriff unter http://www.ikj-mainz.de

Jerschke, S., Meixner, K., Richter, H., Bohus, M. (1998). Zur Behandlungsgeschichte und Versorgungssituation von Patientinnen mit Borderline-Personlichkeitsstörung in der Bundesrepublik Deutschland. Fortschritte der Neurologie, Psychiatrie, 66 (12), 545–552.

Joraschky, P., Pohlmann, K. (2005). Die Auswirkungen von Vernachlässigung, Missbrauch und Misshandlung auf Selbstwert und Körperbild. In U. T. Egle, S. O. Hoffmann, P. Joraschky (Hrsg.), Sexueller Missbrauch, Misshandlung, Vernachlässigung (3. Aufl., S. 194–207). Stuttgart: Schattauer.

Joraschky, P., von Arnim, A., Pohlmann, K. (2006). Störung des Körperselbst bei Patienten mit Borderline-Syndrom. In A. Remmel, O. Kernberg, W. Vollmoeller, B. Strauss (Hrsg.), Handbuch Körper und Persönlichkeit (S. 207–222). Stuttgart: Schattauer.

Juchmann, U. (2002). Über sieben Brücken musst du gehen … Rituale in der stationären Jugendhilfe. In M. Vogt-Hillmann, W. Burr (Hrsg.), Lösungen im Jugendstil. Dortmund: Verlag Modernes Lernen.

Jungmann, J. (2004). Gemeinsame Fehler bei der Kooperation Jugendhilfe und Kinder- und Jugendpsychiatrie. In J. M. Fegert, C. Schrapper (Hrsg.), Handbuch Jugendhilfe – Jugendpsychiatrie. Weinheim: Juventa.

Kanfer, F. H., Reinecker, H., Schmelzer, D. (1999). Selbstmanagement-Therapie. Heidelberg: Springer.

Käsler, H. (1999). Suizidales Verhalten in der Heimerziehung. In H. Colla, T. Gabriel, S. Millham, S. Müller-Teusler, M. Winkler (Hrsg.), Handbuch Heimerziehung und Pflegekinderwesen in Europa (S. 613–621). Neuwied: Luchterhand.

Lempp, R. (1990). Wirkungsvollere Jugendhilfe durch Zusammenfassung von Zuständigkeit, Sachverstand und Finanzierung. In U. Gintzel, R. Schone (Hrsg.), Zwischen Jugendhilfe und Jugendpsychiatrie (S. 21–29). Münster: Votum.

Linehan, M. M. (1996a). Dialektisch-behaviorale Therapie der Borderline-Persönlichkeitsstörung. München: CIP-Medien.

Linehan, M. M. (1996b). Trainingsmanueal zur Therapie der Borderline-Persönlichkeitsstörung. München: CIP-Medien.

Löcherbach, P., Henrich, T., Kemmer, H., Kinstler, H. J. Knopp-Vater, M., Rieckmann, N., et al. (1999). Entwicklung von Indikatoren zur Bedarfsermittlung und Angebotsplanung in der ambulanten Psychotherapie. Verhaltenstherapie & Psychosoziale Praxis, 31(4), 615–643.

Lohmer, M. (2001). Der Umgang mit Krisen in Institutionen und Teams bei der Behandlung von Borderline-Störungen. In G. Dammann, P. Janssen (Hrsg.), Psychotherapie der Borderline-Störungen (S. 71–83). Stuttgart: Thieme.

Lohmer, M. (2002). Borderline-Therapie. Stuttgart: Schattauer.

Mangold, B., Seidl, E. (1974). Der Suizidversuch als kinderpsychiatrischer Notfall. Praxis der Kinderpsychologie und Kinderpsychiatrie, 23, 233–240.

Martin, M. (2002). Fremdunterbringung. In G. Esser (Hrsg.), Lehrbuch der klinischen Psychologie und Psychotherapie des Kindes- und Jugendalters (S. 536–544). Stuttgart: Thieme.

McCann, J. B., James, A., Wilson, S., Dunn, G. (1996). Prevalence of psychiatric disorders in young people in the care system. British Medical Journal, 313 (7071), 1529–1530.

Meltzer, H., Lader, D., Corbin, T., Goodman, R., Ford, T. (2003). The mental health of young people looked after by local authorities in Scotland: summary report. Edinburgh: The Stationery Office.

Miller, A., Rathus, J., Linehan, M. (2007). Dialectical Behavior Therapy for Suicidal Adolenscents. New York: Guilford Press.

Natho, F. (2002). Borderline – gestört: Systemische Arbeitsweisen im Bereich der Jugendhilfe. Dessau: Edition Gamus.

Paris, J. (2000). Kindheitstrauma und Borderline-Persönlichkeitsstörung. In O. Kernberg, B. Dulz, U. Sachsse (Hrsg.), Handbuch der Borderline-Störungen (S. 159–166). Stuttgart: Schattauer.

Pears, K. C., Capaldi, D. M. (2001). Intergenerational transmission of abuse: A two-generational prospective study of an at-risk sample. Child Abuse and Neglect, 25 (11), 1439–1461.

Perry, B. D. (2002). Bindung und Zuneigung bei misshandelten Kindern. Folgen von emotionaler Vernachlässigung in der Kindheit. In A. May, N. Remus, Bundesarbeitsgemeinschaft Prävention & Prophylaxe e. V. (Hrsg.), Traumatisierte Kinder. Schriftenreihe gegen sexualisierte Gewalt (Bd. 4, S. 81–97). Berlin: Verlag die Jonglerie.

Polnay, L., Glaser, A. W., Dewhurst, T. (1997). Children in residential care; what cost? Archives of Disease in Childhood, 77 (5), 394–395.

Polnay, L., Ward, H. (2000). Promoting the health of looked after children. Government proposals demand leadership and a culture change. British Medical Journal, 320 (7236), 661–662.

Psychosomatische Klinik Bad Grönenbach (1998). Vetragsstruktur für einen Non-Vertrag. Bad Grönenbach: Eigenverlag.

Quinton, D., Rutter, M. (1984). Parents with children in care – II. Intergenerational continuities. The Journal of Child Psychology and Psychiatry, and Allied Disciplines, 25 (2), 231–250.

Reich, G. (2003). Familien- und Paarbeziehungen bei Persönlichkeitsstörungen – Aspekte der Dynamik und Therapie. PTT: Persönlichkeitsstörungen Theorie und Therapie, 7, 72–83.

Roos, K. (2002). Kosten-Nutzen-Analyse von Jugendhilfemaßnahmen. Seckach-Klinge: Kinder- und Jugenddorf Klinge.

Rotthaus, W. (1998). Stationäre systemische Kinder- und Jugendpsychiatrie. Dortmund: Verlag Modernes Leben.

Ruiz-Sancho, A., Gunderson, J. G. (2000). Familien von Patienten mit Borderline-Störungen. Ein Literaturüberblick. In O. Kernberg, B. Dulz, U. Sachsse (Hrsg.), Handbuch der Borderline-Störungen (S. 771–792). Stuttgart: Schattauer.

Ryan, T., Walker, R. (1997). Wo gehöre ich hin? Biographiearbeit mit Kindern und Jugendlichen. Weinheim: Beltz.

Sachsse, U., Vogel, C., Leichsenring, F. (2006). Results of psychodynamically oriented trauma-focused inpatient treatment for women with complex posttraumatic stress disorder (PTSD) and borderline personality disorder (BPD). Bulletin of the Menninger Clinic, 70 (2), 125–144.

Salzman, J. P., Salzman, C., Wolfson, A. N., Albanese, M., Looper, J., Ostacher, M. et al. (1993). Association between borderline personality structure and history of childhood abuse in adult volunteers. Comprehensive Psychiatry 34 (4), 254–257.

Schindler, H. (1999). Un-heimliches Heim (2. Aufl.). Dortmund: Verlag Modernes Leben.

Schmid, M. (2007). Psychische Gesundheit von Heimkindern. Weinheim: Juventa.

Schmid, M., Fegert, J. M. (2006). Viel Lärm um nichts – Wie gebräuchlich ist die Wiedereingliederungshilfe nach §35a SGB-VIII in der stationären Jugendhilfe? Zeitschrift für Kindschaftsrecht und Jugendhilfe, 1, 30–35.

Schmid, M., Goldbeck, L., Fegert, J. M. (2006). Kinder in der stationären Jugendhilfe – (K)eine Aufgabe für Verhaltenstherapeuten? Verhaltenstherapie & psychosoziale Praxis, 38, 95–119.

Schmid, M., Wiesinger, D., Lang, B., Jaszkowic, K., Fegert, J. M. (zur Publikation eingereicht). Brauchen wir eine Traumapädagogik? – Ein Plädoyer für die Entwicklung und Evaluation von traumapädagogischen Handlungskonzepten in der stationären Jugendhilfe.

Schmidt, M. H., Schneider, K., Hohm, E., Pickartz, A., Macsenaere, M., Petermann, F. et al. (2003). Effekte erzieherischer Hilfen und ihre Hintergründe. Stuttgart: Kohlhammer.

Schubbe, O. (2002). Was hilft sexuell traumatisierten Kindern. In A. May, N. Remus, Bundesarbeitsgemeinschaft Prävention und Prophylaxe e. V. (Hrsg.), Traumatisierte Kinder. Schriftenreihe gegen sexualisierte Gewalt (Bd. 4, S. 151–159). Berlin: Verlag die Jonglerie.

Schweitzer, J. (1987). Therapie Dissozialer Jugendlicher. Ein Systemisches Behandlungsmodell für Jugendhilfe und Jugendpsychiatrie. Weinheim: Juventa.

Schweitzer-Rothers, J. (2000). Gelingende Kooperation: Über die Selbstreflexion alltäglicher Zusammenarbeit. In M. R. Armbruster (Hrsg.), Misshandeltes Kind – Hilfen durch Kooperation (S. 13–29). Freiburg: Lambertus.

Schweitzer-Rothers, J. (2001). Ein Multi-System-Ansatz bei dissozialem, delinquentem und straffälligem Verhalten Jugendlicher. In W. Rotthaus (Hrsg.), Systemische Kinder- und Jugendlichenpsychotherapie. Heidelberg: Carl Auer Systeme.

Sinzig, J., Plück, J., Schmidt, M. H. (2006). Welche Störungen behandeln Kinder- und Jugendverhaltenstherapeuten in der gesetzlichen Krankenversicherung? Kindheit und Entwicklung, 15 (3), 146–154.

Stadler, B. (2005). Therapie unter geschlossenen Bedingungen – ein Widerspruch? Eine Forschungsstudie einer Intensivtherapeutischen individuell-geschlossenen Heimunterbringung dissozialer Mädchen am Beispiel des Mädchenheims Gauting. Humboldt-Universität, Berlin.

Statistisches Bundesamt. (2004). 20 % der Heimerziehungen endeten mit einem Abbruch. Pressemitteilung 29.12.2004. Zugriff unter http://www.destatis.de/presse/deutsch/pm2004/p5520082.htm.

Stierlin, H. (1980). Eltern und Kinder. Das Drama von Trennung und Versöhnung im Jugendalter. Frankfurt a. M.: Suhrkamp.

Terr, L. C. (1995). Childhood traumas: an outline and overview. In G. S. Everly, J. M. Lating (Eds.), Psychotraumatology: Key Papers and Core Concepts in Post-Traumatic Stress (pp. 301–319). New York: Springer.

Vogt, V., Kühn, M. (2003). Definition Traumapädagogik. www.traumapaedagogik.de. Zugriff. 27. September 2006.

Votsmeier, A. (1998). Stationäre Therapie von Borderline-Störungen nach einem psychodynamisch-integrativen Ansatz – Das Grönenbacher Modell. Psychotherapie in Psychiatrie, Psychotherapeutische Medizin und Klinischer Psychologie, 3 (1), 24–39.

Votsmeier-Röhr, A. (2001). Stationäre psychodynamisch-erfahrungsorientierte Therapie bei Borderline-Störungen. Das Grönenbacher Modell. In G. Dammann, P. L. Janssen (Hrsg.), Psychotherapie der Borderline-Störungen (S. 178–190). Stuttgart: Thieme.

Walter, G. (2002). Vom Problemland zum Lösungsland. In W. Rotthaus (Hrsg.), Systemische Kinder- und Jugendlichenpsychotherapie (S. 185–205). Heidelberg: Carl Auer Systeme.

Weiss, W. (2006). Philipp sucht sein Ich. Basistexte Erziehungshilfen (3. Aufl.). Weinheim: Juventa.

Zanarini, M. C., Frankenburg, F. R., Hennen, J., Reich, D. B., Silk, K. R. (2006). Prediction of the 10-year course of borderline personality disorder. American Journal of Psychiatry, 163 (5), 827–832.

Zanarini, M. C., Frankenburg, F. R., Reich, B. D., Marino, M. F., Lewis, R. E., Williams, A. A. et al. (2000). Biparental failure in the childhood experiences of borderline patients. Journal of Personality Disorders, 14 (3), 264–273.

Zanarini, M. C., Gunderson, J. G., Marino, M. F., Schwartz, E. O. (1989). Childhood experiences of borderline patients. Comprehensive Psychiatry, 30 (1), 18–25.

Zinkl, K., Roos, K., Macsenaere, M. (2004). Bedarfsorientierung durch Kostenoptimierung? Neue Caritas, 1 (1), 4–6.

Die Autorinnen und Autoren

Prof. Dr. med. Katja Becker, Lehrstuhlinhaberin und Ärztliche Direktorin der Klinik für Psychiatrie und Psychotherapie des Kindes- und Jugendalters an der Philipps-Universität Marburg.

Dr. med. Renate Böhme, Fachärztin für Kinder- und Jugendpsychiatrie und -psychotherapie, ist in eigener Praxis in Müllheim tätig.

Prof. Dr. med. Romuald Brunner ist Leitender Oberarzt und stellvertretender Direktor der Klinik für Kinder- und Jugendpsychiatrie im Zentrum für Psychosoziale Medizin des Universitätsklinikums Heidelberg. Leiter des Sektion Störungen der Persönlichkeitsentwicklung.

Dr. phil. Ina-Alexandra von Ceumern-Lindenstjerna, Diplom-Psychologin, Kinder- und Jugendlichenpsychotherapeutin, ist ehem. wissenschaftliche Mitarbeiterin an der Klinik für Kinder- und Jugendpsychiatrie im Zentrum für Psychosoziale Medizin des Universitätsklinikums Heidelberg. Derzeit als wissenschaftliche Mitarbeiterin in der Klinik für Psychiatrie und Psychotherapie des Kindes- und Jugendalters am Zentralinstitut für seelische Gesundheit in Mannheim tätig.

Prof. Dr. med. Jörg M. Fegert, Facharzt für Kinder- und Jugendpsychiatrie, Zusatzbezeichnung Psychotherapie, ist Lehrstuhlinhaber und Ärztlicher Direktor der Abteilung für Kinder- und Jugendpsychiatrie/Psychotherapie der Universität Ulm und Prodekan für Lehre der Medizinischen Fakultät der Universität Ulm.

Priv.-Doz. Dr. med. Christian Fleischhaker, Facharzt für Kinder- und Jugendpsychiatrie und -psychotherapie, ist Oberarzt der Abteilung für Psychiatrie und Psychotherapie im Kindes- und Jugendalter an der Universitätsklinik Freiburg.

Priv.-Doz. Dr. rer. nat. Herbert Fliege, Psychologischer Psychotherapeut (Verhaltenstherapie), ist wissenschaftlicher Assistent an der Medizinischen Klinik mit Schwerpunkt Psychosomatik der Charité Berlin.

Mirja Frey, Diplom-Psychologin, Kinder- und Jugendlichenpsychotherapeutin, arbeitet beim Internationalen Bund und betreut im Bildungszentrum Heidelberg Jugendliche mit psychischen Beeinträchtigungen.

Dr. sc. hum. Johann Haffner, Diplom-Psychologe, Kinder- und Jugend-
lichenpsychotherapeut, ist wissenschaftlicher Mitarbeiter an der Klinik
für Kinder- und Jugendpsychiatrie im Zentrum für Psychosoziale Medizin des Universitätsklinikums Heidelberg.

Univ.-Prof. Dr. med. Martin Klett, Arzt für Kinder- und Jugendmedizin
und Öffentliches Gesundheitswesen, Zusatzausbildung Pädiatrische
Endokrinologie, Zusatzbezeichnungen Sozialmedizin und Umwelt-
medizin, ehem. Leiter des Gesundheitsamts Heidelberg und des Rhein-
Neckar-Kreises.

Dr. med. Gerhard Libal, MPH, ist Oberarzt an der Kinder- und Jugendpsychiatrischen Klinik der Universitären Psychiatrischen Kliniken Basel.

Peter Parzer, Diplom-Psychologe, Forschungsstellenleiter, ist wissenschaftlicher Mitarbeiter an der Klinik für Kinder- und Jugendpsychiatrie im Zentrum für Psychosoziale Medizin des Universitätsklinikums Heidelberg.

Dr. med. Reta Pelz ist Ärztin an der Klinik für Psychiatrie und Psychotherapie des Kindes- und Jugendalters am Zentralinstitut für Seelische Gesundheit in Mannheim.

Dr. med. Paul L. Plener ist Assistenzarzt an der Klinik für Kinder- und Jugendpsychiatrie und Psychotherapie am Universitätsklinikum Ulm.

Univ.-Prof. Dr. Babette Renneberg, Klinische Psychologie und Psychotherapie an der Freien Universität Berlin, Psychologische Psychotherapeu-
tin, Ausbilderin und Supervisorin für Verhaltenstherapie.

Prof. Dr. med. Franz Resch ist Ordinarius und Ärztlicher Direktor der
Klinik für Kinder- und Jugendpsychiatrie im Zentrum für Psychosoziale Medizin des Universitätsklinikums Heidelberg.

Prof. Dr. Jeanette Roos ist Professorin für Psychologie an der Pädagogischen Hochschule Heidelberg.

Prof. Dr. med. Christian Schmahl, Facharzt für Psychiatrie und Psychotherapie, ist Leitender Oberarzt und Forschungskoordinator der Klinik
für Psychosomatik und Psychotherapeutische Medizin am Zentralinstitut für Seelische Gesundheit in Mannheim.

Dr. biol. hum. Marc Schmid, Diplom-Psychologe, Psychologischer Psychotherapeut (VT), Familientherapeut (DGSF), ist Leiter der Arbeitsgruppe Psychotherapie- und Versorgungsforschung an der Kinder-
und Jugendpsychiatrischen Klinik der Universitären Psychiatrischen
Kliniken Basel.

Prof. Dr. med. Eberhard Schulz ist Ordinarius und Ärztlicher Direktor
der Abteilung für Psychiatrie und Psychotherapie im Kindes- und Jugendalter der Universität Freiburg.

Annika Seehausen, Diplom-Psychologin, ist Wissenschaftliche Mitarbeiterin in der Multicenterstudie Psychosoziale Faktoren in der Rehabilitation schwerer Brandverletzungen.

Rainer Steen, Diplom-Pädagoge und Journalist, ist Referatsleiter für Gesundheitsförderung und -berichterstattung im Gesundheitsamt des Rhein-Neckar-Kreises, Heidelberg.

Dr. phil. Gabriele Valerius, Diplom-Psychologin, ist wissenschaftliche Mitarbeiterin der Forschungsabteilung der Klinik für Psychosomatik und Psychotherapeutische Medizin am Zentralinstitut für Seelische Gesundheit in Mannheim.